門脈圧亢進症
診療マニュアル

食道・胃静脈瘤の診かたと治療
日本門脈圧亢進症学会［編集］

Clinical Manual of
Portal Hypertension

南江堂

発刊に寄せて

　1994年9月に（故）出月康夫先生を理事長として日本門脈圧亢進症食道静脈瘤学会（1999年に日本門脈圧亢進症学会と改名）が設立された．出月先生は3年間理事長を務められた中で，本学会に門脈圧亢進症取扱い規約委員会を設立され，その中で，病因・病態，診断，内視鏡検査，治療，病理の5つの小委員会に分けられ，それぞれの委員会で十分に検討されたうえで1996年8月に「門脈圧亢進症取扱い規約（第1版）」（日本門脈圧亢進症食道静脈瘤学会編）を出版された．8年後の2004年8月に二川俊二理事長のもと「改訂第2版」が出版された．さらに9年後の2013年5月に田尻孝理事長のもと「第3版」が出版され，現代に即した門脈圧亢進症取扱い規約となっている．一方，より実践的な診療マニュアルを作成することを目的としてマニュアル作成検討委員会（委員長：佐田通夫先生）を設立し，これまで準備を進めてきた．今回，ついに「門脈圧亢進症診療マニュアル—食道・胃静脈瘤の診かたと治療—」が刊行されることになった．本書は，対象を当学会会員のみならず，門脈圧亢進症患者を診るすべての医師，研修医とし，門脈圧亢進症に関する実用書として実臨床で役立つ内容を詳細にまとめたものである．

　また，本学会では2014年5月から技術認定制度がスタートした．門脈圧亢進症の症状は食道・胃静脈瘤，脾腫・脾機能亢進症，腹水貯留，肝性脳症などさまざまであり，その治療には門脈血行動態などの専門的知識が必要とされ，また治療法は内視鏡的治療，IVR，手術療法など多岐にわたる．本制度は，各学会が定める専門医制度とは異なり，門脈圧亢進症の治療に携わる医師の技術を高い基準にしたがって評価し，専門的に治療を行うに足る所定の基準を満たした者を認定するもので，これにより本邦における門脈圧亢進症に対する治療の健全な普及と進歩を促し，延いては国民の福祉に貢献することを目的とする．2014年9月には第1回技術認定取得医（内視鏡的治療，IVR，手術療法）が52名誕生した．2015年9月には第2回技術認定取得医が誕生している．今後，技術認定を取得する際のテキストとしても，大いに活用していただきたい．

　本書の特色は，①門脈圧亢進症の病態，診断，②門脈圧亢進症の治療手技，③門脈圧亢進症のマネジメント・特殊な病態の3項目を大きなテーマとし，それぞれの各論で門脈圧亢進症に関するあらゆる内容が網羅され，門脈圧亢進症のすべてが理解できる書となっている．本書が臨床の場で，諸先生方の座右の書となれば幸いである．

　最後に，大変ご苦労されて本書を作成していただいたマニュアル作成検討委員会委員長の佐田先生はじめ，委員の先生方，ならびに執筆者の先生方，刊行にあたりご支援いただいた南江堂出版部の皆様に心より御礼を申し上げたい．

2015年10月吉日

日本門脈圧亢進症学会　理事長
小原勝敏

序　文

　このたび，日本門脈圧亢進症学会の編集による「門脈圧亢進症診療マニュアル─食道・胃静脈瘤の診かたと治療─」が発刊される運びとなりましたので，編集委員長としてその目的，経緯などをご説明するとともに，一言ご挨拶を申し上げます．

　本書の発刊については，門脈圧亢進症に対する実践的な診療マニュアルを作成することを目指す中で，技術認定と技術認定制度が当学会に導入されたことも契機となり，田尻孝前理事長のもとで検討が開始されました．技術認定制度の目的は「門脈圧亢進症の症状は食道・胃静脈瘤，脾腫・脾機能亢進症，腹水貯留，肝性脳症などさまざまであり，その治療には血行動態など専門的知識が必要とされ，また治療法は内視鏡的治療，IVR，手術療法など多岐にわたる．この日本門脈圧亢進症学会技術認定制度は，各学会の定める専門医制度と異なり，門脈圧亢進症の治療に携わる医師の技術を高い基準にしたがって評価し，専門的に治療を行うに足る所定の基準を満たした者を認定するもので，これにより本邦における門脈圧亢進症に対する治療の健全な普及と進歩を促し，延いては国民の福祉に貢献することを目的とする」ことが明示されています．この目的をよく理解していただいた上で技術認定を受けていただくことも視野に入れて編集された実践的教科書が，今回の「門脈圧亢進症診療マニュアル─食道・胃静脈瘤の診かたと治療─」であると考えています．本書では診療の実際を，病態・診療・診断から治療法の選択，各種の治療法までを各領域の専門家に体系的かつ実践的に解説いたしました．肝疾患の診療に従事するすべての医師に門脈圧亢進症診療の実用書として使用いただければと思います．本学会では門脈圧亢進症の取扱い規約を刊行していますが，本書では取扱い規約の基本的内容を簡潔にまとめた上，より具体的な各種治療の実際について解説を加えました．本書が実臨床の現場で多くの方々に使用いただけることを願っています．

　最後になりましたが本書の企画・執筆にご指導とお力添えをいただいた小原勝敏現理事長，マニュアル作成検討委員会委員の方々，各執筆者ならびに南江堂の関係者各位に感謝の意を表します．

2015年10月吉日

日本門脈圧亢進症学会　マニュアル作成検討委員会 委員長
佐田通夫

執筆者一覧

■編　集
日本門脈圧亢進症学会

■マニュアル作成検討委員会(五十音順, ★：委員長)

入澤	篤志	いりさわ　あつし	福島県立医科大学会津医療センター消化器内科学講座
江森	啓悟	えもり　けいご	久留米大学医学部消化器内科
於保	和彦	おほ　かずひこ	柳川病院
鹿毛	政義	かげ　まさよし	久留米大学病院病理診断科・病理部
國分	茂博	こくぶ　しげひろ	新百合丘総合病院肝疾患低侵襲治療センター
佐田	通夫★	さた　みちお	久留米大学医学部学長直属
中村	真一	なかむら　しんいち	東京女子医科大学消化器病センター
橋爪	誠	はしづめ　まこと	九州大学大学院先端医療医学
廣田	省三	ひろた　しょうぞう	兵庫医科大学放射線医学
渡辺	勲史	わたなべ　のりひと	東海大学医学部付属八王子病院消化器内科

■執　筆(執筆順)

豊永	純	とよなが　あつし	安本病院・久留米大学名誉教授
林	星舟	はやし　せいしゅう	東京都保健医療公社大久保病院消化器内科
入澤	篤志	いりさわ　あつし	福島県立医科大学会津医療センター消化器内科学講座
於保	和彦	おほ　かずひこ	柳川病院
松谷	正一	まつたに　しょういち	千葉県立保健医療大学健康科学部
古市	好宏	ふるいち　よしひろ	東京医科大学消化器内科
森安	史典	もりやす　ふみのり	東京医科大学消化器内科
村島	直哉	むらしま　なおや	三宿病院消化器科
國分	茂博	こくぶ　しげひろ	新百合丘総合病院肝疾患低侵襲治療センター
近森	文夫	ちかもり　ふみお	国吉病院消化器外科
小原	勝敏	おばら　かつとし	福島県立医科大学消化器内視鏡先端医療支援講座
井上	義博	いのうえ　よしひろ	岩手医科大学医学部救急医学
藤野	靖久	ふじの　やすひさ	岩手医科大学医学部救急医学
中村	真一	なかむら　しんいち	東京女子医科大学消化器病センター
角谷	宏	かくたに　ひろし	練馬光が丘病院消化器内科
荒木	寛司	あらき　ひろし	岐阜大学医学部附属病院光学医療診療部
岩瀬	弘明	いわせ　ひろあき	国立病院機構名古屋医療センター消化器内科
澁川	悟朗	しぶかわ　ごろう	福島県立医科大学会津医療センター消化器内科学講座
松井	繁長	まつい　しげなが	近畿大学医学部消化器内科
工藤	正俊	くどう　まさとし	近畿大学医学部消化器内科
佐藤	隆啓	さとう　たかひろ	札幌厚生病院第3消化器内科
廣田	省三	ひろた　しょうぞう	兵庫医科大学放射線医学
吉田	寛	よしだ　ひろし	日本医科大学多摩永山病院外科
内田	英二	うちだ　えいじ	日本医科大学消化器外科
中村	健治	なかむら　けんじ	大東中央病院放射線科

野浪　敏明	のなみ　としあき	国立病院機構東名古屋病院
有川　　卓	ありかわ　たかし	愛知医科大学消化器外科
松井　恒志	まつい　こうし	富山大学大学院消化器・腫瘍・総合外科
塚田　一博	つかだ　かずひろ	富山大学大学院消化器・腫瘍・総合外科
赤星朋比古	あかほし　ともひこ	九州大学大学院先端医療医学・消化器総合外科
金澤　秀典	かなざわ　ひでのり	日本医科大学消化器肝臓内科
日高　　央	ひだか　ひさし	北里大学医学部消化器内科
太田　正之	おおた　まさゆき	大分大学医学部消化器・小児外科
遠藤　龍人	えんどう　りゅうじん	岩手医科大学消化器内科・肝臓分野
滝川　康裕	たきかわ　やすひろ	岩手医科大学消化器内科・肝臓分野
塩澤　宏和	しおざわ　ひろかず	東海大学医学部付属東京病院消化器肝臓センター
西崎　泰弘	にしざき　やすひろ	東海大学医学部付属東京病院健診センター
奥脇　裕介	おくわき　ゆうすけ	北里大学医学部消化器内科
野口　和典	のぐち　かずのり	大牟田市立病院
八木　孝仁	やぎ　たかひと	岡山大学病院肝・胆・膵外科

目 次

第Ⅰ章　門脈圧亢進症の病態，診断

1. 門脈圧亢進症の発生機序と病態生理 ……………………………………… 豊永　純　2
2. 食道・胃静脈瘤の内視鏡診断 ……………………………………………… 林　星舟　8
3. 食道・胃静脈瘤の超音波内視鏡診断 ……………………………………… 入澤篤志　14
4. 食道・胃静脈瘤出血の危険因子 …………………………………………… 於保和彦　19
5. 体外式超音波による門脈圧亢進症の病態診断 …………………………… 松谷正一　23
6. 造影超音波 ……………………………………………… 古市好宏・森安史典　27
7. 門脈血行動態 ………………………………………………………………………… 31
   a）3D-CT ………………………………………………………………… 村島直哉　31
   b）EVIS ……………………………………………………………………… 國分茂博　35
   c）血管造影 ………………………………………………………………… 近森文夫　42

第Ⅱ章　門脈圧亢進症の治療手技

1. 消化管静脈瘤治療のストラテジー ………………………………………… 小原勝敏　50

A．内視鏡治療 …………………………………………………………………………… 55
1. 食道静脈瘤 ……………………………………………………………………………… 55
   a）出血例に対する EVL, EIS …………………………… 井上義博・藤野靖久　55
   b）待期・予防例に対する EVL ……………………………………… 中村真一　59
   c）待期・予防例に対する EIS ……………………………………… 小原勝敏　62
   d）地固め療法①：EIS ……………………………………………… 角谷　宏　69
   e）地固め療法②：APC …………………………………………… 荒木寛司　72
2. 胃穹窿部静脈瘤 ………………………………………………………………………… 76
   a）出血例に対する CA 局注 ……………………………………… 岩瀬弘明　76
   b）待期・予防例に対する CA-EIS ………………………………… 澁川悟朗　81
3. 異所性静脈瘤の診断と内視鏡治療 …………………………………………………… 87
   a）十二指腸静脈瘤 ……………………………………… 松井繁長・工藤正俊　87
   b）直腸静脈瘤 ……………………………………………………… 佐藤隆啓　93

B．IVR ……………………………………………………………………………………… 97
1. B-RTO ………………………………………………………………… 廣田省三　97
2. PTO, TIO ……………………………………………… 吉田　寛・内田英二　102
3. TIPS …………………………………………………………………… 中村健治　105
4. PSE …………………………………………………… 吉田　寛・内田英二　112

C. 外科的治療 ･･ **115**
　1. 直達手術，Hassab 手術 ･･ 野浪敏明・有川　卓 **115**
　2. シャント手術 ･･･ 松井恒志・塚田一博 **120**
　3. 腹腔鏡下脾臓摘出術 ･･･ 赤星朋比古 **124**

第Ⅲ章　門脈圧亢進症のマネジメント・特殊な病態

　1. マネジメント ･･ **130**
　　a）薬物療法①：バソプレシン，β遮断薬など ･･････････････････････････････････ 金澤秀典 **130**
　　b）薬物療法②：PPI，ARB など ･･ 日高　央 **134**
　　c）バルーンタンポナーデ法（S-B チューブなど）･･････････････････････････････ 太田正之 **138**
　　d）栄養療法 ･･ 遠藤龍人・滝川康裕 **142**
　2. 特殊な病態 ･･ **146**
　　a）門脈圧亢進症性胃腸症 ･･ 塩澤宏和・西崎泰弘 **146**
　　b）門脈血栓症 ･･･ 奥脇裕介 **150**
　　c）難治性腹水，特発性細菌性腹膜炎（SBP）･･････････････････････････････････ 野口和典 **153**
　　d）肝移植 ･･ 八木孝仁 **157**

付　録

　付録 1：IPH，EHO，Budd-Chiari 症候群の診断ガイドライン ････････････････････････････ **164**
　付録 2：日本門脈圧亢進症学会の技術認定と技術認定制度 ･･･････････････････････ 塚田一博 **168**

索　引 ･･ **173**

第Ⅰ章

門脈圧亢進症の病態，診断

1 門脈圧亢進症の発生機序と病態生理

A. 門脈圧と側副血行路

正常門脈圧は 100～150 mmH$_2$O（1 mmHg = 13.6 mmH$_2$O），門脈圧亢進症は常時 200 mmH$_2$O（14.7 mmHg）以上を示すようになる．門脈を直接穿刺しない閉塞肝静脈圧（健常人で 70～150 mmH$_2$O）は門脈圧の代替値としてよく用いられる．肝内門脈枝→類洞（最終毛細血管床）→肝静脈の経路における血管抵抗の増加あるいは腎を除く腹腔内臓器からの流入血流量が増加すれば，門脈血はうっ滞し門脈圧が上昇して門脈圧亢進症となる．門脈は逆流防止弁を持たないため，従来からある門脈系の分枝が逆流を起こし門脈-大循環系に側副血行路を生じる（図1）．その一部が食道・胃静脈瘤である．側副血行路の発達は身体の適応現象だが，過大な門脈盗流による肝不全や静脈瘤からの出血死の危険を増大させる．

B. 門脈圧亢進症の発生機序

門脈圧（P）は門脈血流量（V）と門脈血流入量に対する肝内血管抵抗（R）で規定され，P = V×R と考えることができる（Ohm の法則）．門脈血流量は内臓血流量によって調節され，神経液性因子による恒常性機構はいかなる門脈血流量の変化をも代償し，門脈血管抵抗を調節することによって門脈圧を正常範囲に維持する．

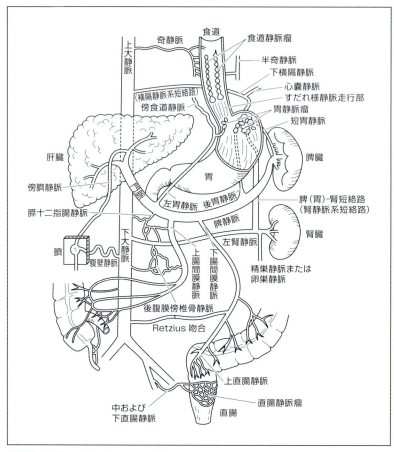

図 1 門脈圧亢進症により発生する側副血行路（豊永原図）

すなわち門脈圧亢進症はその代償機構が病的な門脈血管抵抗の増大あるいは門脈血流入量の増大に適応できなくなった結果と考えることができる．

1 門脈血管抵抗の増大

　肝硬変の再生結節も門脈血流の抵抗を生じる因子と考えられているが，肝の微細構造におけるDisse腔内の線維増生は類洞径を減少させ肝内血管抵抗を増大させる．Disse腔内の線維沈着の量と類洞圧（門脈圧の指標）との間には相関がある．再生結節を伴わない脂肪肝やアルコール性肝炎で門脈圧が上昇する事実はこの概念を支持している．また脂肪や水分の蓄積による肝細胞の腫大が門脈圧を亢進させるという考えもあり，これは門脈圧が飲酒と禁酒で変動するという臨床的観察から支持される．すなわち，肝細胞の形態的変化とDisse腔内の線維化の相互作用の結果として門脈圧亢進症が進展する．さらに肝血管系にはアドレナリン受容体が存在し，複雑な神経液性因子による調節を受けている．また類洞周囲や線維隔膜の中には収縮する筋線維芽細胞が存在することが知られており，これらが肝血管抵抗の増大に関与している．以上のように肝内血管床での形態学的変化と機能的変化が重なり合った結果，門脈血管抵抗が増大し門脈圧亢進症が発現する（backward flow mechanism）．

2 門脈血流入量の増大

　肝内血管抵抗増大の結果として発現する門脈圧亢進によって血管抵抗の少ない側副血行路が発達するが，門脈圧亢進症は依然として持続する．Ohmの法則に従えば，門脈系の血管抵抗は全体として側副路によって減少し門脈圧は低下するはずであり，矛盾している．したがって門脈圧亢進症におけるhyperdynamic circulationの存在を理解する必要がある．これは末梢血管拡張（末梢血管抵抗低下）と心拍出量の上昇（側副血行路の発達，血漿量増大，微小循環の動脈-静脈短絡）によって特徴付けられる．

　グルカゴンに代表される血漿の血管拡張物質（肝性の血管拡張物質，血管作動性ポリペプチド，プロスタグランジン，エンドトキシン，内皮細胞非依存性因子，NO（一酸化窒素））は肝での除去能の低下や門脈-大循環短絡路（portosystemic shunt）の形成に伴い増加する．その結果，内臓や末梢の血管は拡張し抵抗は低下する．さらに血管収縮因子のカテコールアミンに対する血管の感受性は低下する．そして内臓血管拡張の結果生じた有効循環血漿量の低下はレニン-アンジオテンシン-アルドステロン系を刺激しNa-水貯留をきたし血漿量を増大させる．このようなhyperdynamic circulationは全身および内臓血流を増大させ，門脈圧亢進症を維持していく（forward flow mechanism）．

　以上のようにforward flow mechanismとbackward flow mechanismという2つの要因が門脈圧亢進症の発生とその維持に関与する[1]（図2）．

C. 門脈圧亢進症の病因部位による分類

　肝前性，肝内性，肝後性に分けられる．肝前性門脈圧亢進症の代表的疾患には肝外門脈閉塞症がある．肝内性門脈圧亢進症は血管抵抗増大部位により類洞前性（特発性門脈圧亢進症，日本住血吸虫症，先天性肝線維症など），類洞性（脂肪肝や肝硬変），類洞後性（veno-occlusive diseaseなど）に分類される．肝後性門脈圧亢進症の主な原因としてBudd-Chiari症候群，肝部下大静脈閉塞症がある（表1）．またわが国の門脈圧亢進症の原因は約8～9割が肝硬変で最も多い．

D. 食道・胃静脈瘤の発生機序

　肝内血管抵抗と門脈血流入量の増大により門脈圧が上昇し，左胃静脈血および短胃静脈血あるいは後胃静脈血の逆流現象が起きるが，静脈瘤の発生と進展にはさらに胃上部局所のhyperdynamic stateが関与している[2]．門脈圧亢進症例では左胃動脈血が左胃静脈へと短絡し静脈瘤の形成に関与するというものである．左胃静脈の血流方向は遠肝性血流のみならずto and fro性や求肝性血流も認められ，門脈血の逆流のみならず左胃動脈血の流入が示唆されている．

　解剖学的に食道・胃粘膜接合部から口側へ約2～4cmの下部食道静脈は門脈系と大循環系の

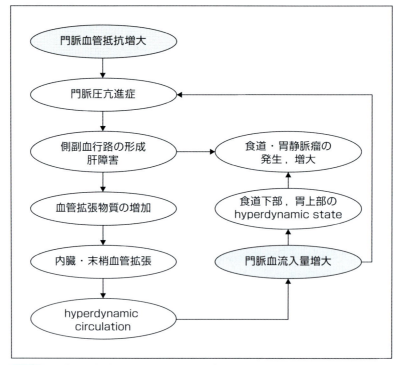

図2 門脈圧亢進症の発生と維持および食道・胃静脈瘤の発生と増大

表1 門脈圧亢進症をきたす主な疾患の分類と特徴

分 類	疾患（血管抵抗増大部位）	臨床検査
肝前性	肝外門脈閉塞症	肝門部海綿状血管増生
	門脈血栓症	腹部エコー，CT，門脈造影
肝内性	特発性門脈圧亢進症（類洞前性）	閉塞肝静脈圧は正常または軽度上昇，肝静脈枝相互間吻合
	日本住血吸虫症（類洞前性）	肝エコー亀甲状パターン
	肝硬変（類洞性）	閉塞肝静脈圧と門脈圧の一致
	ウイルス性肝硬変	ウイルスマーカー
	アルコール性肝硬変	病歴
	自己免疫性肝炎	高γ-グロブリン血症，抗核抗体陽性
	原発性胆汁性肝硬変	抗ミトコンドリア抗体陽性
	veno-occlusive disease（類洞後性）	細い肝静脈血流のうっ滞
肝後性	Budd-Chiari症候群	肝静脈の狭窄・閉塞，下大静脈閉塞合併が多い
	肝部下大静脈閉塞症	下大静脈系うっ血と側副血行路

接点にあたり，すだれ様静脈と呼ばれる特殊な血管構築がみられる[3]（図1，図3）．すだれ様静脈は粘膜固有層の血管を主体（約8割）に多数の細血管がすだれ様に並走している．このすだれ様静脈から供血されるこれより口側の粘膜下層に，通常4条の食道静脈瘤が形成される．門脈圧亢進を伴わない場合，すだれ様静脈部（palisade zone）の血流は呼吸などにより胸腔側と腹腔側の両方に流れている．門脈圧亢進とともに遠肝性血流となるが，食道静脈瘤にとっては高圧門脈血逆流の緩衝帯として重要である．例外的にすだれ様静脈のないpipeline varix[3]があり，内圧，血流ともに高く術前診断がないと内視鏡的治療に難渋する．

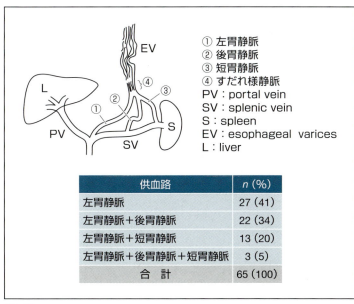

図3 食道静脈瘤の供血路

[大久保和典:肝臓 **29**:230-240, 1988 より改変引用]

　全身的な門脈圧亢進症を伴わない特殊な例として，上大静脈や奇静脈の閉塞による食道上部・中部のdownhill varices（下行性食道静脈瘤）や膵癌の脾静脈閉塞による胃静脈瘤発生がみられることがある．

1 門脈圧・肝機能と静脈瘤の発生の相関

　肝硬変患者の食道静脈瘤は門脈圧が12 mmHg以上で発生する[4]．しかし静脈瘤の大きさと門脈圧との間に相関は認められていない．食道静脈瘤の大きさとChild-Pughスコアとの間に密接な関係が認められるが，胃穹窿部静脈瘤との間には相関は認められていない．したがって高度の食道静脈瘤はより進展した肝硬変症に付随してくると考えられる[5]．

　一方，孤立性胃穹窿部静脈瘤は脳症を合併しやすく，肝機能不全よりむしろ門脈血行異常，特に大きな脾-腎短絡路（spleno-renal shunt：S-Rシャント）（腎静脈系短絡路）の存在による反復性シャント脳症であることが多い．しかも高度の短絡率を有しており，門脈圧はS-Rシャントがないものに比べて低く，食道静脈瘤が発生しない例もみられ，発生しても軽度の例が多くS-Rシャント（孤立性胃穹窿部静脈瘤）のドレナージ効果は大きい．

2 食道・胃静脈瘤の供血路

　食道静脈瘤は門脈造影上，全例で左胃静脈が主要な供血路であり，他に左胃静脈とともに後胃静脈，短胃静脈が発達し静脈瘤の形成に関与している．しかし短胃静脈や後胃静脈のみが単独で食道静脈瘤の供血路となっている症例はみられない（図3）．

　胃静脈瘤は短胃静脈，後胃静脈，次いで左胃静脈，下横隔静脈などが関与する．食道静脈瘤に比べ，すだれ様静脈構造部を有さないため血流の緩衝部分がなく，S-Rシャントを有する胃静脈瘤では門脈血流を直接反映して血流量が多い．

3 胃静脈瘤の内視鏡所見と供血路（表2）

　胃静脈瘤の側副血行路を内視鏡所見から推測することが可能である．たとえば胃噴門部小彎や前壁の静脈瘤は左胃静脈から供血され食道静脈瘤と交通しS-Rシャントを有する例は少ない．一方で噴門部後壁，噴門部大彎および噴門から穹窿部に連続する静脈瘤は，主として短胃静脈および（あるいは）後胃静脈から供血され，S-Rシャントを高率に有している．孤立性胃穹窿部静脈瘤は主として短胃静脈または後胃静脈，次いで，表中の対象6例ではみられないが，左胃静脈から供血され，S-Rシャントを有しており，食道静脈瘤との交通はまずみられない．

表2 胃静脈瘤の内視鏡所見と供血路

内視鏡所見	門脈造影所見				
胃静脈瘤の占居部（Lg）	主要供血路			食道静脈瘤との交通（％）	脾-腎短絡路との交通（％）
	左胃静脈	後胃静脈	短胃静脈		
Lg-c 小彎，前壁（$n=30$）	29	0	1	100.0	16.7
Lg-c 大彎，後壁（$n=18$）	2	5	11	44.4	66.7
Lg-cf（$n=2$）	0	1	1	0.0	100.0
Lg-f（$n=6$）	0	1	5	0.0	100.0
計（$n=56$）	31	7	18	67.9	44.6

Lg-c（噴門部に限局），Lg-cf（噴門部から穹窿部に連なる），Lg-f（穹窿部に限局）．

〔豊永 純ほか：外科 57：627-633，1995 より改変転載〕

一般的に孤立性胃穹窿部静脈瘤という場合，胃内の肉眼的局在性を意味するのみでなく，通常は血行動態上，食道静脈瘤と連絡のない胃静脈瘤を指す．

E. 食道・胃静脈瘤治療と門脈血行動態

側副血行路としての食道静脈瘤が EIS や EVL で，胃静脈瘤が EIS や B-RTO などで消失すれば門脈血行動態が変化する．特に B-RTO では巨大な S-R シャントが広範に塞栓・消失するため，血行改変による影響はさらに著しく，portal reform とも呼ばれる．

1 EIS

食道静脈瘤の EIS（endoscopic injection sclerotherapy：内視鏡的硬化療法）後に供血路の消失や縮小がみられ，門脈圧の上昇群，低下群は半々程度である．そして S-R シャントの存在は食道静脈瘤治療後の門脈圧上昇に抑制的に働く．また 2010 年の日本門脈圧亢進症学会による異所性静脈瘤のアンケート調査報告では，直腸静脈瘤は食道静脈瘤の治療歴を有する患者に多くみられることが指摘されている．

危険な側副血行路として認識しておかなければならないのは porto-pulmonary venous anastomosis（門脈-肺静脈吻合）である．EIS による硬化剤が左心系に流入し心筋梗塞や脳梗塞を突然発症することがある．

2 EVL

EVL（endoscopic variceal ligation：内視鏡的静脈瘤結紮術）は静脈瘤を機械的に結紮し静脈瘤内の血栓器質化と結紮潰瘍の治癒・線維化による静脈瘤消失効果を期待するもので，静脈瘤の供血路遮断は期待できない．したがって食道静脈瘤再発予防のための地固め療法がより推奨される．

3 B-RTO

B-RTO（balloon-occluded retrograde transvenous obliteration：バルーン閉塞下逆行性経静脈的塞栓術）とは，わが国で開発された孤立性胃穹窿部静脈瘤の治療法である[6]．著効を示すが S-R シャントがなければ行えない．しかし孤立性胃穹窿部静脈瘤の 95％以上に存在する．シャント脳症や異所性静脈瘤にも有効な治療法である．

a) portosystemic shunt syndrome（PSS 症候群：門脈-大循環短絡症候群）

PSS syndrome（別名 portosystemic shuntopathy）の存在が B-RTO 症例の集積により明らかになった．これは major portosystemic shunt である S-R シャントの過大な門脈盗流（extensive portal steal）を主たる原因として生じる病態を総括する．B-RTO 導入以後の新しい概念である[7]．今までに以下のものが判明している．そしてこれらは B-RTO により改善がみられることが知られている．

・反復性肝性脳症（いわゆるシャント脳症）：古典的な門脈-大循環短絡症としてよく知られている．B-RTO のよい適応である．
・肝予備能低下：B-RTO による肝機能改善効果が明らかにされている．すなわち可逆性の

肝予備能低下の存在が証明されたことになる．臨床データでなく肝細胞レベルでも改善が明らかにされている[8]．肝不全の肝性因子（advanced liver pathology）と門脈因子（extensive portal steal）のうちの門脈因子が改善することによるものである．またB-RTO後3年でも予後の改善（悪化の抑制）は維持されている[7]．

- 耐糖能異常：肝硬変の門脈圧亢進症患者においてB-RTO後の糖代謝改善が明らかにされている[9]．S-Rシャントにより末梢血インスリン（IRI）濃度が高く，筋などのインスリン感受性の低下，肝内・肝外シャントによるグルコースの肝での利用低下などの病態の改善が考えられている．
- その他：テストステロンやエストラジオールなどのホルモンの不整調，心拍出量増大，抗利尿ホルモン異常，エンドトキシン血症や肺高血圧症など．
- point of no return：B-RTO後に改善がみられない例もある．すなわち肝実質障害の程度と経過年数によっては過大門脈盗流を是正してもPSS症候群の改善を望めない例もある．そして可逆性のものが不可逆性になる時期（point of no return）はよくわかっていない．

b）食道静脈瘤の増大または新生

B-RTO後の食道静脈瘤増大または新生がEIS後よりも多いという報告がある．しかし比較試験がまだ不十分で今後も前向き検討の集積が必要である．

F. おわりに

門脈圧亢進症の発生機序と病態生理（血行動態）は診断と治療に深い関連がある問題であり，その十分な理解が合理的な治療による救命と良好な予後につながる．

文献

1) Benoite JN, et al：“Forward” and “backward” flow mechanisms of portal hypertension. Relative contribution in the rat model of portal vein stenosis. Gastroenterology 89：1092-1096, 1985
2) 井口　潔ほか：門脈圧亢進症における門脈循環の特性と食道静脈瘤の成因に関する考察．肝臓 18：891-898, 1977
3) 荒川正博：食道・胃静脈瘤の病理―病理と臨床の共同研究を中心として．編集室なるにあ，東京, 2014
4) Garcia-Tsao G, et al：Portal pressure, presence of gastroesophageal varices and variceal bleeding. Hepatology 5：419-424, 1985
5) Cales P, et al：Gastroesophageal endoscopic features in cirrhosis. Observer variability, interassociation, and relationship to hepatic dysfunction. Gastroenterology 98：156-162, 1990
6) Kanagawa H, et al：Treatment of gastric fundal varices by balloon-occluded transvenous obliteration. J Gastroenterol Hepatol 11：51-58, 1996
7) Kumamoto M, et al：Long-term results of balloon-occluded retrograde transvenous obliteration for gastric fundal varices：Hepatic deterioration links to portosystemic shunt syndrome. J Gastroenterol Hepatol 25：1129-1135, 2010
8) Miyamoto Y, et al：Balloon-occluded retrograde transvenous obliteration improves liver function in patients with cirrhosis and portal hypertension. J Gastroenterol Hepatol 18：934-942, 2003
9) Tanabe N, et al：Effects of collateral vessel occlusion on oral glucose tolerance test in liver cirrhosis. Dig Dis Sci 45：581-586, 2000

2 食道・胃静脈瘤の内視鏡診断

　各種慢性肝疾患や門脈圧亢進症の進展に伴って種々の側副血行路が出現・発達するが，内視鏡では食道粘膜内あるいは胃粘膜内に形成された側副血行路の一部が食道・胃静脈瘤として観察される．門脈圧亢進症の一傍証となり，またその所見から静脈瘤破綻の危険性を推測することもできるため，食道・胃静脈瘤の内視鏡診断は臨床上きわめて重要である．

　食道静脈瘤の内視鏡診断は，基本色調，発赤所見，形態，占居部位，随伴食道炎の有無の5項目からなる食道静脈瘤内視鏡所見記載基準（1979年）[1]に始まり，電子内視鏡への移行，食道・胃静脈瘤に対する内視鏡的治療（硬化療法，結紮術）や interventional radiology（IVR）の普及から胃静脈瘤に対する内視鏡診断[2]や治療効果判定も必要となったため，出血所見，粘膜所見を加えた食道胃静脈瘤内視鏡所見記載基準（1991年）[3]に改定され，その後，門脈圧亢進症取扱い規約改訂第2版（2004年）を経て，現在は門脈圧亢進症取扱い規約第3版（2013年）（表1）[4]が使用されている．

A. 食道・胃静脈瘤の定義

　内視鏡診断上，食道・胃静脈瘤として定義されているものは，送気により食道ないし胃が十分に拡張した後も食道内腔あるいは胃内腔へ突出したまま残存する静脈瘤である．したがって，少量の送気によって平坦化あるいは消失する静脈拡張・静脈怒張は静脈瘤には含めない．

B. 食道静脈瘤の内視鏡診断

　食道静脈瘤の内視鏡診断では，占居部位，形態，色調，発赤所見，出血所見，粘膜所見の6項目について，その所見を記載する．

1 占居部位（L）

　食道を上部，中部，下部の3つに分けて，上部食道にまで認められる静脈瘤（Ls），中部食道にまで及ぶ静脈瘤（Lm），下部食道のみに限局した静脈瘤（Li）に分類する．

　上部食道と中部食道の境界は気管分岐部であり，直接観察することはできないが，左主気管支や大動脈弓による圧排像を参考にして判別する．中部食道と下部食道の境界は気管分岐部から食道胃接合部までを二分にした中間点であるが，内視鏡上はっきりとした目安がない．このため食道静脈瘤の観察開始部位を門歯列からの距離として併記することで，より客観性を持たせることができる．

2 形態（F）

　形態では，治療後に静脈瘤が認められなくなったもの（F0），直線的な比較的細い静脈瘤（F1）（図1-a），連珠状の中等度の静脈瘤（F2）（図1-b），結節状あるいは腫瘤状の太い静脈瘤（F3）（図1-c）に分類する．治療後の経過中に red vein，blue vein が認められても，静脈瘤の形態を成していないものは F0 とする．

　形態はある程度大きさをも加味している所見であり，通常数条存在する静脈瘤の中で最も大きい F-number を代表として記載する．

3 色調（C）

　色調では，白色静脈瘤（Cw）（図1-c），青色静脈瘤（Cb）（図1-b）に分類する．静脈瘤内圧が高まって緊満した場合は青色静脈瘤が紫色，赤紫色になることがあり，そのときは violet（v）を付記して Cbv と記載してもよい．また治療により血栓化された静脈瘤は Cw-Th，Cb-Th と付記する．

　基本色調は白色調，青色調の2つに大別される．色調が個々の静脈瘤で異なる場合には，最大径の静脈瘤の示す色調をもって基本色調とする．Cw は白色調を呈する静脈瘤であり，正常な食道粘膜の色調を持つ静脈瘤はこれに分類される．Cb は青色調の強い静脈瘤で，周囲食道粘膜と色調が明らかに異なってみられる．蒼白色（bluish white）の緊満した静脈瘤は Cb に分

表1 食道・胃静脈瘤内視鏡所見記載基準

	食道静脈瘤（EV）	胃静脈瘤（GV）
占居部位 location (L)	Ls：上部食道にまで認められる Lm：中部食道まで認められる Li：下部食道にのみに限局	Lg-c：噴門部に限局 Lg-cf：噴門部から穹窿部に連なる Lg-f：穹窿部に限局 （注）胃体部にみられるものはLg-b，幽門前庭部にみられるものはLg-aと記載
形態 form (F)	F0：治療後に静脈瘤が認められなくなったもの F1：直線的で比較的細い静脈瘤 F2：連珠状の中等度の静脈瘤 F3：結節状あるいは腫瘤状の太い静脈瘤 （注）治療後の経過中にred vein，blue veinが認められても静脈瘤の形態を成していないものはF0とする	食道静脈瘤の記載方法に準じる
色調 color (C)	Cw：白色静脈瘤 Cb：青色静脈瘤 （注）ⅰ）紫色・赤紫色に見える場合はviolet (v)を付記してCbvと記載してもよい ⅱ）血栓化された静脈瘤はCw-Th，Cb-Thと付記する	食道静脈瘤の記載方法に準じる
発赤所見 red color sign (RC)	RCにはミミズ腫れred wale marking (RWM)，チェリーレッドスポットcherry red spot (CRS)，血マメhematocystic spot (HCS)の3つがある RC0：まったく認められないもの RC1：限局性に少数認められるもの RC2：RC1とRC3の間 RC3：全周性に多数認められるもの （注）ⅰ）telangiectasiaがある場合はTeを付記する ⅱ）RCの内容（RWM，CRS，HCS）はRCの後に（ ）を付けて付記する ⅲ）F0であっても発赤所見が認められるものは，RC1〜3で表現する	RC0：まったく認められないもの RC1：RWM，CRS，HCSのいずれかを認める
出血所見 bleeding sign (BS)	出血中の所見 　湧出性出血 gushing bleeding 　噴出性出血 spurting bleeding 　滲出性出血 oozing bleeding 止血後間もない時期の所見 　赤色栓 red plug 　白色栓 white plug	食道静脈瘤の記載方法に準じる
粘膜所見 mucosal finding (MF)	びらん erosion (E)：認めればEを付記する 潰瘍 ulcer (UI)：認めればUIを付記する 瘢痕 scar (S)：認めればSを付記する	食道静脈瘤の記載方法に準じる

[日本門脈圧亢進症学会（編）：門脈圧亢進症取扱い規約，第3版，金原出版，東京，2013より引用]

類される．CbはCwに比べ，幅広で緊満していることが多く，そのために粘膜が菲薄化して青色を呈している．粘膜がさらに菲薄化した場合にはさらに赤みが加わり，紫色や赤紫色を呈するようになる．Cb-Thは硬化療法後に観察される血栓化した暗青色静脈瘤（bronze varices）（図1-d）であり，Cw-Thは血栓の多くが吸収され，主として残存した血管壁を観察している状態である（white code）（図1-e）．また下部食道粘膜に観察されるtelangiectasia（柵状に併走する細血管や樹枝状血管網）が緊満膨隆して太くなり，細く赤みの強い静脈瘤として認識されることがある（図1-a）．

4 発赤所見（RC）

静脈瘤を覆う粘膜面の一部が赤色調に変化した所見を示すもので，ミミズ腫れ，cherry red spot，血マメの3所見より成り立っている．

・ミミズ腫れ（RWM）（図2-a）：静脈瘤表面に隆起して，いわゆるミミズ腫れのように観察される線状発赤で，静脈瘤表面に赤色の血管が怒張し，重積して見える所見である．

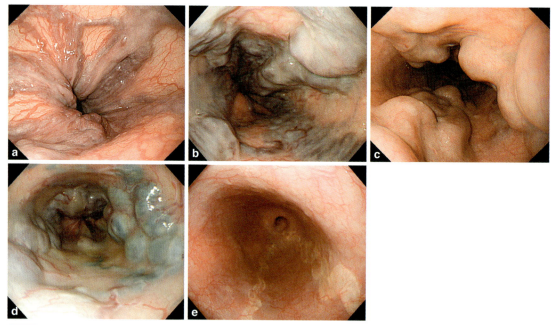

図1 形態および色調
a：多くの telangiectasia を伴った F1 の青色静脈瘤.
b：F2 の青色静脈瘤，一部粘膜が菲薄化している.
c：F3 の白色静脈瘤.
d：硬化療法 4 日後に観察された bronze varices.
e：血流が途絶え，血管壁のみが残存している white code.

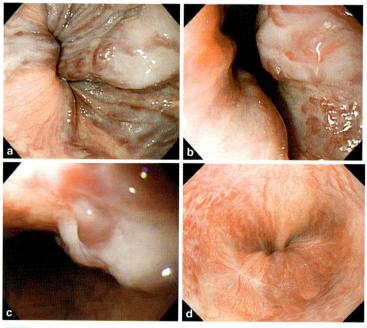

図2 発赤所見
a：F2 の食道静脈瘤粘膜上に RWM が多発し，3 時方向に CRS も観察される.
b：小型の CRS が多発している.
c：囊状に突出した HCS を認める.
d：telangiectasia 主体の再発静脈瘤．屈曲部が CRS 類似の発赤所見として認識できる.

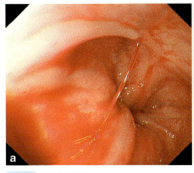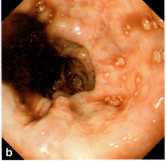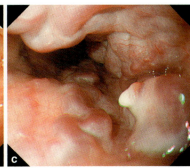

図3 出血所見
a：1時方向の瘢痕部粘膜からの噴出性出血．
b：吐血直後に観察された食道静脈瘤粘膜上の赤色栓．
c：吐血後に観察された食道静脈瘤粘膜上の白色栓．

- cherry red spot（CRS）（図2-b）：静脈瘤表面の細血管が強く屈曲蛇行し，静脈瘤表面に隆起した小発赤点として認められる所見である．
- 血マメ（HCS）（図2-c）：静脈瘤表面に半球状に突出した比較的大きな発赤面で，その表面は薄い被膜に覆われ，赤色部と基底静脈瘤との境界は明瞭で，いわゆる血マメに見える所見である．孤立性に観察されることが多いが，出血直後の所見としてフィブリン栓像を伴って観察されることもある．

これら発赤所見の程度を，発赤所見をまったく認めないもの（RC0），限局性に少数認めるもの（RC1），RC1とRC3の間（RC2），全周性に多数認めるもの（RC3）に分類する．telangiectasiaがある場合はTeを付記し，RC所見の内容（RWM，CRS，HCS）は，RCの後に（）を付けて付記する．またF0であっても発赤所見が認められるものは，RC1～3で表現する．

発赤所見はいずれも静脈瘤を覆う食道粘膜上の限局した隆起性発赤である．内視鏡上，発赤所見は，静脈瘤自体の屈曲蛇行あるいは局所的な囊状拡張によって形成されるCRSやHCS，静脈瘤上方に位置する柵状血管の拡張・屈曲蛇行によって形成されるRWMやCRSなど，実に多彩である[5]．病理組織学的には，RWMとCRSは粘膜固有層の毛細血管（静脈瘤）が怒張・拡張したものであり[6-8]，HCSの一部は粘膜下静脈瘤が粘膜筋板を穿通し，粘膜固有層で囊腫状に拡張したものである．3者とも血管を被覆する重層扁平上皮が著しく菲薄化・脆弱化しており，この部分が門脈圧の変化や浅いびらん形成などにより容易に破綻するものと考えられている．内視鏡上でRCを確認した場合には，静脈瘤破裂の危険性が高いと考え，速やかに対策を検討する必要がある．特にHCSは粘膜下静脈瘤が囊腫状に拡張し，食道内腔に突出しているため，出血の危険性はきわめて高く，また出血直後の所見として観察されることもあり，緊急に治療を考慮すべきである．telangiectasiaも病理組織学的にはRWMと同様にred veinを主とした上皮下静脈の拡張であり，静脈瘤破綻出血を予知するための所見として発赤所見と同様の意義を持ち[9]，さらに，静脈瘤治療後の再発形式の1つとしても重要である[10,11]（図2-d）．

5 出血所見（BS）

出血中あるいは出血直後の症例に対する緊急内視鏡検査で，しばしば観察される所見である．出血部位や出血状態を把握でき，その後の治療方針に大きな影響を与えるため，その臨床的意義は非常に大きい．

a）出血中の所見

湧出性出血（破裂部が大きく湧き出るような出血），噴出性出血（jet様の出血．破裂部が小さく，送気や呼吸運動により出血の強弱が観察される）（図3-a），滲出性出血（勢いがなく，じわじわ持続する出血）の3つに分類される．緊急止血すべき所見である．

b）止血後間もない時期の所見

赤色栓（赤色調を呈したフィブリン栓．止血直後から2日後にかけて観察されることが多い）（図3-b），白色栓（白色調を呈したフィブリン栓．止血2～7日後にかけて観察されることが多い）（図3-c）の2つに分類される．いず

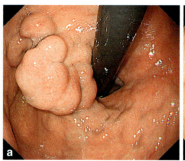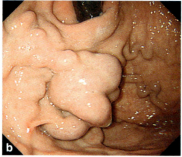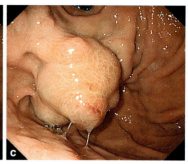

図4 胃静脈瘤
a：胃噴門部から胃穹窿部にかけてのF3静脈瘤.
b：胃穹窿部のF3静脈瘤.
c：図1における4症例のB-RTO4日後の胃静脈瘤粘膜上に観察されたアレア強調像.

れも止血後の所見であるが，再出血する可能性が高いため，これらの所見を認めた場合には放置することなく，ただちに対策を考慮すべきである．

6 粘膜所見（MF）

びらん（E），潰瘍（Ul），瘢痕（S）の3所見があり，認めればそれぞれE，Ul，Sを付記する．
Eは食道静脈瘤の粘膜上に明らかなびらん，または白苔付着を認めたものを指す．RCの軽度の症例では，食道炎合併症例のほうが出血率は高いとされている．Ulは治療後に生じた食道粘膜の潰瘍を指し，Sは治療により生じた潰瘍が治癒し，瘢痕化したものを指す．

C. 胃静脈瘤の内視鏡診断

胃静脈瘤の内視鏡診断は食道静脈瘤に準じて，占居部位，形態，色調，発赤所見，出血所見，粘膜所見の6項目の所見を記載する．

1 占居部位（L）

噴門輪との位置関係により，噴門部に限局する静脈瘤（Lg-c），噴門部から穹窿部に連なる静脈瘤（Lg-cf）（図4-a），穹窿部に限局する静脈瘤（Lg-f）（図4-b），胃体部にみられる静脈瘤（Lg-b），幽門部にみられる静脈瘤（Lg-a）に分類する．

2 形態（F）

食道静脈瘤の記載方法に準じる．

3 色調（C）

食道静脈瘤の記載方法に準じる．胃静脈瘤は主として粘膜下層に存在している血管が拡張して形成されており，食道静脈瘤のような多層構造を呈さないのが特徴である．多くの場合は白色調を呈するが，緊満した静脈瘤により胃粘膜が菲薄化した場合には青色調を呈するようになる．

4 発赤所見（RC）

発赤所見をまったく認めないもの（RC0），RWM，CRS，HCSのいずれかを認めるもの（RC1）に分類する．胃静脈瘤ではRCの程度分類は行わない．
胃静脈瘤粘膜上には，しばしば食道静脈瘤のRCに似た発赤所見やその類似病変が観察されるが，その病理組織学的背景は異なる．出血既往例では出血部が胃小窩模様の欠損した潰瘍面として認識でき，周囲の粘膜上には高頻度に点状（斑状）発赤を認め，また胃粘膜表層部が欠損（あるいは菲薄化）してHCS類似の発赤面を呈することもある．出血既往のない症例では胃静脈瘤粘膜上に観察される粘膜欠損部あるいは菲薄化，びらん面，潰瘍面，点状（斑状）発赤に注意が必要である．

5 出血所見（BS）

食道静脈瘤の記載方法に準じる．

6 粘膜所見（MF）

食道静脈瘤の記載方法に準じる．太い胃静脈瘤治療後に観察される胃粘膜のアレア強調像[12]

（図4-c）は治療効果判定に有用な所見である．

D．食道・胃静脈瘤の記載方法

食道静脈瘤，胃静脈瘤のいずれも，占居部位，形態，色調，発赤所見，出血所見，粘膜所見の順に記載する．

- 例1：中部食道より青色静脈瘤の出現を認め，下部食道ではF3となり，RWMとCRSが粘膜上に全周性に多数観察され，噴出性出血も観察される症例→【Lm，F3，Cb，RC3（RWM，CRS），spurting bleeding】
- 例2：硬化療法により生じた下部食道の瘢痕近傍に，RWM類似の発赤所見が出現した再発症例→【Li，F0，RC1（RWM），S】
- 例3：中部食道より観察されるF3青色食道静脈瘤と，噴門輪から胃体部小彎側にかけてF2の白色胃静脈瘤が併存した症例→【Lm，F3，Cb，RC0，Lg-c，F2，Cw，RC0】
- 例4：噴出性出血を伴う噴門部から穹窿部に連なるF3の胃静脈瘤→【Lg-cf，F3，spurting bleeding】

《文献

1) 日本門脈圧亢進症研究会：食道静脈瘤内視鏡所見記載基準．肝臓 21：779-783，1980
2) Hashizume M, et al：Endoscopic classification of gastric varices. Gastrointest Endosc 36：276-280, 1990
3) 日本門脈圧亢進症研究会：食道胃静脈瘤内視鏡所見記載基準（1991年）．肝臓 33：277-281，1992
4) 日本門脈圧亢進症学会（編）．門脈圧亢進症取扱い規約，第3版，金原出版，東京，2013
5) 矢崎康幸ほか：側視型電子スコープによるF0再発食道静脈瘤の観察とその臨床的意義．消内視鏡 4：1021-1029，1992
6) 植木秀実：食道静脈瘤発赤所見に関する組織学的研究．Gastroenterol Endosc 25：1838-1841, 1983
7) 鎌田悌輔，中谷守男：易出血性所見と組織像および出血のメカニズム，中外医学社，東京，1983
8) 荒川正博ほか：食道静脈瘤の臨床病理学的研究—静脈瘤の破綻と内視鏡所見について—．Gastroenterol Endosc 27：191-198，1985
9) 中村洋三：食道静脈瘤の血管構築像および内視像からみた発赤所見に関する研究．Gastroenterol Endosc 27：17-25，1985
10) 矢崎康幸ほか：硬化療法後の食道静脈瘤再発形式，再発の予測および再発予防対策．消内視鏡 1：1083-1089，1989
11) 林 星舟ほか：NBIを用いた門脈圧亢進症の内視鏡診断—食道胃静脈瘤編—．日門脈圧亢進症会誌 17：1-7，2011
12) 矢崎康幸ほか：大きな胃静脈瘤の内視鏡的硬化療法—Histoacrylを用いた手技の工夫と治療効果判定—．消内視鏡 3：1467-1476，1991

3 食道・胃静脈瘤の超音波内視鏡診断

　食道・胃静脈瘤の治療に際し，食道・胃静脈瘤の形態や静脈瘤局所の血行動態，ひいては門脈血行動態の把握は，安全かつ効果的な治療を行うにあたってきわめて重要である．超音波内視鏡（endoscopic ultrasonography：EUS）は，非観血的に食道および胃壁内外の側副血行路の描出が可能であり，個々の静脈瘤血行動態に応じた治療法の選択を可能とさせる．また，治療後の効果判定においても，完全治療が達成できたか否か，不完全治療のため追加治療が必要かの判断材料を与える．本項では，EUS による食道・胃静脈瘤診断を解説し，治療前後における EUS の効果的な活用法について示す．

A．超音波内視鏡による観察の準備

1 EUS 機器の種類と使い分け

　静脈瘤診断に用いる EUS は大きく 2 つに大別される．1 つはいわゆる EUS 専用機であり，ラジアル走査式とコンベックス走査式がある．もう 1 つは細径超音波プローブ（ultrasound miniprobe：UMP）である．静脈瘤局所の血行動態の把握には UMP（20 MHz）が適しており，特に食道静脈瘤観察においては UMP による詳細な観察が求められる．一方，EUS 専用機は，UMP では超音波ビームの減衰のために評価が難しい胃壁外血管および供血路の評価に使用される．また，最近の電子走査式専用機はカラードプラ機能を有しており，特に食道・胃壁の貫通静脈の血流方向や血流量の評価も可能である．一般的な治療前後の評価には UMP での観察で十分である．

2 EUS による観察方法

a）食道静脈瘤観察

　UMP を用いる場合は，鉗子口に送水機能付きキャップを装着した上で（図 1-a），送水により食道内腔を脱気水で充満させながら観察する．具体的には，まず胃内に 400 mL 程度脱気水を注入し充満させ，胃穹隆部の空気を吸引した状態で，食道内に脱気水を送りながら UMP を出し観察する（図 1-b）．基本的な走査法としては，噴門直下から UMP を引き抜きながら（スコープ先端から UMP を 20 mm ほど出してスコープごと引き抜く）観察する．送水機能付き内視鏡を用いてもよいが，水流が強いため気泡が発生し観察の障害になる可能性があることに留意しなくてはならない．EUS 専用機を用いる場合も同様の手順で行うが，先端装着バルーンを膨らませることで静脈瘤を押し潰す可能性があり注意が必要である．

b）胃静脈瘤観察

　胃静脈瘤に関しては，胃内に脱気水を約 300〜500 mL 貯留させ，水浸下に超音波観察を行う．これは，UMP・EUS 専用機いずれの場合も同様である．UMP を用いる場合は，通常，内視

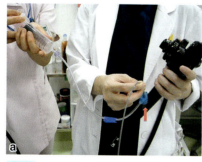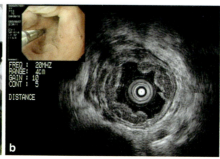

図 1 UMP による観察の実際
a：UMP による観察方法．送水機能付きキャップ（矢印）が有用である．
b：食道内に脱気水を充満させながら UMP で観察する．

表1　食道・胃静脈瘤の EUS 記載基準

1. 静脈瘤径（diameter [D]）
   静脈瘤径の最大横断径（mm）を記載する．治療後に管腔像が認められないものは D(0) とする．
2. 貫通静脈（perforating vein [Pv]）
   有無を（＋）（－）で記載し，ありの場合は最大径（mm）を付記する．
   カラードプラ EUS で血流方向や血流量が分かれば付記する．
3. 壁在傍食道・胃静脈（peri-esophageal/gastric vein [Peri-v]）
   有無を（＋）（－）で記載する．
4. 並走傍食道・胃静脈（para-esophageal/gastric vein [Para-v]）
   有無を（＋）（－）で記載する．

＊上記は，食道静脈瘤（EV），胃静脈瘤（GV）に共通である．
［日本門脈圧亢進症学会（編）：門脈圧亢進症取扱い規約，第3版，金原出版，東京，2013 より改変］

鏡直視下の反転走査により胃静脈瘤全体をくまなく観察できるが，EUS 専用機は基本的には見下ろしの観察となるため，全体を観察できたか否かの判断が難しい．一方で，胃壁外血管の観察においては，UMP では減衰のためその評価が困難な場合がある．

B. 食道・胃静脈瘤の超音波内視鏡診断

門脈圧亢進症取扱い規約（第3版）[1]には，EUS による食道・胃静脈瘤症例の観察項目として，①静脈瘤径，②貫通静脈，③壁在傍食道・胃静脈，④並走傍食道・胃静脈，が挙げられている．以下に，これらの項目を中心とした観察方法およびその意義について述べる．なお，取扱い規約に示された記載方法については表1に示した．

1 食道静脈瘤局所の EUS 解剖

門脈圧亢進症による側副血行路の発達にはかなりのバリエーションが存在するが，既存の血管網を基礎とした側副血行路の発達といった観点からは，基本的な血行動態はおおむね決まってくる[2]．EUS（特に UMP）により観察される食道壁内外の側副血行路を図 2-a に示した．この図を基本として，症例ごとに各々の血管の発達程度を評価することが求められる．また，得られた EUS 像から，内視鏡的静脈瘤造影像（endoscopic varicealography during injection sclerotherapy：EVIS）の推定が可能であり，内視鏡治療法の選択（内視鏡的硬化療法：endoscopic injection sclerotherapy [EIS] または内視鏡的静脈瘤結紮術：endoscopic variceal ligation [EVL]）に役立つ（具体的な選択基準については後述）．

2 食道静脈瘤における EUS 観察項目とその意義（図 2-b～d）

a）食道静脈瘤の形態（静脈瘤径：diameter [D]，内部形態）

静脈瘤形態の観察で重要な点は，内部形態と静脈瘤径である．食道静脈瘤はおもに粘膜下層に存在し，低エコー管腔像として観察される．その形態は楕円形ないし長円形を呈し，1つの血管として孤立しているもの（孤在型）と細い静脈瘤が積み重なっているもの（重積型）に分類される（図 2-b, c）．一般的に，重積型では孤在型より多くの硬化剤を必要とし，治療回数も多い傾向にある．また，この形態や静脈瘤径に応じて穿刺針（の径と長さ）を選択することは確実な治療遂行において重要である．

治療後には食道壁内の残存管腔の有無，また，地固め療法を施行した場合は食道壁の壁肥厚を観察する（図 2-d）．内部に管腔構造のない均一な壁肥厚として観察された場合は再発の可能性はきわめて低い．

b）食道壁貫通静脈（perforating vein [Pv]）

食道壁の貫通静脈は食道壁内に存在する静脈瘤と食道壁外血管を交通する血管である．この貫通静脈は UMP により比較的容易に観察できる（図 2-c）．カラードプラ EUS による検討では，その多くは流入路であることが示されており，貫通静脈は食道側方からの静脈瘤供血路といった意味を持つ．

実際の治療遂行においては，貫通静脈の観察には2つの意義がある．1つは硬化療法施行時の硬化剤流出路となること，そしてもう1つは治療後に貫通静脈が残存した場合は再発静脈瘤

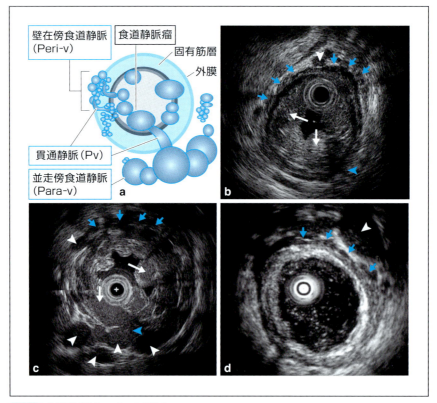

図2 食道静脈瘤の EVS 所見
a：食道静脈瘤局所の EUS 解剖のシェーマ．
b：壁在傍食道静脈（青矢印）が観察されている．外膜は shaggy でこの部位の固有筋層（外縦筋）はよりいっそう低エコーに観察されている．なお，この静脈瘤形態（白矢印）は重積型である．また，小さな並走傍食道静脈が観察されている（食道壁とは一層の高エコーで分離されている）．
c：貫通静脈（青矢尻）が食道筋層を貫いて，食道静脈瘤（白矢印）と並走傍食道静脈（白矢尻）とを交通している．また，食道壁外には多くの並走傍食道静脈（白矢尻）が観察されている．この食道静脈瘤は孤在型である．
d：治療後（EIS）の EUS 像．食道静脈瘤は消失しているが，壁在傍食道静脈（青矢印）が残存しているのが確認され，再発する可能性があると判断する．
青矢印：壁在傍食道静脈，白矢印：食道静脈瘤，青矢尻：貫通静脈，白矢尻：並走傍食道静脈．

の供血路になり得ることである．

1）硬化剤流出路

EIS においては，5% EO (ethanolamine oleate) の血管内注入により供血路を完全に血栓化することが求められるが，貫通静脈が太い症例（3 mm 以上）では注入した EO が貫通静脈を介して大循環に流出してしまうため（食道壁外シャント），供血路の血栓化が図れない．また，流出した EO がさまざまな合併症を引き起こす危険性もある．治療前に EUS 観察を行い貫通静脈の存在と径を把握しておくことは，安全かつ効果的な治療遂行に役立つ[3]．

2）再発静脈瘤の供血路

血管内注入法による硬化療法の場合は，貫通静脈も EO による内皮細胞障害が引き起こされて血栓化する場合が多い．一方，EVL では貫通静脈そのものを結紮するわけではないため，残存してしまう場合が多い．治療後の EUS 観察で貫通静脈の残存が認められた際には，再発のリスクが高いことが推測できるため，地固め療法の施行などの追加治療も考慮される[4]．

c）食道壁外血管

食道壁外に観察される静脈系の血管には，傍食道静脈系，奇静脈系などがある．傍食道静脈系は，食道壁周囲での存在部位により壁在傍食道静脈（peri-esophageal veins：Peri-v）と並走傍食道静脈（para-esophageal veins：Para-v）の2つに細分化し観察できる[1,2]．Peri-v は食道外膜に接し，あるいは一部食道壁筋層にも入り込んでいる小さな血管群（食道外膜は shaggy

となり，外縦筋層がより低エコーに観察される場合も多い）であり，Para-v は食道外膜から離れて存在するやや大きな血管群を指す．

1）壁在傍食道静脈（Peri-v）（図 2-b〜d）

これまでの検討では，Peri-v は食道静脈瘤発達や治療後再発に関与していることが示されており，初回治療時にこの Peri-v を完全に消失させることが効果的な治療遂行において重要な点である．治療前に Peri-v の発達が確認された場合には，EVIS で食道静脈瘤周囲の細血管群が描出されるまで EO を注入することが求められる（図 2-d）．すなわち，Peri-v が発達した血行動態を持つ静脈瘤に対しては，壁外血管に影響を及ぼしにくい EVL では再発をきたす可能性が高いと考えられ，可能であれば血管内注入による EIS が選択されるべきである．また，治療後の EUS 観察において Peri-v が認められた際には，再発する可能性が高いと考えて，密な経過観察をする必要がある[4]．

2）並走傍食道静脈（Para-v）（図 2-b, c）

Para-v に関しては，その発達が高度であると再発抑制に関与するという報告がある一方で，貫通静脈を介した静脈瘤供血路となるため，再発に大きく関与するという報告もあり，その意義については一定の見解が得られていない．しかしながら，貫通静脈のない発達した Para-v は，食道静脈瘤治療後の門脈圧干渉作用を持つ側副血行路となる可能性がある．この観点から，EUS で貫通静脈がみられず，かつ Para-v が目立つ症例は EVL のよい適応になる[5]．

3 胃静脈瘤局所の EUS 解剖

胃静脈瘤は胃壁第3層（粘膜下層）内に無エコー管腔像として描出される．特に胃静脈瘤の表層は，EUS では正常胃粘膜表層に比し薄く観察され，表面のびらん性変化などが胃静脈瘤破裂の危険因子であることが理解できる．EUS により観察される胃壁内外の側副血行路を図 3-a に示した．

4 胃静脈瘤における観察項目とその意義（図 3-b）

a）胃静脈瘤の形態（静脈瘤径：Diameter [D]）

内視鏡的に非常に大きな静脈瘤として観察されても，すべてが太い静脈瘤で構成されているとは限らない．EUS により実際の胃静脈瘤の大きさを客観的に表すことができる．これまでの報告では，胃静脈瘤径は血流量と相関することが示されており，胃静脈瘤径が 5 mm 以上の症例に対する EIS では，豊富な血流を制御するために cyanoacrylate 系薬剤が必要となる．また，治療後においては，胃静脈瘤としての管腔の完全消失の確認に EUS は有用性が高い．残存管腔がみられた症例では再発率が高いことは示されており[6]，EUS は追加治療の必要性の判断にも有用な情報を与える．

b）胃壁貫通静脈（perforating vein [Pv]）

胃静脈瘤と胃壁外血管とを交通する胃壁貫通静脈を同定し，その深部まで観察することで，静脈瘤供血路や門脈-大循環シャント（胃-腎シャント）の有無が推定できる．なお，この評価には EUS 専用機での観察が必要である．なお，この貫通静脈が大きい（12 mm 以上）の場合には注入した cyanoacrylate の大循環への流出の可能性が示されており，偶発症予測の観点からもこの観察は重要である．また，治療後のPv 残存は再発に関与することが示されている．

c）胃壁外血管

胃壁外の血管は，食道同様に胃の漿膜に接し，あるいは一部胃壁筋層にも入り込んでいる小さな血管群である壁在傍胃静脈（peri-gastric veins：Peri-v）と胃壁と離れて存在するやや大きめの並走傍胃静脈（para-gastric veins：Para-v）に分類される[1,6]．治療前に Peri-v や Para-v を評価する臨床的意義ははっきりしていない．しかしながら，治療後の観察における Para-v と交通する Pv，Peri-v の残存は再発に関与することが示されている．EUS でこれらの血管群が観察された際には，食道同様に地固め療法を施行することが再発防止の観点から考慮される[6]．

d）食道静脈瘤との関係

胃静脈瘤内腔と食道静脈瘤内腔の連続性をEUS で確認する．すなわち，EUS により孤立性胃静脈瘤か否かの診断を行う．連続性が認められれば，その胃静脈瘤は食道静脈瘤側から硬化剤を注入することでしっかりと治療できることが推測できる．

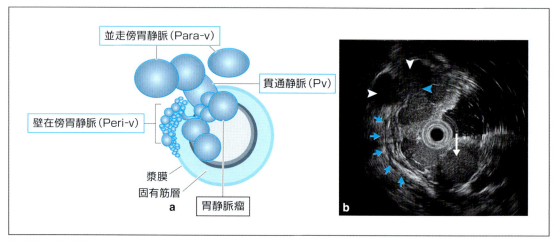

図3 胃静脈瘤のEVS所見
a：胃静脈瘤局所のEUS解剖のシェーマ．
b：胃静脈瘤（白矢印），貫通静脈（青矢尻），壁在傍胃静脈（青矢印），並走傍胃静脈（白矢尻）が観察されている．貫通静脈は胃の筋層を貫いて壁在傍胃静脈と交通しているのが確認される．

5 取扱い規約に則った食道・胃静脈瘤のEUS所見記載例[1]

表1に示した基準に則り，得られたEUS像は以下のように記載する．

①図2-cに示した食道静脈瘤EUS像（静脈瘤径3 mm，2 mmのPvあり，Peri-vあり，Para-vあり）が得られた場合は，【EV(EUS)：D(3)，Pv(+)(2)，Peri-v(+)，Para-v(+)】となる．なお，治療後に管腔が認められない場合の径はD(0)と記載する．

②図3-bに示した胃静脈瘤EUS像（静脈瘤径8 mm，5 mmのPvあり，Peri-vあり，Para-vあり）が得られた場合は，【GV(EUS)：D(10)，Pv(+)(5)，Peri-v(+)，Para-v(+)】となる．なお，治療後のDの記載は食道の場合と同様である．

C．おわりに

EUSを行わなくとも，食道・胃静脈瘤の治療は可能である．しかし，治療前後にEUSを施行することで，より安全かつ効果的な治療遂行が可能となり，また，再発予測にも有用な情報を得ることができる．EUSは「丁寧な門脈圧亢進症診療」には欠かせないツールである．

《文献》

1) 日本門脈圧亢進症学会（編）：門脈圧亢進症取扱い規約．第3版，金原出版，東京，p41-42，2013
2) Irisawa A, et al：EUS analysis of collateral veins inside and outside the esophageal wall in portal hypertension. Gastrointest Endosc 50：374-380, 1999
3) 入澤篤志ほか：食道壁外シャントを有する食道静脈瘤に対する硬化療法の静脈瘤造影および超音波内視鏡的検討．日門脈圧亢進症食道静脈会誌 3：147-154，1997
4) Irisawa A, et al：Endoscopic recurrence of esophageal varices is associated with the specific EUS abnormalities：severe periesophageal collateral veins and large perforating veins. Gastrointest Endosc 53：77-84, 2001
5) Nakamura S, et al：Hemodynamics of esophageal varices on three-dimensional endoscopic ultrasonography and indication of endoscopic variceal ligation. Dig Endosc 15：289-297, 2003
6) 入澤篤志ほか：孤立性胃静脈瘤に対する予防的内視鏡的硬化療法の適応―出血と再発の予知―．日門脈圧亢進症食道静脈会誌 4：229-234，1998

4 食道・胃静脈瘤出血の危険因子

　食道・胃静脈瘤は肝硬変をはじめとする門脈圧亢進症に起因した，門脈-全身循環系の側副血行路の一部であり，その発生には門脈高圧状態の持続，内臓あるいは全身の血管拡張，そして下部食道静脈の走行形態などが複雑に関与している．静脈瘤が発達すると致死的な破裂を起こすが，その危険因子としては食道・胃局所の因子，門脈血行動態因子，そして全身性因子が考えられている（表1）．

A. 食道・胃局所の因子

1 red color sign（RC）

　上部消化管内視鏡検査は食道・胃静脈瘤の存在診断や出血予知また出血部位の確認のための最も優れた検査法である．

　発赤所見（red color sign：RC）は食道静脈瘤出血予知に関して最も重要である．Beppuら[1]によれば，CRSやRWMが中等度以上の静脈瘤を認める群の出血率は70.1％であり，RCが陰性か軽度の群の15.4％に比し有意に高率である．またHCSの頻度は低いものの，HCSを認める症例では全例で出血しており，出血と密接な関連がある．

　一方，胃静脈瘤において，孤立性胃底部静脈瘤の出血に関与する因子は，①大きな静脈瘤，②静脈瘤上のRC陽性，③Child-Pugh分類（肝予備能低下）であると報告されている[2]．胃静脈瘤にRCを認める頻度は低いが，その存在は食道静脈瘤と同様に危険である．

2 食道炎（粘膜障害）

　従来から静脈瘤破裂のメカニズムの説明として2つの学説が提唱されてきた．すなわち"explosion theory"と"erosion theory"である．たとえていうならばゴム風船は膨らませ過ぎると破裂するし（explosion theory），また針でつつくなど表面を傷つければ破裂する（erosion theory）．出血例に食道炎の合併率が低いこと，また病理学的に食道静脈瘤破裂部の炎症細胞浸潤が少ないことから，今日では"erosion theory"は受け入れられていない．しかし図1のように静脈瘤上に生じた食道炎が破裂の原因となったと考えられる症例が存在する．

3 *Helicobacter pylori* 感染症

　Sakamotoら[3]は，食道・胃静脈瘤治療例の*Helicobacter pylori*感染率を調査し，出血例における*Helicobacter pylori*感染率は非出血例に比し有意に低く（図2），胃酸分泌能の指標となるペプシノーゲンI/II比は出血例で有意に高かったと報告している．このことから，出血例では胃粘膜萎縮が軽く酸分泌が盛んであること，*Helicobacter pylori*感染は食道・胃静脈瘤出血に対し保護的な役割を果たしていることが示された．今後，*Helicobacter pylori*除菌の影響や酸分泌抑制薬投与の効果を含めさらなる検討が必要である．

4 NSAIDs（non-steroidal anti-inflammatory drugs）による胃粘膜障害

　肝硬変症では，portal hypertensive gastrop-

表1　食道・胃静脈瘤出血の危険因子

局所性因子	血行動態性因子	全身性因子
・食道炎 ・*Helicobacter pylori* ・胃酸，ペプシン ・NSAIDs	・門脈圧（>12 mmHg） ・静脈瘤内圧 ・静脈瘤壁の張力 　（LaPlaceの法則）	・肝予備能 ・腹水貯留 ・肝細胞癌合併 ・大量飲酒 ・エンドトキシン血症 ・ストレス

NSAIDs：non-steroidal anti-inflammatory drugs

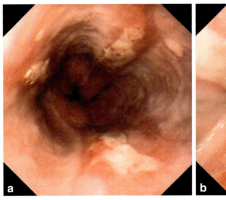
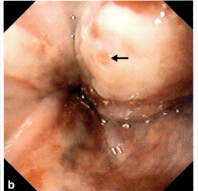

図1 食道静脈瘤上の食道炎
a：食道静脈瘤上に食道炎を認める．
b：出血点（矢印）．

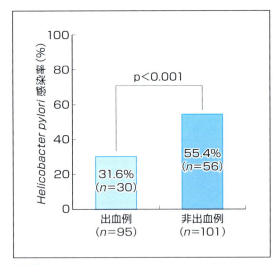

図2 食道・胃静脈瘤出血例と非出血例における *Helicobacter pylori* 感染率
n=196．

athyという，congestionを本態とする胃粘膜の異常血行動態を有している．これは胃粘膜の防御因子の低下を伴っており，潰瘍やびらんの発生も高頻度であり，NSAIDsの影響を受けやすい状況にある．筆者らの経験では，病歴を詳細に聴取できた48例の胃静脈瘤出血例のうち，出血直前にNSAIDsを内服していたものが13例（27.1％）と高率に認められた（図3）．わが国では高齢化が進み，整形外科領域や循環器領域でNSAIDsを処方する機会が増加しており，今後静脈瘤出血との関連性を十分に検討する必要がある．

B．門脈血行動態の因子

1 門脈圧

　食道静脈瘤の発達には最低10〜12 mmHgの門脈圧が必要とされている．また食道静脈瘤破裂は肝静脈圧較差（hepatic venous pressure gradient：HVPG）が12 mmHg以上で起きることが分かっている[4]．

　一方，巨大な胃静脈瘤はそれ自体が巨大な側副血行路であり，それゆえ門脈圧は食道静脈瘤症例より低い．また胃静脈瘤出血はHVPGが12 mmHg以下でも頻繁に起こることが報告されており[5]，巨大な胃静脈瘤からの出血では食道静脈瘤出血でみられるような門脈圧との強い相関はないものと推測される．

　また門脈圧には日内変動があることが知られており，静脈瘤破裂は門脈圧が上昇し始める夕方から夜にかけて多いことが分かっている．他方で，食事摂取や立位から臥位への体位変換は内臓領域の循環亢進状態を招き，側副血行路血流の増加を引き起こす．夕食や就寝が静脈瘤破裂に関与している可能性がある．

2 静脈瘤圧

　物理学のLaPlaceの法則（図4）を用い静脈瘤壁のtension（張力）を計算すると，出血例では非出血例に比し2倍以上の高値を示した[6]．つまり静脈瘤内圧が高く，直径が大きく，壁が薄い静脈瘤はtensionが高く出血しやすいということになる．また直接穿刺により食道静脈瘤内圧を計測した報告では，RCを有する静脈瘤

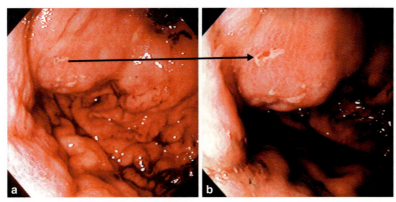

図3 出血直前に NSAIDs を内服していた症例
63歳,女性,C型肝硬変,緊急例,*Helicobacter pylori*(-),NSAIDs 内服後出血.
a:胃静脈瘤上に潰瘍が多発している.
b:出血点(矢印).

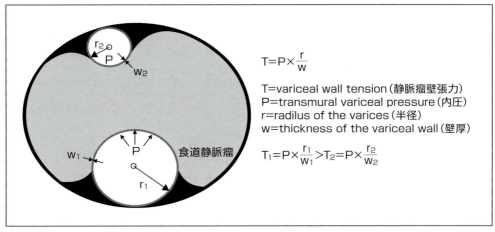

$$T = P \times \frac{r}{w}$$

T=variceal wall tension(静脈瘤壁張力)
P=transmural variceal pressure(内圧)
r=radius of the varices(半径)
w=thickness of the variceal wall(壁厚)

$$T_1 = P \times \frac{r_1}{w_1} > T_2 = P \times \frac{r_2}{w_2}$$

図4 LaPlace の法則

[Polio J and Groszmann RJ:Semin Liver Dis **6**:318-331, 1986 より改変引用]

では有さないものに比べ有意に高圧であった.

C. 全身の因子

1 肝予備能

　肝予備能高度障害例ほど静脈瘤出血のリスクが高い.非代償期では,腹水貯留,血液凝固能低下,脾機能亢進による血小板減少やエンドトキシン血症などが続発する.したがって,より出血しやすい状況にあり,さらに再出血も多く,また止血しにくい.

2 腹水貯留と門脈圧

　Luca ら[7]は,砂嚢を用いて腹圧を変化させ,門脈圧と肝血流量および azygous blood flow を測定し,腹圧上昇により HVPG は変化しな いが,肝血流量は減少し,食道静脈瘤血流の指標となる azygous blood flow は有意に上昇したと述べている.すなわち腹水の貯留が静脈瘤血流を増大させ,ひいては静脈瘤出血の誘因となる可能性を示唆している.したがって腹水のコントロールは静脈瘤出血のリスクの低下に役立つと考えられる.

3 肝細胞癌の合併

　進行した肝細胞癌合併例では,癌による肝内血管床の圧排・閉塞はもとより,門脈腫瘍塞栓や肝動脈-門脈シャントの発生で,門脈圧は著明に上昇し,側副血行路である静脈瘤への血流が増大する.このような症例では静脈瘤は急速に発達し,RC も強く出血の危険性が増す.また肝細胞癌に対する動脈塞栓療法や動注療法に

よる胃粘膜障害が胃静脈瘤出血の原因となることも考えられる．

4 大量飲酒

一般にアルコール常用者には静脈瘤出血が多く，また内視鏡治療後の再発，再出血も高頻度であるといわれている．慢性的なアルコール大量摂取により肝内血管抵抗は上昇し，また食道・胃粘膜障害も生じやすくなり，さらに門脈圧を上昇させるエンドトキシン血症の頻度も有意に高くなる．

5 ストレス

β 受容体刺激により門脈圧および azygous blood flow が増加するという報告があり，生理学的に緊張を強いるような出来事も門脈圧を上昇させ，静脈瘤破裂の誘因となり得る．また出血例は非出血例に比し自律神経緊張状態にあることが知られている．

D．おわりに

食道・胃静脈瘤出血のメカニズムは複雑であり，いまだに不明な点も多い．閾値に達した静脈瘤内圧をさらに上昇させようとする因子や静脈瘤局所の粘膜障害が静脈瘤出血の誘因となっていると考えられる．これらの因子を念頭に食道・胃静脈瘤の管理を行うことが肝要である．

《文　献

1) Beppu K, et al：Prediction of variceal hemorrhage by esophageal endoscopy. Gastrointest Endosc **27**：213-218, 1981
2) Kim S, et al：Risk factors for hemorrhage from gastric fundal varices. Hepatology **25**：307-312, 1997
3) Sakamoto Y, et al：Effect of Helicobacter pylori infection on esophagogastric variceal bleeding in patients with liver cirrhosis and portal hypertension. J Gastroenterol Hepatol **28**：1444-1449, 2013
4) Garcia TG, et al：Portal pressure, presence of gastroesophageal varices and variceal bleeding. Hepatology **5**：419-424, 1985
5) Tripathi D, et al：The role of the transjugular intrahepatic portosystemic stent shunt（TIPSS）in the management of bleeding gastric varices：clinical and haemodynamic correlations. Gut **51**：270-274, 2002
6) Rigau J, et al：Endoscopic measurement of variceal pressure in cirrhosis：correlation with portal pressure and variceal hemorrhage. Gastroenterology **96**：873-880, 1989
7) Luca A, et al：Hemodynamic effects of acute changes in intra-abdominal pressure in patients with cirrhosis. Gastroenterology **104**：222-227, 1993

5 体外式超音波による門脈圧亢進症の病態診断

体外式超音波（B-モード，ドプラ）では肝臓，脾臓，門脈，肝静脈の異常を観察することにより門脈圧亢進症の原因や病態診断を行う．原因疾患として，肝硬変（liver cirrhosis：LC）（肝表面凹凸，肝縁鈍化など），肝外門脈閉塞症（門脈閉塞と求肝性側副血行路：門脈の海綿状変化），Budd-Chiari症候群（下大静脈や肝静脈閉塞，肝静脈での逆流や血流平坦化など）では特徴的な画像により診断が行える（図1）．特発性門脈圧亢進症（idiopathic portal hypertension：IPH）の診断には上記の疾患の所見がみられないことに加えて，肝表面の波状変形や肝内門脈周囲の低エコー帯が参考になる（図1）．また，門脈系での血流低下や逆流などの循環異常，門脈-大循環短絡路（門脈側副血行路）の発達を把握することは門脈圧亢進症の病態診断に役立つ．特に消化管静脈瘤や慢性肝性脳症の病態診断には門脈-大循環短絡路の血行動態評価が重要である[1]．

A. 超音波からみた門脈圧亢進症の門脈血行動態

肝外門脈に閉塞のない門脈圧亢進症（肝硬変や特発性門脈圧亢進症など）では門脈血流抵抗や門脈圧の上昇，内臓血流の増加を反映して門脈は拡張し，呼吸性変動が低下する（門脈血管径（mm）：健常者 9.7±1.3，LC 11.8±2.2，IPH 11.1±3.5，平均±S.D.）．しかし門脈圧亢進症がさらに進行すると門脈-大循環短絡路の発達に伴って門脈血流が減少するために門脈の狭小化がみられることがある．門脈血流速度については門脈圧亢進症では低下することが多い（門脈血流速度（cm/sec）：健常者 14.1±3.1，LC 10.6±2.9，IPH 8.8±2.8，平均±S.D.）．また肝外の門脈-大循環短絡路が高度に発達すると門脈血流が逆行することがある．血流速度の低下は特に特発性門脈圧亢進症で顕著なことが多く，門脈血栓の形成とも関連する．門脈の血流量に

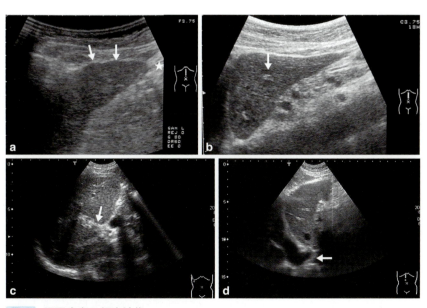

図1 原因疾患の超音波像
a：肝硬変．肝表面の凹凸（矢印），肝縁の鈍化（★）がみられる．
b：特発性門脈圧亢進症．門脈周囲に低エコー帯がみられる（矢印）．
c：肝外門脈閉塞症．通常の門脈の構造は消失し，高エコー帯の中に小血管が集簇している（海綿状変化，矢印）．
d：Budd-Chiari症候群（肝部下大静脈閉塞）．肝部下大静脈は膜様に閉塞している（矢印）．

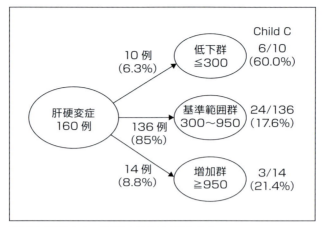

図2 肝硬変症の門脈血流量と肝重症度
対照例（非肝疾患）での平均血流量±2 S.D. を参考にして，肝硬変での門脈血流量を低下群，基準範囲群，増加群の3群に分けると，低下群では Child-Pugh C 例が高頻度である．

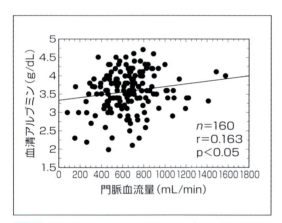

図3 肝硬変症における血清アルブミン値と門脈血流量

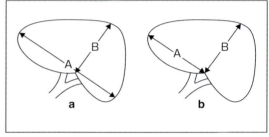

図4 超音波による脾臓の大きさの計測法
脾臓の長径（A）として，全長を計る場合（a）と，脾門部から尾側端までを計る場合（b）が提唱されている．
【基準値】
a：長径（A）×短径（B）≦30 cm^2
b：長径（A）×短径（B）≦20 cm^2
[日本門脈圧亢進症学会（編）：門脈圧亢進症取扱い規約，第3版，金原出版，東京，2013 より改変引用]

ついては，肝硬変でみると健常者（627±326 mL/min，平均±2 S.D.）と差がないことが多い．しかし健常者の血流量を基準にすると，肝硬変では門脈血流量の増加例（950 mL/min 以上）あるいは低下例（300 mL/min 以下）もみられる（図2）．特に門脈血流量の少ない例では肝機能低下例が多い（図2）．また門脈血流量は血清ビリルビン値とは相関がみられないがアルブミン値と相関がみられ，門脈血流量が少ないほど血清アルブミンが低値を示す傾向がある（図3）．門脈血流は肝臓での蛋白合成への影響を介して肝臓の機能に関わるようであり，門脈血流量の低下は長期的には予後に影響を及ぼしていることが推察される．

B. 脾臓の腫大

超音波による脾臓の大きさの計測法を図に示す（図4）．脾腫の診断は，症候の乏しい門脈圧亢進症の診断に役立つ．しかし，脾臓の大きさと門脈圧には関連がみられないことが多い．門脈圧亢進症では脾腫に伴って脾動脈瘤の形成がみられるようになる．通常は経過観察されることが多いが，20 mm を超えて増大する場合や血栓を伴って脾動脈瘤血管壁の断裂がみられる場合には治療を考慮する必要がある（図5）[2]．また比較的大きな動脈瘤は脾門部での短絡路や囊胞と誤って診断されることがあり，診断に際してはドプラにより動脈血流波形を確認する必

要がある．

C. 門脈-大循環短絡路の発達からみた門脈圧亢進症の病態

　超音波では傍臍静脈，左胃静脈，脾門部の脾静脈からの短絡路（脾-腎短絡路，胃-腎短絡路など），腸間膜静脈からの短絡路などを評価する．診断には超音波ドプラ（血流方向や血流速度など）も併用する（図6）．門脈圧亢進症の病態との関連では，門脈-大循環短絡路の多くは消化管静脈瘤への血液供給路（供血路）となる（左胃静脈→食道静脈瘤，脾門部からの短絡路→孤立性胃静脈瘤，下腸間膜静脈→直腸静脈瘤）．しかし，これらの短絡路はときに静脈瘤を形成しないこともあり，内視鏡所見と合わせて病態を評価する必要がある．また門脈-大循環短絡路の形成は慢性肝性脳症の要因となる．腸間膜静脈領域での短絡路，脾静脈逆流を伴った脾門部の短絡路，10 mm 以上に発達した左胃静脈や傍臍静脈からの短絡路発達例では高アンモニア血症を伴った肝性脳症が高頻度となる．

　このような門脈-大循環短絡路の病態の中で，食道静脈瘤との関連は臨床的に重要である．特に，左胃静脈は進行した食道静脈瘤への主要な供血路となり，その血行動態は食道静脈瘤の病態に深く関わる[3]．超音波ドプラによる観察では，健常者の左胃静脈血流は求肝性方向であるが，慢性肝炎から肝硬変へと門脈圧が上昇する

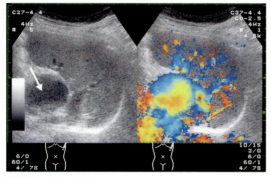

図5　脾動脈瘤
　脾門部に 30 mm 大の脾動脈瘤（矢印）がみられる．本例は経過中に破裂出血を起こした．

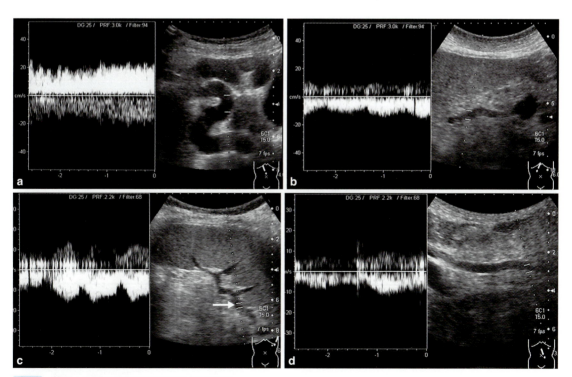

図6　門脈大循環短絡路の超音波ドプラ像
a：傍臍静脈．
b：左胃静脈．
c：脾門部の短絡路（矢印）．
d：下腸間膜静脈．

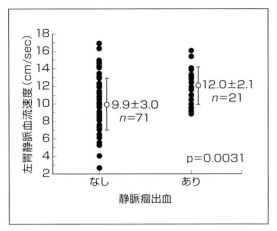

図7 食道静脈瘤出血と左胃静脈血流速度
　中等度以上の食道静脈瘤（F2, F3）例でみると，静脈瘤出血例では非出血例に比べて左胃静脈血流速度（遠肝性）が高値を示す．

表1 食道静脈瘤の発達と非静脈瘤短絡路との関連

食道静脈瘤	n	傍臍静脈	脾-腎短絡路
F2 RC0〜1	53	20 (37.7%)	4 (7.5%)
非出血例	45	17 (37.8%)	4 (8.9%)
出血例	8	3 (37.5%)	0
F2 RC2〜3 or F3	47	10 (21.3%)	1 (2.1%)
非出血例	33	8 (24.2%)	1 (3.0%)
出血例	14	2 (14.3%)	0

過程で徐々に血管径が増大し，遠肝性血流を呈するようになる（左胃静脈血管径（mm）：健常者2.4±0.6，食道静脈瘤 F1：4.0±1.4，F2：5.1±1.5，F3：7.5±1.8，平均±S.D.）．食道静脈瘤の形成初期には左胃静脈血流方向は求肝性のことがあるが，中等度以上の食道静脈瘤例ではほとんどが遠肝性血流となり食道静脈瘤へ血液を供給するようになる．超音波診断からは，左胃静脈径が5 mm以上で遠肝性血流の場合にはF2以上の食道静脈瘤があることが多い．なお左胃静脈は食道壁外を走行する短絡路も形成することから，このような短絡路が主な場合には静脈瘤の発達が乏しいことがある．血流速度（遠肝性）も静脈瘤の発達に伴って増加する（左胃静脈血流速度（cm/sec）：食道静脈瘤F1：7.8±2.4，F2：9.9±2.9，F3：12.4±2.3，平均±S.D.）．また血流速度が増加するほど食道静脈瘤への血流負荷が加わるようであり，出血の危険度が増す（**図7**）．左胃静脈を介しての静脈瘤への血流負荷は，通常の門脈圧亢進の進行に加えて，門脈血栓や腫瘍塞栓，肝動門脈短絡路などが形成されるときにも生じやすい[4]．食道静脈瘤例では左胃静脈以外の短絡路の発達もみられる．このような短絡路（傍臍静脈，脾腎短絡路など）は静脈瘤の形成に関与しないことが多く，食道静脈瘤の病態に対して抑制的に働く傾向がある（**表1**）．特に脾-腎短絡路は臍傍静脈に比べて，より静脈瘤の病態軽減効果がみられるようである．このような非静脈瘤短絡路の発達は静脈瘤治療後の経過にも関わり，内視鏡治療の効果を持続させる働きがある[5]．

文献

1) 松谷正一：門脈圧亢進症と側副血行路．超音波医 **36**：319-327，2009
2) Lakin RO, et al：The contemporary management of splenic artery aneurysms. J Vasc Surg **53**：958-965, 2011
3) 松谷正一ほか：左胃静脈血行動態の診断．食道・胃静脈瘤．村島直哉ほか（編），改訂第3版，日本メディカルセンター，東京，p93-98，2013
4) 松谷正一ほか：門脈血栓症の診断と治療．肝・胆・膵 **61**：259-268，2010
5) Ito K, et al：Study of hemodynamic changes in portal systemic shunt and their relation to variceal relapse after endoscopic variceal ligation combined with ethanol sclerotherapy. J Gastroenterol **41**：119-126, 2006

6 造影超音波

　肝硬変を含めた門脈圧亢進症疾患では，病期の進行とともに以下のような循環動態変化を認める．
・肝臓の動脈血流優位化（arterialization of liver）．
・肝動脈，門脈，肝静脈間の短絡路形成．
・肺動静脈短絡路の形成．
・心拍出量の増加と末梢血管抵抗低下による過循環状態．

　類洞内を流れる赤血球の移動速度は 1 mm/sec 以下であり，カラードプラやパルスドプラでは検出・測定することはできない．しかし，微小気泡超音波造影剤を外部指標として使うことによって微小気泡の動きを可視化し，移動速度を測定することが可能となった．それによって，造影超音波にて門脈圧亢進症の診断が可能となった．

A. 超音波造影剤到達時間による肝硬変診断法

　肝硬変を含めた門脈圧亢進症では循環亢進状態（hyperdynamic circulation）を呈する．これは末梢血管拡張による血管抵抗低下，動脈圧低下，循環血漿量増加，心拍出量増加を特徴とするものである．循環亢進状態の起因は内臓系血管と末梢血管の拡張で，これを代償するため心拍出量が増加する．また，肝内血流の動脈優位化が起こり，肝内短絡路が発達するようになる．

　わが国で使用可能な超音波造影剤にはレボビストとソナゾイドがある．後者は次世代造影剤であり，Kupffer 細胞相が安定しているという特徴を持つ．1999 年 Albrecht らは肝硬変患者に対して肘静脈から超音波造影剤（レボビスト）を投与し，その造影剤が肘静脈から肝静脈に到達するまでの時間（arrival time：AT）を計測し，これが正常例に比べ肝硬変患者では有意に短縮していることを報告した[1]．また，肝静脈 AT は肝硬変の Child-Pugh スコアが悪化するほど短縮することも報告した[2]．それによると肝静脈 AT が 24 秒未満の場合，感度 100％，特異度 96％ で肝硬変と診断可能との結果であった[1]．これまでの海外文献のうち，造影超音波で肝硬変と診断し得た肝静脈 AT を表1に示す．各施設において数値にばらつきはあるものの，AT が 21 秒未満の場合は高い感度と特異度で肝硬変と診断可能であるといえる．

　肝硬変患者において肝静脈 AT が短縮する理由は，上記で述べた肝動脈血優位化，肝内短絡路，循環亢進動態が考えられている．血行動態解析のため筆者らが行った検討では，全症例において造影剤は肝動脈，門脈，肝静脈の順番で到達し，肝硬変例では肝動脈，門脈，肝静脈いずれの AT も正常例に比べて短縮することが判明した[3]（図1）．特に，造影剤が肘静脈から肝動脈に到達する時間（INJ-HA）と門脈から肝静脈に移行するまでの時間（PV-HV）が短縮した．INJ-HA の短縮は肝硬変の肝動脈血流優位化と循環亢進動態の影響を示し，PV-HV の短縮は肝内短絡路形成や Kupffer 細胞機能の低下を示していると考えられる．肝内に入った造影剤は Kupffer 細胞で貪食されるが，その機能が低下すると，貪食を免れた造影剤がより多く肝静脈へ流出するからである．肝内短絡については門脈-肝静脈（PV）シャントや肝動脈-肝静脈（AV）シャントが関与していると考えられる．

B. 胃静脈瘤治療による造影剤到達時間の改善

　肝硬変で肝動脈・門脈・肝静脈 AT が短縮することは上記のとおりである．しかし，孤立性胃静脈瘤を合併した肝硬変患者に B-RTO（バルーン閉塞下逆行性経静脈的塞栓術）を施行するとこれらの AT が改善し，特に INJ-HA と PV-HV が延長する[3]．理由としては側副血行路である胃静脈瘤を塞栓することで，門脈血流が増加し，肝動脈血流優位化が改善され，肝内 Kupffer 細胞機能が上昇するためと推測される．すなわ

表1 超音波造影剤の肝静脈到達時間（AT）による肝硬変診断能

報告年	筆頭著者	症例数	肝静脈AT（秒）	感　度	特異度	造影剤
1999	Albrecht T	38	24	100	96	LEV
2001	Bang N	15	16（中央値）			LEV
2002	Sugimoto H	15	18（平均値）			LEV
2003	Blomley M	39	24	100	97.4	LEV
2004	Giuseppetti G	40	17（平均値）			LEV
2005	Lim A	85	21	100	80	LEV
2005	Zheng R	21	21.3（平均値）			LEV
2005	Pedersen JF	34	19.4（平均値）			LEV
2006	Lim A	60	17.6（平均値）			LEV
			16.4（平均値）			SV
2007	Ridolfi F	16	14.3（平均値）			SV
2008	Abbattista T	83	17.0	100	93.3	SV
2011	Tanq A	40	25.6（平均値）			SV
2012	Shi Y	30	21.6（平均値）			SV
2012	Cobbold JF	75	23.8	71	57	SV
2013	Goto Y	41	28.0	56.3	57.1	SZ
2013	Furuichi Y	42	26.3（平均値）			

LEV：レボビスト造影剤.
SV：SonoVue造影剤（海外のみ）.
SZ：ソナゾイド造影剤.

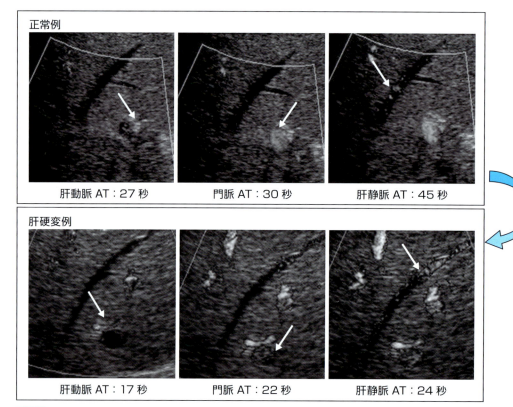

図1　超音波造影剤の肝動脈，門脈，肝静脈到達時間の比較
　肝硬変例では正常例に比べいずれの時間も短縮していた．矢印はそれぞれ肝動脈，門脈，肝静脈を示す．
［文献3より引用改変］

6. 造影超音波

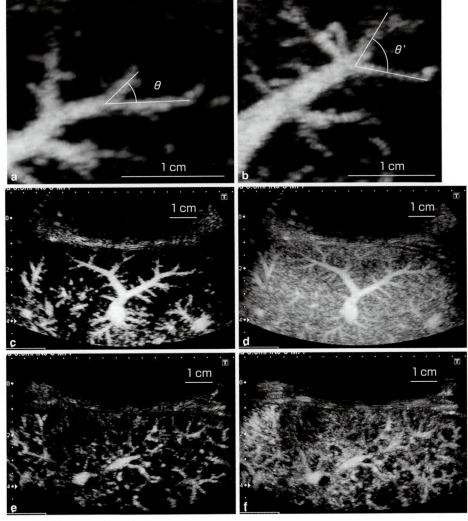

図2 造影超音波 micro flow imaging　　　　　　　　　　　　　　　　　　　　　　　　　　　［文献4より引用改変］
a：正常例．門脈枝の分岐角度は急峻である．
b：慢性肝炎 (F2) 例．門脈枝の分岐角度が鈍化している．
c, d：正常例の門脈枝像．
e, f：肝硬変例の門脈枝像．

ち造影超音波検査で AT が短縮している際には静脈瘤などの側副血行路の関与も念頭に入れなければならず，CT や消化管内視鏡検査の必要性が高いといえる．

C. ソナゾイド造影超音波 MFI による肝内門脈形態診断

　肝硬変では肝内の血管構造が改変され，それが門脈圧亢進症の病態に深く関与している．血管造影を行うと，門脈枝や肝静脈の走行不整や肝実質の造影性の低下が確認できる．新しい超音波造影手法 micro flow imaging (MFI) を用いると画像ピクセルごとの最大輝度保持が可能となり，肝内の微細な血管であっても連続的に実時間として描出可能である．その手法を用い，ソナゾイド造影超音波にて門脈枝の形態的変化を確認すると，肝硬変症例においては，門脈分岐角度が鈍化し，門脈枝の途絶や走行不整が高頻度に認められる[4]（**図2**）．慢性肝炎においては，この傾向は肝硬変例に比べると軽度ではあるが，同じく確認できる．これら門脈枝の変化は，肝線維化が強くなるほど著明となり，組織学的線維化ステージと正の相関があるた

め，線維化予測として用いることが可能である．

D. 超音波エラストグラフィーによる門脈圧亢進症診断

超音波エラストグラフィーには，用手的な圧迫や心拍動などの他動的な力による歪みの程度から臓器の硬さを知る strain elastography と，臓器内に剪断波を生じさせ，その伝播速度を測定することで組織弾性を知ることのできる shear wave elastography がある．後者はさらに，体表から棒状のもので組織内に剪断波を送る方式と，集束した超音波の音響放射圧によって組織内に剪断波を発生させる方式に分類される．これらの機能を用い，肝硬度を測定することで肝線維化度の非侵襲的診断が可能となった．また，脾硬度を測定することで，食道静脈瘤の診断予測が可能である．Takuma らは肝硬変 340 例に対し ARFI (acoustic radiation force impulse) にて脾硬度測定を行った[5]．脾硬度のカットオフ値を 3.18 m/s に設定すると感度 98.5％，特異度 60.1％で食道静脈瘤の存在診断が可能だと報告している．

特発性門脈圧亢進症（IPH）は比較的まれな疾患であり，肝臓専門施設ですら肝硬変と誤診することが多い．それは画像所見における差異が分かりにくいためである．IPH は肝内末梢門脈枝の閉塞，狭窄により門脈圧亢進症を呈する．血行動態の特徴としては脾血流量が著明に増加していることが挙げられる．病理学上，赤脾髄における静脈洞内皮の増生が脾腫の原因と報告されている．これまで IPH と肝硬変の鑑別診断には肝生検が必須と考えられてきたが，エラストグラフィーにて肝脾硬度を測定するだけで両疾患を簡単に鑑別することが可能となった[6]．IPH の肝硬度は慢性肝炎と同程度で，比較的柔らかい．しかし脾硬度は著明に高い．この特性を応用し，脾硬度/肝硬度比を測定することで肝硬変と鑑別可能である．IPH では脾硬度/肝硬度比は上昇する．一方，肝硬変では，肝硬度が著明に上がるため，逆に脾硬度/肝硬度比は低下する．筆者の検討では脾硬度/肝硬度比のカットオフ値を 1.53 に設定することで感度 100％，特異度 72％で鑑別診断が可能であった．

E. おわりに

門脈圧亢進症について非侵襲的診断法が可能となってきた．特に，造影超音波検査と超音波エラストグラフィー検査を組み合わせることで，これまで予測し得なかった病態まで解明できるようになってきた．造影剤到達時間を測ることで全身・肝内血行動態が予測でき，造影超音波 MFI で門脈形態を描出することで肝硬変の診断が可能となり，また超音波エラストグラフィーで肝線維化診断，食道静脈瘤存在予測，IPH 診断が可能となった．

《文献

1) Albrecht T, et al：Non-invasive diagnosis of hepatic cirrhosis by transit-time analysis of an ultrasound contrast agent. Lancet 353：1579-1583, 1999
2) Blomley MJK, et al：Liver microbubble transit time compared with histology and Child-Pugh score in diffuse liver disease：a cross sectional study. Gut 52：1188-1193, 2003
3) Furuichi Y, et al：Obliteration of gastric varices improves the arrival time of ultrasound contrast agents in hepatic artery and vein. J Gastroenterol Hepatol 28：1526-1531, 2013
4) Sugimoto K, et al：Analysis of intrahepatic vascular morphological changes of chronic liver disease for assessment of liver fibrosis stages by microflow imaging with contrast-enhanced ultrasound：preliminary experience. Eur Radiol 20：2749-2757, 2010
5) Takuma Y, et al：Measurement of spleen stiffness by acoustic radiation force impulse imaging identifies cirrhotic patients with esophageal varices. Gastroenterology 144：92-101, 2013
6) Furuichi Y, et al：Noninvasive diagnostic method for idiopathic portal hypertension based on measurements of liver and spleen stiffness by ARFI elastography. J Gastroenterol 48：1061-1068, 2013

7 門脈血行動態

a 3D-CT

　門脈血行動態には，肝臓を流れる血流，すなわちミクロの血行動態と，肝臓に流入し肝臓から流出するマクロの血行動態がある．前者は，肝硬変による肝後性や特発性門脈圧亢進症（IPH）の肝前脈圧亢進症などが該当する．後者は，肝外門脈閉塞症や左側門脈圧亢進症あるいは門脈血栓症や動門脈奇形あるいは巨大脾腫による流入血流増大，さらにはBudd-Chiari症候群などが挙げられる．結果的に，肝臓周辺の門脈あるいは静脈系には側副血行路が生じるため，このマッピングを行うのが3D-CTの目的である．古い外科の総説[1]からこれらの門脈側副血行路がすでに認識されていたのが分かる（図1）．

A. 3D-CTの適応

　すべての門脈圧亢進症症例に適応がある．明らかな静脈瘤が観察されていない症例でも，肝硬変や腹水などの症例は適応がある．

B. 適応ではない症例

- 造影剤の禁忌例
- 腎障害の症例
- 意識障害が強く，数分の静止と十数秒の息止めが保つことができない症例
- ICU管理の症例

C. 3D-CTの撮影方法

①造影CTの予約枠に従ってオーダーする．この際，動脈相は不要であるため，門脈相を選んで撮像する
②静脈穿刺：少なくとも20Gのより太い留置針を穿刺する
③造影剤は高濃度非イオン系造影剤（イオメロン300注など）を約50秒かけて専用ポンプで静脈注射する
④さらに，生理食塩液30〜50 mLにて後押しをする（dual shot法）
⑤注入終了後55秒から撮像開始
⑥管電圧：120 kV，管電流：300 mA，ヘリカルピッチ：15
⑦検出器1 mm×16列以上　再構成　スライス厚1 mm
⑧撮影範囲：半奇静脈が上大静脈に流入する部位（頸部下端が通常である）から陰嚢までを範囲とすることが多い

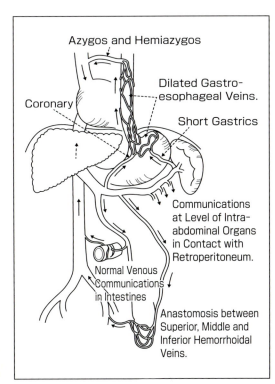

図1　門脈と大循環との間の吻合解剖

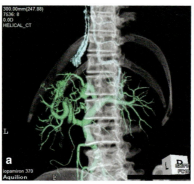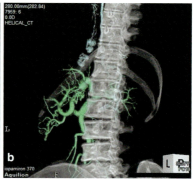

図2 症例1の3D-CT
a：症例1の硬化療法前3D-CT.
b：症例1の内視鏡的硬化療法7日後3D-CT.

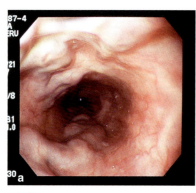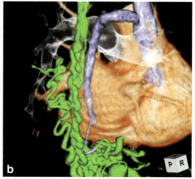

図3 症例2の内視鏡写真と3D-CT
a：症例2の内視鏡写真 Ls, Cb, F3の所見.
b：症例2の3D-CT (PPVA).

D. 撮像の再構成

VR法およびMIP法を用いて作画する．その後，カラーリングを行い，門脈と肝静脈とを色分けする．動脈を同時に作画することもあるが，重なると複雑になるので，通常は作画しない．細小血管は，トレーシング機能を用いて追跡することにより，食道静脈瘤などの細い血管の流入あるいは流出経路を特定できる．

門脈血栓のある症例ではVR法による作画ではかえって血栓が不明瞭となる．したがって，VR法とMPR法とを同一の画面に作画する三宿方式による作画が有用となる[2)]．

以下に3D-CT画像による症例を解説する．

E. 症 例

1 硬化療法前後の食道静脈瘤（症例1）

硬化療法前の食道静脈瘤を青色で示す（図2-a）．供血路は胃壁の血管（噴門静脈叢）である．明らかな食道壁を貫くシャントは存在しない．

内視鏡的硬化療法7日後の食道静脈瘤を青色で示す（図2-b）．中部食道には静脈瘤が残存し，治療効果が不十分であることを示している．また，半奇静脈は描出されなくなっているが，これは作画によるものである．

2 高度食道・胃静脈瘤を伴うC型肝硬変（症例2）

高度食道・胃静脈瘤を伴うC型肝硬変症例の食道内視鏡像を示す（図3-a）．通常の静脈瘤である．この画像だけでは，内視鏡で難治性であるかは判然としない．

症例2における3D-CT画像で青色で肺動脈を，オレンジ色で肺静脈や心臓を，緑色で門脈奇静脈系シャントを示す（図3-b）．食道壁については省略して作画した．食道の外にある蛇行した細い奇静脈系シャントの一部が左の肺静

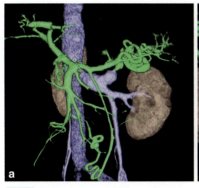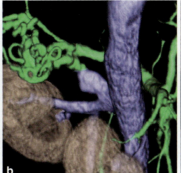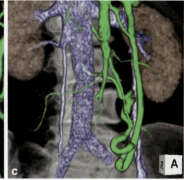

図4 症例3の3D-CT
a：正面像.
b：背面側拡大.
c：下腹部正面像.

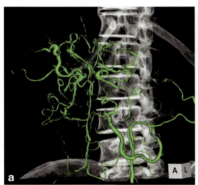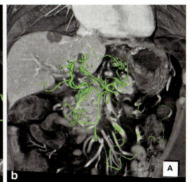

図5 症例4の3D-CT
a：門脈系血管のみを描出したもの.
b：三宿方式による3D-CT.

脈に注いでいる．これを PPVA（門脈-肺静脈吻合）という．また食道静脈瘤は食道壁を上向していているが，流出している部位までは作画されていない．なお，気管支系を白の透明な環状構造で作画した．PPVA と食道静脈瘤との間には交通もみられ，内視鏡的硬化療法の禁忌例と考えられる．

3 肝性脳症にて入院した C 型肝硬変（症例3）

シャント脳症の典型的な症例と考えられる．シャントは脾-腎シャントと腸間膜静脈系シャントの2つが存在している．腸間膜静脈は下腸間膜静脈と卵巣静脈とのシャントである．脾-腎シャントは複雑であり正面像からは読み取れない（図4-a）が角度を変えると左下横隔膜静脈の枝につながっていることが判明した（図4-b）．この症例は脾静脈が逆行性に流れていることが超音波検査にて明らかとなっていたの

で，脾-腎シャントを塞栓したところ，数年間にわたり肝性脳症を抑えることができた．

同じ症例の下腸間膜静脈と下大静脈（IVC）との交通を拡大して表示する（図4-c）．卵巣静脈との交通だけではなく，直接 IVC に流入している．しかし，その血管径はきわめて細く，したがって，これに対する B-RTO は困難であった．

4 肝外門脈閉塞症（症例4）

肝門部に多数並行あるいは蛇行して走行する網状脈管を観察できる．肝臓や門脈との位置関係が明らかではなく，まさにもやもやと血流がみられるのみである（通常の門脈 3D-CT）（図5-a）．

同じ症例を三宿方式で作画すると，肝内においては血流のある門脈を認めることができる（図5-b）．肝門部に閉塞があることも同定で

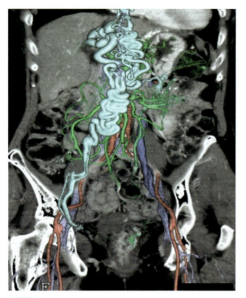

図6 症例5の3D-CT

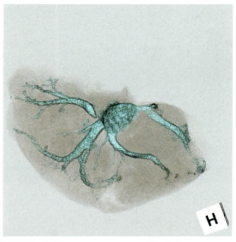

図7 症例6の3D-CT肝静脈系

きる．ただし，門脈閉塞がいつごろ起こったのか，もしくは血栓症の新旧を鑑別することはできない．

5 腹壁静脈瘤（症例5）

腹壁静脈瘤の3D-CTである（図6）．C型肝硬変では腹壁にメデューサの頭といわれる静脈拡張を認めることがある．3D-CTでは正面像で空色にカラーリングした血管がこれにあたる．さらに，その流出部位は右大腿静脈であることまで観察できる．この症例は小開腹して，それらの血管を結紮し，肝性脳症を治療したが，効果は少なかった．

6 特発性門脈圧亢進症（IPH）（症例6）

特発性門脈圧亢進症（IPH）の3D-CTである（図7）．IPHでは横隔膜に接している部分の肝臓には萎縮が少なく，肝下面に強い萎縮が認められる．したがって肝静脈を頭側から足側に向かって投影すると，オニヒトデ様の肝静脈走行を呈することになる．グレーの部位が肝実質である．肝静脈のこのような走行を肝正面からみると，しだれ柳状であると表現するが，いずれも肝硬変にはみられない変化である．

文 献

1) Rousselot LM, et al：Studies on portal hypertension. Ann Surg **150**：384-410, 1959
2) 山名大吾ほか：MDCTを用いた門脈肝静脈系3D画像の臨床応用　客観的画像表示（三宿方式）の提示．共済医報 **55**：228-234, 2006

7 門脈血行動態

b EVIS

　EVIS（endoscopic varicealography during injection sclerotherapy）とは，食道・胃静脈瘤に対する内視鏡的硬化療法（endoscopic injection sclerotherapy：EIS）中の静脈瘤造影（varicealography）およびその所見の略語である．

　EVIS の名称は1990年に，当時筑波大学外科に在籍されていた高瀬靖広先生が命名され[1]，内視鏡学会附置研究会である静脈瘤造影研究会の前身の勉強会に端を発し，内視鏡学会・門脈圧亢進症学会などで啓発され，現在では食道・胃静脈瘤に対する透視下の EIS における静脈瘤造影の標準的な呼び名となり，門脈血行動態解析法の1つとして知られるようになった．

　本項では，EIS を行う術者が理解しておくべき造影所見と症例主治医が術者とのコンセンサスを得るために必要な血管内注入の内容（どこまで硬化剤が入り，どのような臨床的な影響を及ぼすか）を最低限把握すべき事項について述べる．

A. 静脈瘤治療における EVIS の必要性と門脈血行動態解析能

　内視鏡直視下のみで施行する EIS とは異なり，①内視鏡的には膨隆がなく，硬化剤が容易に注入できても血管外注入，②逆流がなくても注入すると血管内注入を確認できる場合など，EVIS でしか分からない側面は多々ある．しかも，この①②とも 0.5 mL の硬化剤注入で，血管内外の判定が可能となる．

　次いで，血管内注入が確認されても，硬化剤がすべて上行性に描出され，主排出路である頸腕静脈から上大静脈へ流出すると，まったく塞栓効果は得られないため，内視鏡装着バルーンをより加圧して血流を遮断する必要があり，送気量を増やさなければならず，その monitor として硬化剤の注入状態を確認するためにも EVIS は必要不可欠である（図1）．

　供血路塞栓の有無により生じる再発率の差は

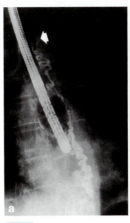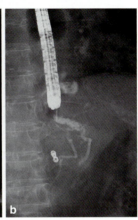

図1 EVIS
a：バルーン送気量不十分例．穿刺部静脈瘤から両方向性血流を確認できる（矢印）が，上行性血流の遮断は不十分であり，バルーン送気量を増やす必要がある．
b：典型的な EVIS 所見．すだれ様静脈を数条描出後，胃冠状静脈を介して，供血路である左胃静脈が門脈方向に細く描出されている（B-RTO 後の食道静脈瘤再発例：coil は B-RTO 時 LIP 遮断時挿入）．

いうまでもなく，術前に MDCT や MRA 血管造影が施行されていない症例においても，強力な解剖学的個体差のある供血路，噴門静脈叢などの確認が容易である．右は腕頭静脈を経て，左はそのまま内胸・鎖骨下静脈から上大静脈へ流出する．したがって balloon free で行う free hand method では，たとえ血管内注入ができていても効果が乏しいことは明白である．

　また門脈血行動態全般の詳細な解析は経皮経肝門脈造影（percutaneous transhepatic portography：PTP）が最も秀でているが，腹水保有例では施行できない．一方 EVIS は，食道・胃静脈瘤の血管内注入法により得られる造影所見であり，内視鏡で視認できる食道・胃静脈瘤の詳細な局所血行動態の解明においては最たるものである．何よりも事前の検査としてではなく，治療中の造影所見による解析が可能な点で他の造影法に比し簡便な診断手技ともいえるからである．

　一方経動脈性門脈造影での静脈瘤描出能を比較すると，最も一般的に門脈血行動態の検索法

として施行される上腸間膜動脈造影の門脈相での食道静脈瘤の描出率はわずか30％未満であり，次いで脾動脈造影の静脈相では60％，さらに食道枝を分岐する左胃動脈造影（left gastric arterialgraphy：LGA）の静脈相では食道静脈瘤の描出能は92％と最も高い[2]．EVISでは直接穿刺のため当然100％であり，その静脈瘤周囲のみならず，その構成血管をも明らかにでき，balloon freeの状態では両方向性血流などの評価も可能である[3]．

B. EVIS所見を得るための基本的手技

通常の左側臥位で内視鏡を挿入し上部消化管観察後，大きめの枕を左背部に挿入し，体位を左半側臥位～背臥位とする．次いで透視画面の中心を内視鏡先端から穿刺針の出てくる先端部位に合わせる．

使用する硬化剤は，10% ethanolamine oleate（EO）と造影剤（主にイオパミドール）の1：1混合液，すなわち5% EOIである．また血流が速く描出血管の確認が不十分な場合に備え，造影剤単独のシリンジ（10 mL，20 mL）も用意しておく．

EISを開始し，最初の注入で透視画像から血管内か血管外かを確認する．血管内であれば内視鏡装着バルーン内の送気量が十分か否かを判断し，上行性血流が多ければ不十分（図1-a）であるため，増量した上で，硬化剤を継続注入し，すだれ様静脈（pallisade vein, sudare like vein）を越えるか否か，供血路が描出されていくか否かを判断していく（図1-b）．これらは，可能な限り施行医ではなく，より経験があり冷静な判断が可能である医師が透視画面を直接観察し，EVIS所見から継続注入の可否を判断する．

C. EVISにおいて描出される血管群とその名称

1 胸腔内側副血行路

a) 食道静脈瘤・fine network pattern（FNP）

数条ある静脈瘤を穿刺した場合，その静脈瘤だけが描出され，装着バルーンまで造影される例が最も多いものの，variationは多々あり，穿刺静脈瘤から静脈瘤間交通枝を介して隣接静脈瘤や対側の静脈瘤が遅れて描出されることもある．その静脈瘤周囲血管が密に細かく造影されるfine network pattern（FNP）が造影されれば，食道静脈瘤そのものの治療としては良好であり，後述するすだれ様静脈から腹腔内である噴門静脈叢（cardia plexus）に流入し，供血路描出につながる期待を持たせる所見である．オーバーチューブを用いるEISL（EIS with ligation）ではしばしば対側静脈瘤が描出される．

b) 貫通静脈（perforating vein）[4]（図2-a）

食道壁内を走行する静脈瘤と壁外である傍食道静脈を貫通し横走する静脈．その遮断が治療効果を左右する．本邦ではEVISやEUSでの指摘のみならず，カラードプラを加えたECDUSにて，壁内・壁外間の血流方向まで観察され，穿通枝がEVISで捉えられていれば，壁外への血流が遮断され，治療効果増大への指標となる．

c) 傍食道静脈（para-esophageal vein：PEV）（図2-a）

左胃静脈から食道静脈瘤へ流入せず，すだれ様静脈の外側，すなわち食道壁外を上行し，奇静脈・半奇静脈へ流入する．EVISでは，すだれ様静脈を越えた後で，胃上部から再度食道外への再上行枝として走行する様子が捉えられる．その頻度は4％である（$n=202$）．

d) 食道環状静脈瘤（図2-b）

静脈瘤を穿刺し，逆流がある場合もない場合も，静脈瘤自体は描出されず，横走し対側の食道壁まで達し，あたかも食道を取り囲むように円環状に半周～1周する血管群を指す．多重性に連続することもある．造影頻度は9.4％（$n=202$）．PTPやLGAなどの血管造影では描出されず，EVISでのみ確認される．ICG注入併用例をみると，静脈瘤間交通枝ではなく，穿通枝とも異なり，採血例のPO_2はすべて高いことから動静脈奇形の一種と考えられる．注入もスムーズであり内視鏡的にも膨隆はないが，EVISではleakし，血管外注入となり，潰瘍形成の一因となることもある．

e) 門脈-肺静脈吻合（porto-pulmonary venous anastomosis：PPVA）[5]（図2-c）

まれに硬化療法の術中に起こり得る唯一の重篤な合併症としては，一過性脳虚血（TIA）に

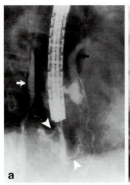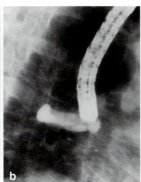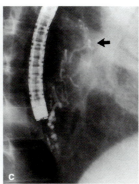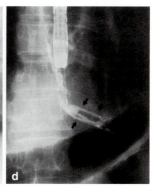

図2 胸腔内側副血行路

a：貫通静脈（perforating vein）．穿刺静脈瘤から複数の貫通静脈（矢尻）を介し，傍食道静脈（PEV）を経て奇静脈（白矢印）・半奇静脈（黒矢印）が描出され治療終了の指標となった．
b：食道環状静脈瘤．穿刺静脈瘤から横走し対側の食道壁から円環状に1周する血管群．注入を続けると血管外となる．
c：門脈－肺静脈吻合（porto-pulmonary venous anastomosis：PPVA）．注入開始時，まったく造影されなかったがバルーンが十分となった時点でPPVAが確認された（reversible ischemic neurological deficit：RIND出現例．2週間で回復）．
d：すだれ様静脈．食道下部の静脈瘤に連なり，柵状に描出されている．

よる一過性意識障害である．硬化剤の左心系への直接流入が原因となる．以前はcine-PTP以外指摘不能であったが，EVISでも筆者らの既報のように[5]，著しい遠肝性血流量・高度肝硬変症・9～12時方向の穿刺でみられることが多い．EVISでの出現頻度は5.5％である（$n=326$）が，脳血管障害は0.5％未満．食道壁外シャントのため，バルーン送気量が十分であっても，流出する可能性がある．その対策は，5mL以上の注入で静脈瘤以外何も造影されない場合やこのルートが造影されれば即時注入中止，肛門側他条穿刺への変更もしくはEVLへの転換を図ることである．したがって，PPVAによる合併症を未然に防ぐためには，EVISは必要である．

f）すだれ様静脈（palisade vein, sudare like vein）[6]（図2-d）

食道胃接合部を多条にほぼ平行に縦走する柵状の細小血管群．内視鏡での直視下観察所見とほぼ一致する．正常例のLGA静脈相でも描出され，門脈圧亢進症症例のLGA静脈相でもすべてのすだれ様血管が描出されるが，EVISでは穿刺静脈瘤の形成に<u>直接関与する血管のみが</u>描出される．（図2-d），F2・F3の静脈瘤症例では，静脈瘤径増大に準じて，すだれ様血管もそれぞれ顕著に太くなる（図3-a）．

2 腹腔内側副血行路

a) 胃上部静脈叢

食道胃接合部付近から連なる胃上部の静脈叢を，その所在により2つに大別して取り扱う．

1) 噴門静脈叢（cardia plexus）（図3-a）

すだれ様静脈に連続し，胃噴門部に集簇する静脈叢．左胃静脈と短胃静脈の交通により，主として壁外に形成される．

2) 穹窿部静脈叢（fundic plexus）

すだれ様静脈から左側・頭側に向かい，胃穹窿部で後胃静脈と短胃静脈との交通により形成される．主として壁外に存在するが，赤外線電子内視鏡の検討から一部は硬化療法後に消失することから，壁内成分もある．

b) 胃冠状静脈（coronary vein）

PTPが最も盛んに行われていた時代は，左胃静脈・右胃静脈および両者の交通部分を合わせ，すべて冠状静脈と呼んでいた．ここでいうcoronary veinとは，すだれ様静脈から主要供血路までの連結部を指す．EVISにおいて，供血路そのものが門脈本幹・脾静脈までは完全に造影されない場合の便宜的名称でもある（たとえば図3-aの黒矢印の部位までしか造影されなかった場合の血管所見としてcoronary veinとして記載する）．

c) coronary circulated vein (CCV)（図3-b）

胃上部で胃壁を旋回するかのように，ほぼ円（circle）を描いて完全に1周する血管．噴門静脈叢との同時描出例もある．食道環状静脈瘤と

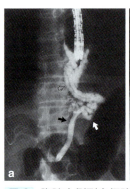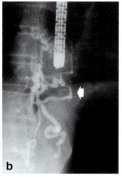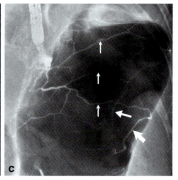

図3 腹腔内側副血行路
a：典型的な EVIS 像．太くなったすだれ様静脈（中空き矢印），噴門静脈叢（白矢印），冠状静脈～左胃静脈本幹（黒矢印）（造影剤のみ）．
b：coronary circulated vein（CCV）．穿刺部から，胃上部で噴門部を旋回するかのように1周する血管．
c：胃壁枝．食道胃接合部からの junctional puncture で複数の胃壁枝（白細矢印）から，短胃静脈2本描出例（白太矢印）．

異なる点は，静脈瘤から連続して他の静脈叢や供血路が描出されることである．

d）胃壁枝（図3-c）

噴門静脈叢から，前後壁を経て大彎へ向かい胃壁に沿って描出される，主として短胃静脈系血管群．左胃大網静脈系との交通枝もある．穹窿部静脈叢を介するものや直接胃底部に向かうものは胃底枝と呼ばれる．

3 供血路

すだれ様静脈から噴門静脈叢を介して，冠状静脈から左胃静脈（図3-a）・後胃静脈・短胃静脈などの供血路を描出することがEIS での最終治療指標である．実際のEVISでは，門脈本幹・脾静脈方向への流出がわずかにでも動的に視認された時点で，緩徐注入に切り替える．

・供血路の概念：静脈瘤の血液供給路は，基本的には門脈本幹もしくは脾静脈から，門脈圧亢進により拡張および新生して静脈瘤を形成するおおむね静脈系側副血行路のことを指す．ただし厳密には EVL・食道離断術後などの再発例では複数本の固有食道動脈や左胃動脈などの動脈系からの供血例も存在し，特殊例では門脈左枝からの供血例（術後に肝内門脈血栓を生じる）や左肝動脈など肝内からの供血路も存在する．

基本的に食道・胃噴門部静脈瘤も胃穹窿部静脈瘤も，供血路としては以下のa）～c）は共通であるが，前者は供血路近傍で，後者は排血路の経路で胃静脈瘤が形成される．

・治療意義：F0，RC（−）を消失とすると，すだれ様静脈～胃冠状静脈までは描出されたが供血路非描出例での消失は57％と低率であった．一方，供血路描出例の静脈瘤消失率は92％であった（n=202）．Takase らの EVIS 前後の PTP の成績からも，供血路塞栓の意義は大きい．

・描出頻度[7]：左胃静脈は85％と供血路の主体を成し，次いで後胃静脈35％，短胃静脈31％であった．またすだれ様静脈を介するもの64％，介さないものが34％であった．1 session での2経路以上描出例は25％あり，左胃静脈単独例は37％であった．

a）左胃静脈（left gastric vein：LGV）

食道胃静脈瘤の主要供血路である．門脈からの左胃静脈分岐点には門脈本幹，S-P junction（門脈-脾静脈角），脾静脈起始部の3つの部位がある．通常みられるすだれ様静脈を介するもの（図3-a）と介さないものとがある（図4-a）．後者は，内視鏡的にも pipeline varix と呼ばれ，EVIS と PTP では左胃静脈径がほぼ1 cm近くあり，そのまま太い食道静脈瘤を形成する，いわゆる巨木型静脈瘤[8]（giant bar-type esophageal varices）が含まれる．

b）後胃静脈（posterior gastric vein：PGV）（図4-b）

以前は無名静脈もしくは後腹膜静脈と呼ばれていた．膵後部の脾静脈より胃上部背側を走行

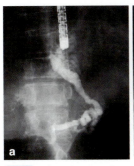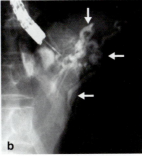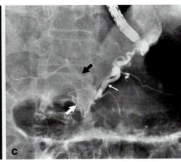

図4 供血路
a：すだれ様静脈を介さない左胃静脈（LGV）．pipeline varix を穿刺すると，静脈瘤描出とともにそのままでれ様静脈を介さず直接的に LGV が描出された．術前得られていた LGV の血流信号は，翌日には消失していた．
b：後胃静脈（PGV）．穿刺部から一旦上行し，胃壁の裏側（後腹膜側）を走行し，尾側に走行する後胃静脈が描出されている．
c：右胃静脈．食道胃接合部からの junctional puncture にて，左胃静脈小彎枝（白細矢印）を経て，右胃静脈（白太矢印）が造影され，門脈本幹（黒矢印）に流入している．

し，噴門静脈叢と連続する．胃静脈瘤，特に孤立性胃静脈瘤の形成に大きく関与するが，食道噴門部静脈瘤でも左胃静脈とともに描出されることがある．

c）短胃静脈（short gastric vein：SGV）（図3-c）

穹窿部静脈叢（fundic plexus）を介して，脾門部内側近傍から大彎を走行し脾静脈へ流出する．また噴門静脈叢からも，胃壁枝を介して短胃静脈が描出される．PTP や開腹術中にみられるように複数本存在する．再発時はより多彩となる．

d）右胃静脈（right gastric vein：RGV）（図4-c）

胃切除後症例では，右胃静脈が供血路となっていることが多い．また非切除例においても，左胃静脈閉塞後などの再発時に描出される．さらに右胃静脈還流異常で肝内 S4 への流入例も 6% 程度はある．

e）副左胃静脈（accessory left gastric vein：ALGV）

すだれ様静脈から冠状静脈を経ずに直接的に門脈本幹の肝側に描出される血管．LGA でも確認される．EVIS ですでに LGV が造影・塞栓されている症例での描出に加え，初回同時描出例もある．

f）左胃大網静脈（left gatroepiploic vein：LGEV）

複数の胃壁枝が流入し，胃大彎に沿って走行する．EVIS では SGV とともに描出されることが多く，単独描出例は 2% 以下である．

g）特殊な供血路

EIS 後や EVL 後の F0 再発治療時，まれに左胃動脈分枝への注入となり，巨大胃潰瘍形成の原因となることを経験する[9]．また頻度は非常に低いが，EVIS で造影範囲が拡大しなくなる症例の中に，下大静脈への直接流出例や，門脈左枝からの供血例があることにも留意し，漫然と注入することは避けたい．

4 胃穹窿部静脈瘤（孤立性胃静脈瘤）の EVIS

胃-腎シャント（GRS）を伴う胃穹窿部静脈瘤に対する EIS は，食道噴門部静脈瘤に対する EIS と異なり内視鏡装着バルーンによる排血路遮断が不可能であり，すでに薬事承認されているヒストアクリル（NBCA）などの cyanoacry-late（CA）系薬剤をリピオドール（LPD）に混合して静脈瘤内および周囲血行を遮断する必要がある．その後に 5% EOI を注入する．

特に静脈瘤径 ≦12 mm では，EIS での治療が可能である（図4-a）．基本的に CA-EIS では静脈瘤の内腔遮断閉塞目的であり，通常の形態は平低下にとどまるが，GRS まで CA が注入され術後に LPD が貯留する症例では，消失も期待できる（図5）．

静脈瘤径 ≧12 mm は，B-RTO の適応とされているが，BRTV での GV 描出不十分例，下横

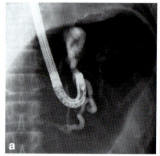 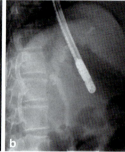 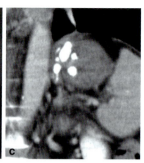

図5 孤立性胃静脈瘤の EVIS
a：予防例（12 mm≦）の EVIS．孤立性胃静脈瘤からの直接穿刺で，太くはない胃-腎シャントが明瞭に描出され，左腎静脈まで描出されている．
b：待期例（12 mm≦）の EVIS．ヒストアクリル（NBCA）＋LPD を 2.4 mL 注入．周囲血管を経てすぐに胃-腎シャントが描出された．その後 5% EOI 注入．
c：緊急例治療後 LPD-CT．CA-EIS 後の単純 CT で胃-腎シャントへの LPD 貯留が確認され，3ヵ月後，内視鏡で胃静脈瘤形態は消失した．

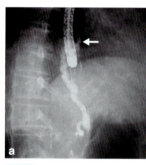 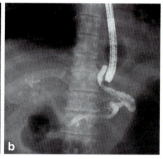

図6 EISL 時の EVIS
a：症例①．穿刺部からバルーンまでの上行性血流とともに対側の静脈瘤（矢印）もしばしば明瞭に造影される．
b：症例②．穿刺部からバルーンまでの造影直後より，複数状のすだれ様静脈が太く造影され，左胃静脈と同じ太さの冠状静脈が描出され，門脈本幹に連なる（造影剤のみの透視像）．

隔膜静脈（LIP）や腰静脈への流出がおびただしい例や，バルーンから静脈瘤の一本化が不可能な B-RTO の非適応もしくは適応外症例では，shunt-occuluded EIS が最もよい適応となる．

5 EISL 時の EVIS（図6）

基本的には通常の EIS 時の静脈瘤造影と同様であるが，描出される画像の特徴は，より詳細な血管の描出および供血路方向への造影，fiber 抜去後の停滞などである．これは通常の内視鏡装着バルーンによる EIS に比し，間接的な圧迫が加わるオーバーチューブの影響と，EVL device を壁に押し当てる直接的な圧迫が加味され，より有効な排血路遮断下の EVIS となるためであろう．

D．おわりに

緊急，術前などの短期的効果の高い EVL の機会が増えてきた静脈瘤治療の現況ではあるが，その EVL 再発後の対処や F3・巨木型の食道静脈瘤，特に噴門部静脈瘤を伴う例では EVIS 不応例が多く存在するため，EIS の必要性は高い．一方で肝癌合併門脈腫瘍塞栓例など肝機能の増悪，肝予備能低下による門脈圧亢進症例も増加している．そこで，この EVIS による血行動態の解析下に施行できる EIS は，本項での基本知識さえあれば事前の血管造影，造影 CT なしにできる診断的治療でもあり，DPC 下の今後の医療で大いに活用していただきたい．

《文献》

1) Takase Y, et al：Radiological control of injected sclerosant for esophageal varices by endoscopic varicography during injection sclerotherapy. Dis Esophagus 3：23-32, 1990
2) 國分茂博：3 経動脈性門脈造影．静脈瘤治療のための門脈血行アトラス，高瀬靖広（監），p110-122，医学書院，東京，1999
3) 村上匡人，國分茂博：食道胃静脈瘤血行動態における左胃動脈造影（LGA）の有用性―内視鏡的静脈瘤造影（EVIS）との対比から．肝臓 34：965-974, 1993
4) McCormack TT, et al：Perforaring vein and blood flow in oesophageal varices. Lancet 31：1442-1444, 1983
5) 村上匡人ほか：内視鏡静脈瘤造影（EVIS）における門脈-肺静脈吻合（PPVA）の存在と合併症の検討．Gastroenterol Endosc 34：2543-2551, 1992
6) Vianna A, et al：Normal venous circulation of the gastroesophageal junction. A route to understanding varices. Gastroenterology 93：876-889, 1987
7) 國分茂博：EVIS から見た門脈血行動態．食道・胃静脈瘤，小原勝敏ほか（編），改訂第 3 版，p146-149，日本メディカルセンター，東京，2013
8) 渋谷　進ほか：食道静脈瘤造影像からみた巨木型食道静脈瘤の供血路の検討．Prog Dig Endosc 44：53-56, 1994
9) 浅野　朗，國分茂博ほか：食道静脈瘤硬化療法時の EVIS にて左胃動脈が造影され，その支配領域に巨大胃潰瘍を形成した 1 例．Gastroenterol Endosc 39：2397-2403, 1997

7 門脈血行動態

C 血管造影

A. 血管造影

1 血管造影の適応と今日的意義

a）適　応

門脈本幹〜門脈枝および肝静脈〜下大静脈の形状（枯れ枝状所見，閉塞・狭窄・血栓の有無など），食道・胃静脈瘤などの遠肝性門脈側副血行路，門脈閉塞に伴う海綿状血管増生としての求肝性門脈側副血行路，動脈-門脈シャントなどの評価に有用である．

b）今日的意義

今日，門脈および側副血行路を描出する方法として，非侵襲的な画像診断法の3次元コンピュータ断層撮影（3-dimensional computed tomography：3D-CT）や核磁気共鳴画像（magnetic resonance imaging：MRI）が発達している．大きな血管解剖は3D-CT，MRIでも把握が可能であるので，血管造影の今日的意義としては，細い交通枝の把握，血行動態評価，治療時のリアルタイムの状況把握にあり，interventional radiology（IVR）としての意義が大きい．

2 各種血管造影法と治療への応用

門脈側副血行路の造影方法は，順行性造影，逆行性造影，直接造影に大別される．それぞれ注入量や注入圧によって造影範囲は異なる．従来はX線フィルムを使用して連続的に血管のX線画像を撮影していたが，digital subtraction angiography（DSA）装置の登場により，画像信号をデジタル化し骨や腸の空気などをコンピュータ処理して，造影された血管だけを写し出すことができるようになった．コントラストに優れており，造影剤の減量や撮影時間の短縮が可能となっている．

a）経皮経肝門脈造影

今日施行頻度は高くないが，後述の門脈血行マップ[1]（図1）作成の基礎となっている造影法であるので最初に記載する．

超選択的左胃静脈造影を含む経皮経肝門脈造影（percutaneous transhepatic portography：PTP）は，侵襲度が大きいものの，空間分解能，血流方向評価，側副血行路の起点と終点の判別，交通枝の評価において最も優れる（図2，図3）．また，門脈圧を直接測定することもできる．手技の施行に際しては，カテーテル先端を上腸間膜静脈や脾静脈末梢においた門脈・脾静脈造影のみでなく，マイクロカテーテルを左胃静脈や短胃静脈に進めて静脈瘤近傍で超選択的に造影することが肝要である．斜位や回転撮影を加えれば，立体的解剖把握も可能となる．左胃静脈の血流方向を判定するには，左胃静脈に挿入したマイクロカテーテルから少量の造影剤を手押し注入するが，透視下で確認できる程度の注入圧にとどめて，その流れを透視下で観察する．合併症として最も怖いのは穿刺ルートからの出血である．造影終了時にはコイルやスポンゼルを用いて穿刺ルートを確実に閉塞する．

PTPに基づき静脈瘤を供血路よりアプローチして順行性に塞栓する経皮経肝的塞栓術（percutaneous transhepatic obliteration：PTO）は，十二指腸静脈瘤，腸間膜静脈シャントなど特殊例に対する治療手技としては今なお有効である[2]．詳細は他項に譲る．

b）経動脈性門脈造影

最もポピュラーで標準的な方法であり，PTPに比べると門脈側副血行路の描出能において劣るものの，低侵襲で比較的安全に施行可能である．また，門脈内腫瘍栓にみられるthread and streak signなど動脈-門脈シャントの診断に優れる．巨脾例では脾動脈は太く蛇行して造影され，ときに脾動脈瘤を合併する．

まず，上腸間膜動脈造影を施行する．プロスタグランジンE_1製剤（アルプロスタジル5μgを生理食塩液で10 mLに希釈して造影剤注入30秒前に3〜5秒で経カテーテル的に上腸間膜動脈に投与する）などの血管拡張薬を使用して門脈をより鮮明に描出するようにする．続いて，腹腔動脈造影を施行する．脾静脈，短胃静

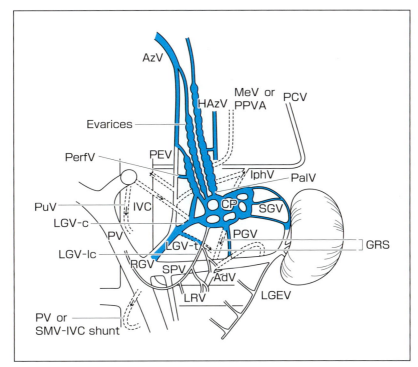

図1 食道静脈瘤の血行マップ
PV：portal vein, SPV：splenic vein, IVC：inferior vena cava, LGV-t：trunk of left gastric vein, LGV-c：cardiac branch of left gastric vein, LGV-lc：lesser curvature branch of left gastric vein, PGV：posterior gastric vein, SGV：short gastric vein, RGV：right gastric vein, LGEV：left gastroepiploic vein, Evarices：esophageal varices, PEV：paraesophageal vein, PerfV：perforating vein, AzV：azygos vein, HazV：hemiazygos vein, MeV or PPVA：mediastinal vein or portopulmonary venous anastomosis, AdV：adrenal vein, LRV：left renal vein, PuV：paraumbilical vein, IphV：inferior phrenic vein, GRS：gastrorenal shunt, PCV：pericardiac vein, PV or SMV-IVC shunt：portal vein or superior mesenteric vein-IVC shunt, CP：cardiac venous plexus, PalV：palisade vein.
［近森文夫ほか（編）：静脈瘤治療のための門脈血行アトラス，医学書院，東京，1999より引用］

脈，左胃静脈，門脈の描出が可能である．次に，脾静脈や短胃静脈のより詳細な所見を得るために超選択的脾動脈造影を施行する．さらに，食道静脈瘤の描出能に優れる超選択的左胃動脈造影を追加施行すれば，左胃静脈の血管造影上の血流方向を評価することができる．食道・胃静脈瘤症例の左胃静脈が遠肝性か求肝性かは今なお議論される．上腸間膜動脈造影門脈相，脾動脈造影門脈相，左胃動脈造影静脈相の3造影が評価に必須である．血管造影上の判定において，左胃静脈が求肝性や to and fro 性の症例に比べて，遠肝性の症例では通常左胃静脈径は拡張し，静脈瘤は高度となっている（図4，図5）．

固有食道動脈造影は直達手術後再発静脈瘤の描出に優れるが，直達手術自体が減少した今日，ほとんど施行されていない．

食道・胃静脈瘤は決して逆行遠肝性血流のみから供血されるのではない．静脈瘤を含む門脈側副血行路の発達は脾動静脈系や左胃動静脈系の局所循環亢進状態につながり，相乗的に状態を増悪させる．部分的脾動脈塞栓術（partial splenic embolization：PSE）と左胃動脈塞栓術はこのサイクルを減弱する点において意味がある[3]．詳細は他項に譲る．

c）逆行性静脈造影

静脈瘤の排血路から逆行性に造影する方法である．通常，血流制御にバルーンカテーテルが使用されるが，コイルを排血路に留置した後に，マイクロカテーテルをコイルの供血路側に挿入もしくは楔入させて逆行性造影することもある．順行性の造影法と異なり，大循環への交通枝が先に造影される．交通枝血流制御後は強

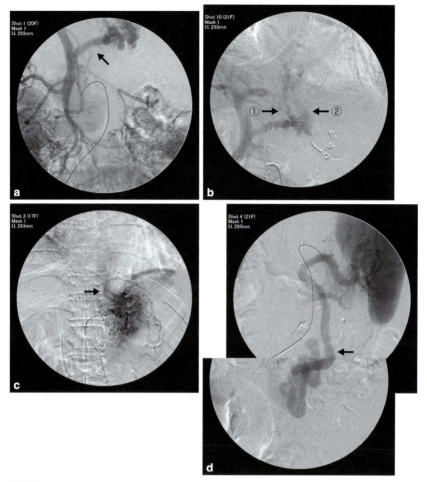

図2 経動脈性門脈造影（症例1）
a：上腸間膜動脈造影門脈相．左胃静脈（矢印）から遠肝性血流を認める．
b：上腸間膜動脈造影門脈相．左胃静脈から傍食道静脈（①）と食道静脈瘤につながるすだれ様静脈（②）を淡く認める．
c：左胃動脈造影静脈相．食道静脈瘤につながるすだれ様静脈（矢印）を淡く認めるが，左胃静脈は描出されていない．
d：脾動脈造影門脈相．脾静脈から下大静脈へ向かう腸間膜静脈シャント（矢印）を認めるが，排血ポイントがはっきりしない．

制的直接造影に近似した画像が得られる（図6）．

胃静脈瘤への代表的なアプローチとしては，左腎静脈から胃-腎シャント（gastro-renal shunt：GRS），下大静脈から下横隔静脈，無名静脈から心嚢横隔静脈ルートがある．十二指腸静脈瘤や腸間膜静脈シャントへのアプローチとしては性腺静脈・腎被膜静脈ルートなどがある．

カテーテル的逆行性塞栓術[3]施行に際しては，逆行性静脈造影の特殊性を十分に理解しておく必要がある．特に，GRSに合流する副腎静脈への硬化剤注入は不整脈や高血圧の原因となるので注意が必要である．詳細は他項に譲る．

d）肝静脈造影

バルーンカテーテルを肝静脈に楔入し，造影確認後に閉塞肝静脈圧を測定する．閉塞バルーンよりも末梢で肝静脈間の吻合が存在すると楔入したことにならないので注意を要する．肝静脈造影所見としては，特発性門脈圧亢進症によくみられるしだれ柳状所見，肝硬変によくみられる枯れ枝状所見などがある．

肝静脈から門脈枝を穿刺し，ステントを留置し門脈圧を下げる経頸静脈的肝内門脈静脈短絡術は，難治性腹水などに適用される．詳細は他項に譲る．

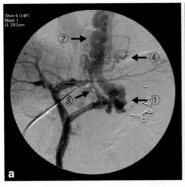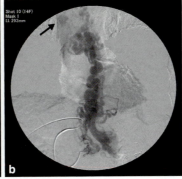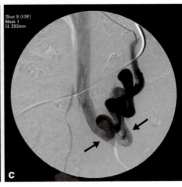

図3　経皮経肝門脈造影（症例1）

a：上腸間膜静脈造影．左胃静脈を供血路（起点）として前枝を経由して胃噴門部静脈瘤（①）と食道静脈瘤（②）が供血される様子が明瞭に描出される．また後枝を経由しての傍食道静脈（③）や縦隔静脈（④）も認める．
b：超選択的左胃静脈造影．食道静脈瘤から奇静脈（矢印）に排血される様子が明瞭である．
c：下腸間膜静脈造影．腸間膜静脈シャントからの排血ポイントは腸骨静脈（矢印）であることがはっきりする．

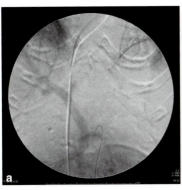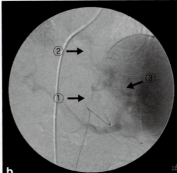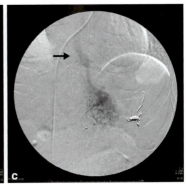

図4　経動脈性門脈造影（症例2）

a：上腸間膜動脈造影門脈相．左胃静脈は描出されていない．
b：脾動脈造影門脈相．左胃静脈（①）短胃静脈（②）から食道静脈瘤（③）が遠肝性に淡く描出されている．
c：左胃動脈造影静脈相．食道静脈瘤（矢印）を淡く認めるが，左胃静脈は描出されていない．
　本症例は血管造影上，左胃静脈は遠肝性と判定される．

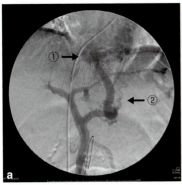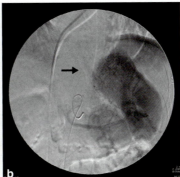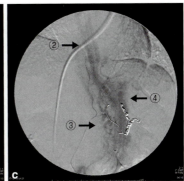

図5　経動脈性門脈造影（症例3）

a：上腸間膜動脈造影門脈相．左胃静脈より傍食道静脈（①）が遠肝性に描出されるが，食道静脈瘤は描出されていない．左胃静脈噴門枝（②）を淡く認める．
b：脾動脈造影門脈相．短胃静脈から食道静脈瘤（矢印）が遠肝性に淡く描出されている．
c：左胃動脈造影静脈相．噴門静脈叢（①），食道静脈瘤（②），左胃静脈噴門枝（③）を認める．
　本症例では，傍食道静脈の発達の影響が強く，血管造影上左胃静脈噴門枝の血流は to and fro，左胃静脈本幹の血流方向は遠肝性と判定される．

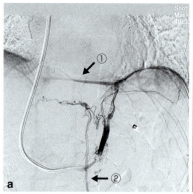
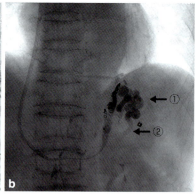

図6 逆行性静脈造影（症例4）
a：逆行性静脈造影：交通枝血流制御前．下横隔静脈（①）や上行腰静脈（②）を認めるが，胃静脈瘤は描出されていない．
b：逆行性静脈造影：交通枝血流制御後．交通枝血流制御後には胃静脈瘤（①）から供血路である後胃静脈（②）まで描出されている．

e）内視鏡的静脈瘤造影

内視鏡的硬化療法（高瀬法）の手技に含まれるもので，わが国オリジナルである．詳細は他項に譲る．

f）術中直接造影

開腹下に目的とする血管にカニュレーションして造影する方法で，強制的造影となるが，交通枝血流の把握に優れている．直達手術と同様に今日ではほとんど施行されていない．

g）経脾的門脈造影

経皮的に脾臓を穿刺し，造影剤を注入して，脾静脈から門脈造影を行う方法であるが，侵襲的であるため今日ではほとんど施行されていない．

3 圧測定を基本とした血行動態評価

門脈圧亢進症の病態を診る上で，門脈圧の評価は基本である．まず，1 mmH$_2$O＝0.074 mmHg，1 mmHg＝13.6 mmH$_2$O という単位換算を認識しておくことが肝要である．門脈圧測定に際してのゼロ点は中腋窩線や背面から10 cmとされてきた．門脈圧は，正常では100～150 mmH$_2$O であるが，200 mmH$_2$O 以上に亢進してくると食道・胃静脈瘤を中心とする側副血行路が発達してくる．門脈に直接カテーテルを挿入して門脈圧を測定することは侵襲を伴うので，閉塞肝静脈圧（wedged hepatic venous pressure：WHVP）や肝静脈圧較差（閉塞肝静脈圧−自由肝静脈圧）（hepatic venous pressure gradient：HVPG）で代用することも多い．WHVPは肝静脈間で交通が存在する場合には信頼度が落ちるので必ず造影して確認する．HVPGはゼロ点の設定部位の影響を受けないというメリットがある．HVPGは肝機能，食道静脈瘤サイズや出血率と相関する[4]．また，HVPGを12 mmHg 以下，もしくはベースライン値から20%以上低下させれば食道静脈瘤出血は予防できるとされている[5]．

B．門脈側副血行路基本解剖

1 門脈血行マップ

門脈側副血行路のゴールドスタンダードの画像診断法といっても過言ではないPTP所見を中心に門脈血行マップは作成された．各種症例の門脈血行マップの集大成である「静脈瘤治療のための門脈血行アトラス」（医学書院）は1999年に発刊され[1]，その後の静脈瘤治療の発展に大きく貢献した．本マップの認識が門脈血行評価の基本である．

2 食道・胃静脈瘤を中心とした側副血行路

門脈圧亢進症に伴って発達する門脈側副血行路は，食道・胃静脈瘤からみると大きく2つの系に分類される．いずれの系も本来生体に存在する静脈ルートが拡張したものである．1つは門脈−奇静脈系であり，主に食道静脈瘤，胃噴門部静脈瘤形成に関与する．左胃静脈は食道・胃静脈瘤の形成に最も関与するが，末梢で噴門枝，小弯枝，食道吻合枝，傍食道静脈に分かれる．典型例では，左胃静脈，噴門枝，噴門静脈

叢から，すだれ様静脈を介して食道静脈瘤は供血される（図1）．噴門枝は後胃静脈や短胃静脈と合わさり噴門静脈叢を形成する．小弯枝は胃小弯に沿って走行するが，右胃静脈と連絡して冠状静脈を形成する．噴門静脈叢が胃内に突出すれば噴門部静脈瘤として認識される．もう1つは門脈-横隔静脈系であり，主にGRSや下横隔静脈シャントを排血路として穹窿部もしくは穹窿部〜噴門部の孤立性胃静脈瘤形成に関与する[4]．筆者らのPTPによる検討では，主要供血路としての左胃静脈の関与は，食道静脈瘤100％（55/55）に対して（孤立性）胃静脈瘤70％（14/20）（p＜0.01），後胃静脈の関与は，食道静脈瘤24％（13/55）に対して胃静脈瘤70％（14/20）（p＜0.01）に認めた．主要排血路として，奇・半奇静脈の関与は，食道静脈瘤100％（55/55）に対して胃静脈瘤0％（0/20）（p＜0.01）であった．胃静脈瘤の主要排血路はGRS 85％（17/20），胃横隔静脈シャント10％（2/20），胃心囊静脈シャント5％（1/20）であった．Watanabeら[6]も同様に，胃静脈瘤は高度になるにつれて，短胃静脈・後胃静脈支配型が増え，GRSが高率に存在するとしている．

3 その他の側副血行路

その他の門脈側副血行路としては，臍傍静脈から腹壁静脈経由で両側腸骨静脈へいたる経路のCruveilhier-Baumgarten症候群，膵十二指腸静脈を供血路とし腎被膜・副腎静脈や性腺静脈を排血路とする十二指腸静脈瘤，腸間膜静脈を供血路とし性腺静脈・腎静脈を排血路とする腸間膜静脈シャント，腸間膜静脈を供血路とし腸骨静脈を排血路とする膀胱静脈瘤・直腸静脈瘤などがある．

術後症例に発達する門脈側副血行路は，手術で形成された吻合部に静脈叢が発達するため，より複雑な血行動態を呈している．挙上空腸静脈を供血路とし，奇・半奇静脈を排血路とする胃全摘出後食道・空腸静脈瘤，腸間膜静脈を供血路とし，腹壁静脈経由で腸骨静脈を排血路とする人工肛門静脈瘤などがある．

C. 血行動態

門脈側副血行路の発達と門脈・全身血行動態は密接に関係する．

1 脾静脈系局所循環亢進状態

脾腫は門脈系のうっ血と局所循環亢進状態から慢性的に脾臓の血管異常や赤脾髄におけるsmall venous sinusesの増生をきたし形成される．脾腫が門脈圧亢進によるうっ血のみから生じているとすれば，脾静脈血の酸素分圧・飽和度は低値を示すことが予想されるが，実際には脾静脈血の酸素分圧・飽和度は門脈血，上腸間膜静脈血，上大静脈血に比べて高値を示す．Hadengueら[7]は門脈圧亢進症患者の奇静脈と混合静脈血の胆汁酸と酸素飽和度を測定し，奇静脈血酸素飽和度はコントロール群59.6％に対して肝硬変群で76.7％と高いことを示した．また，肝硬変群で，総胆汁酸値が奇静脈と混合静脈血で差がないことから，奇静脈血流の増加は主に脾静脈領域から由来するものであるとした．Witteら[8]も脾腫の著明な例では，脾動脈の拡張と脾動脈血流の増加を認め，脾静脈血酸素飽和度は平均90％と高かったとしており，脾静脈領域の循環亢進状態を指摘した．脾腫は脾動脈・脾臓・脾静脈と側副血行路の脾トライアングルゾーンにおける循環異常に起因していると考えることができる．同様の変化が左胃動静脈食道静脈瘤間に起こっていたとしても何ら不思議ではない．

2 全身血行動態

門脈圧亢進症における全身循環亢進状態は，心係数（cardiac index：CI）（＝心拍出量/体表面積）の増加，全身血管抵抗係数（systemic vascular resistance index：SVRI）（＝全身血管抵抗/体表面積）の減少，動静脈血酸素含量較差（arterio-venous oxygen content difference：Ca-VO$_2$）の狭小化として捉えられる．一般的に，内視鏡的に大きな胃静脈瘤を認める症例ではGRSサイズも大きい．しかし，内視鏡的に小さな胃静脈瘤もしくは胃静脈瘤を認めない症例であっても大きなGRSを有することがある．以上から，内視鏡所見上の静脈瘤のサイズよりも血管造影やCT上のGRSサイズのほうがより直接的に全身血行動態を反映するものと思われる．さらにGRS/門脈径比（GRS/PV ratio）をとることで，体格の影響は除外することがで

きる．この GRS/PV ratio は，CI とは正の相関を，SVRI や Ca-VO$_2$ とは負の相関を示す．

D. おわりに

門脈圧亢進症における血管造影の基本的事項について述べた．各種画像診断法が発達した今日でも，血管造影所見が基本であることに変わりはない

《文献》

1) 近森文夫：門脈血行マップ．静脈瘤治療のための門脈血行アトラス，近森文夫ほか（編），医学書院，東京，p8-27, 1999
2) Chikamori F, et al：Role of percutaneous transhepatic obliteration for special types of varices with portal hypertension. Abdom Imaging 32：92-95, 2007
3) Chikamori F, et al：Gastric varices with gastrorenal shunt：combined therapy using transjugular retrograde obliteration and partial splenic embolization. Am J Roentgenol 191：555-559, 2008
4) Silkauskaite V, et al：Hepatic venous pressure gradient measurement in patients with liver cirrhosis：a correlation with disease severity and variceal bleeding. Medicina（Kaunas）45：8-13, 2009
5) Groszmann RJ, et al：Hemodynamic events in a prospective randomized trial of propranolol versus placebo in the prevention of a first variceal hemorrhage. Gastroenterology 99：1401-1407, 1990
6) Watanabe K, et al：Portal hemodynamics in patients with gastric varices. A study in 230 patients with esophageal and / or gastric varices using portal vein catheterization. Gastroenterology 95：434-440, 1988
7) Hadengue A, et al：Oxygen and bile acid content in the azygos blood. Clues to the azygos derivation in patients with portal hypertension. J Hepatol 5：98-101, 1987
8) Witte CL, et al：Splenic circulatory dynamics in congestive splenomegaly. Gastroenterology 67：498-505, 1974

第Ⅱ章

門脈圧亢進症の治療手技

1 消化管静脈瘤治療のストラテジー

消化管静脈瘤（食道・胃静脈瘤，異所性静脈瘤）に対する治療法には，内視鏡治療，interventional radiology（IVR）を応用した治療，外科治療といった選択肢があり，各施設で得意とする治療法で対処している現況にある．しかし，静脈瘤治療は基礎疾患の治療ではないので安全でかつ効果的であることが優先され，そのためには患者の病態と門脈血行動態を十分に把握した上で理論的な治療を行うべきである．静脈瘤治療手技の習得は，静脈瘤出血に対する緊急止血のみならず，再出血防止あるいは出血予防として重要である．本項では，消化管静脈瘤治療のストラテジーを中心に述べる．

A. 食道・胃静脈瘤に対する治療指針

1 EBMからみた内視鏡治療

欧米では，食道静脈瘤（esophageal varices）の出血・待期例は食道静脈瘤結紮術（EVL）が第1選択の治療法である．予防例は，米国では肝移植を前提としてEVL単独またはβ遮断薬との併用が多い．欧州ではβ遮断薬が第1選択で，予防例では積極的に治療することはない．ただし，出血リスクの高い症例や薬物療法無効例にはEVLを施行している．わが国では出血・待期・予防例のいずれの場合も内視鏡治療が第1選択の治療法である[1,2]．肝硬変診療ガイドライン[1]では，次のような推奨をしている．「出血性食道静脈瘤に対する硬化療法（EIS）はEVLに比べ，食道静脈瘤の再発率は低く，予後を改善する（LevelⅡ，Grade A）」，「予防的EVL後のAPC（アルゴンプラズマ凝固法）によるEISの追加は再発，出血を抑制する（LevelⅡ，Grade A）」．一方，胃静脈瘤（gastric varices）治療では，「胃静脈瘤破裂に対して，cyanoacrylate系薬剤注入法（CA法）は有用である（LevelⅡ，Grade A）」，「CA法はEVLよりも安全で再出血率も低く効果的である（LevelⅡ，Grade A）」と述べられている[1]．

2 治療適応および禁忌

a）適応静脈瘤

出血所見を認める静脈瘤（活動性出血および赤色栓または白色栓を認めるもの），出血既往のある静脈瘤，未出血例でも静脈瘤形態がF2以上またはred color sign（RC sign）陽性の場合は出血リスクが高く，予防的治療の適応である[2]．なお，孤立性胃静脈瘤においては出血予知の方法が確立されておらず，予防的治療においてはより慎重でなければならない．現時点での胃静脈瘤に対する予防的治療の適応基準は，RC sign陽性，胃静脈瘤上にびらん・潰瘍を認めるもの，6ヵ月以内に急速な増大傾向にあるもの，F2，F3の緊満したもの，食道静脈瘤治療後に残存，あるいは新生した場合，などであり，これらの所見を有する場合は出血リスクが高く，積極的に治療すべきである[2,3]．

b）禁 忌

高度黄疸例（T-bil 4.0 mg/dL以上），低アルブミン血症（Alb 2.5 g/dL以下），高度血小板減少（20,000/mm³以下），全身の出血傾向，大量腹水貯留，肝性脳症，高度腎機能低下例は，原則としてEISの禁忌となる．やむを得ず治療を要する場合には，肝・腎機能への影響の少ない治療法（食道静脈瘤ならEVL，胃静脈瘤ならCA法）を選択する．

3 安全性と有効性を考慮した治療戦略

静脈瘤は門脈血行動態全体からみると，氷山の一角に過ぎない．患者の病態や門脈血行動態の十分な把握こそが，静脈瘤治療を安全かつ効果的に施行する上で最も重要である．

a）食道静脈瘤治療（図1）

患者の全身状態，肝予備能，進行肝癌（門脈腫瘍塞栓Vp3，4）合併の有無などから，最適な治療法を選択し，原則として静脈瘤の完全消失を目標とする．中途半端な治療は再発を促し，出血再発の危険性を高めるので，完全消失は再発防止上きわめて重要となる．

吐血で来院した場合，まず全身状態の把握に

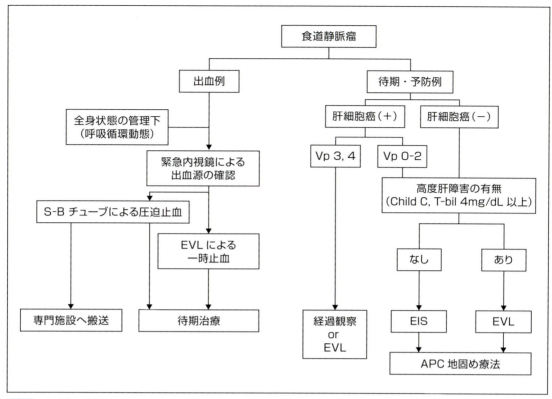

図1 食道静脈瘤の治療戦略
[小原勝敏ほか：食道・胃静脈瘤内視鏡治療ガイドライン．消化器内視鏡ガイドライン，日本消化器内視鏡学会（監），第3版，医学書院，東京，p222，2006]

努める．呼吸循環動態が不安定な症例では，輸液，輸血など内科的治療を優先する．不用意な内視鏡検査で，状態を悪化させることは慎まなければならない[2]．全身状態がほぼ安定している場合，食道静脈瘤出血が疑われるなら，スコープ先端に装着バルーンを付け，オーバーチューブをスコープに装填し，全身管理下に緊急内視鏡を施行する．出血源が確認できたら，ただちに出血点に対してEVLを行い止血する．

待期・予防例の治療においては，高度肝障害（Child-Pugh C，T-bil 4 mg/dL以上）や肝癌合併（Vp3, 4）の有無が重要である．高度肝障害例では，5% ethanolamine oleate（EO）によるEISは肝不全を誘発するので適応外であり，EVLを選択する．Vp3, 4肝癌合併例の場合，急激な門脈圧上昇のために静脈瘤内の血流量が急増し，EISの効果は期待できず，出血例ではEVLで対処する．しかし，Vp3, 4肝癌合併例の場合は予防的治療が有用であるというコンセンサスは得られておらず，予後不良であることを考慮し，治療せずに経過観察することも多い．

また，夜間などの救急患者で内視鏡治療ができる医師がいない場合は，Sengstaken-Blakemore tube（S-Bチューブ）で一時的に圧迫止血し，12時間以内に待期治療を行うか，あるいは治療できる専門施設に搬送することで対処する．

b）孤立性胃静脈瘤治療（図2）
1）内視鏡治療

胃静脈瘤は食道静脈瘤出血に比べ出血量が多くショックになりやすく，また二次性肝不全をきたし致命的となりやすい．出血例では全身管理下に緊急内視鏡で出血源を確認し，CA法にて一次止血し，待期治療に移行する．内視鏡治療（CA法）では，組織接着剤としてα-cyanoacrylate monomer（保険適用外）やhistoacryl（保険適用）が用いられている．夜間の救急来院時や胃静脈瘤を治療できる医師がいない場合は，止血用胃バルーンの圧迫止血法にて一次止血し，早急に内視鏡治療を行うか，あるいは専

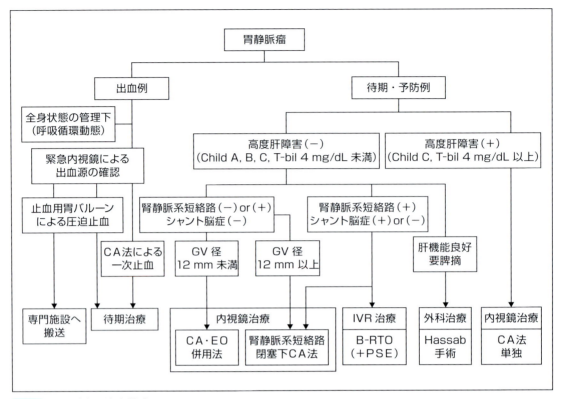

図2 胃静脈瘤の治療戦略

[小原勝敏ほか：食道・胃静脈瘤内視鏡治療ガイドライン．消化器内視鏡ガイドライン，日本消化器内視鏡学会（監），第3版，医学書院，東京，p222，2006]

門施設へ搬送する．

待期・予防例においては，高度肝障害がなければ内視鏡治療かIVR治療が選択される．内視鏡治療とIVR治療の選択では一定の基準はなく，各施設で得意とする治療法を選択している現況にある．ただし，腎静脈系短絡路（胃-腎シャント）(gastro-renal shunt：GRシャント) の有無，シャント脳症の有無，胃静脈瘤の大きさ（胃静脈瘤径）により，適切な治療法を選択ことが重要である．すなわち，GRシャントを有しているか，シャント脳症がある場合はIVR治療（バルーン閉塞下逆行性経静脈的塞栓術 balloon-occuluded retrograde transvenous obliteration：B-RTO)[3]のよい適応である．一方，シャント脳症がない場合は，GRシャントの有無にかかわらず，内視鏡治療の適応である．胃静脈瘤をCAで鋳型状に置換し，EO法で供血路を閉塞するCA・EO併用法で再発防止を図る．ただし，巨大胃静脈瘤（胃静脈瘤径 12 mm 以上）の場合はCAがGRシャントを介して大循環に流出したり，肺塞栓の危険性があり，治療手技の工夫が必要となる．すなわち，GRシャントをバルーンカテーテルで閉塞した状態で内視鏡的にCA法を行うGRシャント閉塞下CA法[2]が有用である．同様に胃静脈瘤をCAで閉塞した後は，供血路をEO法で閉塞するCA・EO併用法で再発防止を図る．なお，肝機能良好で脾摘が必要な場合は外科治療（Hassab手術：開腹下または腹腔鏡下）が選択されることもある．

一方，高度肝障害例では硬化剤（EO）投与は肝不全を誘発するので禁忌とし，肝機能に悪影響を及ぼさないCA法単独で対処する．その際，胃静脈瘤をCAで閉塞後，供血路もCAで閉塞する．

2) IVR治療

i) B-RTO

胃静脈瘤の待期・予防例の治療法の1つとして広く行われている．GRシャントを有する胃静脈瘤に有効な治療法である．出血例の場合はCA法で一時止血後にB-RTOを施行することが多い．GRシャントをバルーンカテーテルで

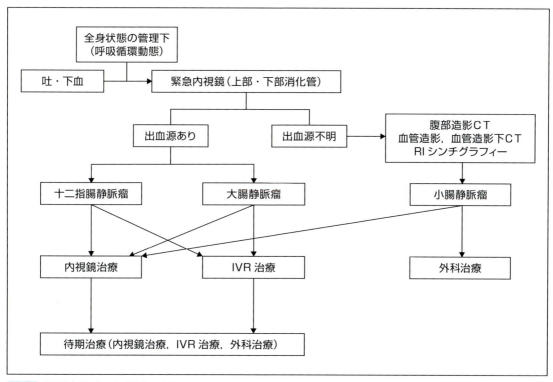

図3 異所性静脈瘤出血例の治療戦略　　　　　　　　　　　　　　　　　　　　　　　　　　［文献5より引用］

制御し，逆行性に硬化剤（EO）を胃静脈瘤とその供血路まで注入し，閉塞する手技である．多くは1回の治療で胃静脈瘤を消失でき再発はほとんどない．ただし，食道静脈瘤の出現は高率であり定期的な経過観察が必要である．

　ii）部分的脾動脈塞栓術（partial splenic embolization：PSE）

　PSE は1979年に Spigos ら[4]により報告された方法であり，現在ではインターフェロン導入目的の脾機能亢進改善，胃静脈瘤治療の一環として門脈圧亢進症の改善（食道静脈瘤の出現防止），巨脾などの脾機能亢進治療（特に血小板数の改善），腹水や脳症などの治療として施行されている．

3）外科治療

　直達手術（食道離断術，Hassab 手術）と選択的シャント手術がある．Hassab 手術は，胃静脈瘤に対して有効性が高く，外科手術の中では侵襲性の低い手術である．最近では，腹腔鏡下脾摘除術が行われている．

4 異所性静脈瘤の治療指針

　異所性静脈瘤出血例の治療方針を**図3**に示した[5]．治療法として内視鏡治療（EIS，EVL，CA 法），IVR 治療（B-RTO など），外科治療が行われている．出血例では全身管理下に緊急内視鏡を上下部で施行し出血源を確認する．十二指腸静脈瘤では CA 法や B-RTO が，大腸静脈瘤では EVL あるいは EIS が選択されることが多い．

　一方，出血源が不明の場合は腹部造影 CT，血管造影，血管造影下 CT，あるいは RI シンチグラフィーなどで出血源を検索する．出血源が判明すれば，小腸内視鏡下の内視鏡治療や外科治療が選択される．出血例では速やかな対処が必要とされるが，未治療例の異所性静脈瘤においては high risk varices の判定方法が確立されておらず，予防的治療の是非や治療方針については，今後さらなる検討が必要である．

B. おわりに

　食道・胃静脈瘤治療は多様化し，多くの選択肢の中から，患者の病態に応じた適切な治療法を選択できるようになった．安全でかつ出血再発がなく，患者の QOL を考慮した治療法を選

択あるいは併用すべきである．

《文献

1) 小原勝敏：肝硬変の診断・治療―消化管出血，門脈圧亢進症―．肝硬変診療ガイドライン．日本消化器病学会（編），南江堂，東京，p84-115，2010
2) 小原勝敏ほか：食道・胃静脈瘤内視鏡治療ガイドライン．消化器内視鏡ガイドライン．日本消化器内視鏡学会（監），第3版，医学書院，東京，p215-233，2006
3) 中村真一ほか：食道・胃静脈瘤に対する治療．消化器内視鏡ハンドブック．日本消化器内視鏡学会（監），日本メディカルセンター，東京，p199-210，2012
4) Spigos DG, et al：Partial splenic embolization in the treatment of hypersplenism. Am J Roentgenol **132**：777-782, 1979
5) 小原勝敏：異所性静脈瘤出血に対する治療．消内視鏡 **35**：1411-1416，2014

A 内視鏡治療

1 食道静脈瘤

a 出血例に対する EVL, EIS

食道や胃にできる静脈瘤は，門脈圧亢進症の続発症として発生する．門脈圧亢進症の原因はほとんどが肝硬変であるが，特発性門脈圧亢進症や先天性門脈閉塞症などが原因となることがある．また，慢性膵炎や膵癌などで局所の門脈圧が亢進し，静脈瘤を形成することもある．門脈圧が上昇すると食道や胃の毛細血管が徐々に拡張し，粘膜下に隆起するようになる．経過とともに拡大蛇行し，突然破裂する．破裂時の対応は全身状態の維持が優先され，その後内視鏡治療を行う．本項では出血時の緊急対応と内視鏡治療の実際を中心に述べる．

A. 出血時の対応

上部消化管出血の症状は吐血や下血であるが，少量の出血が持続する場合はめまいや立ちくらみ，意識消失といった貧血症状を主体とすることもある．静脈瘤出血の場合，門脈圧亢進により静脈瘤内圧が上昇すること，凝固因子や血小板の減少により血液凝固能が低下することなどにより，止血機能が障害され[1]大量出血をきたすことが多い．したがって初診時に患者は著明な貧血や出血性ショックをきたしている場合がある．このように全身状態が悪化しているときには，止血のための処置より全身状態を改善・維持させる処置が優先される．そのため呼吸や循環といった生命維持に直結する生理現象を改善させるため，気道確保，酸素投与，静脈路確保の上，必要十分な輸液を行う．また貧血に対しては，出血直後の血液検査は出血量に見合う貧血の程度を反映しないため，それを見越した対応をしなければならない．このため輸血はその時期を逸しないように準備，施行しなければならないが，症例によっては頻回の輸血既往によって，血清中に不規則抗体を有している症例もあり，注意が必要である．

患者に対し侵襲的な治療を行う場合，説明と同意が必要である．インフォームド・コンセント（informed consent：IC）といい，緊急事態でこそ必要であり[2]，たとえ患者にとって有益な治療と分かっていても，省略してはならない．患者の意識がないか，自己決定の意思が法的に有効でない（乳幼児や知的障害など）場合には，家族や親権者にICを実施しなければならない．家族や親権者が未到着の場合は，時間に余裕があれば到着を待ってICを行うか，余裕がないときには医療者の良心をもって治療を行い，説明可能になった時点で時期を逸しないようICを実施しなければならない．ICの主な内容は現在の病状，今後の治療方針，治療内容，手術の有無，輸血の有無，他の治療の選択肢などであるが，さらに治療中，あるいは治療後であっても，全身状態が悪化あるいは急変する可能性があるということも含めたICを実施しなければならない．そしてICを実施した場合は必ず書面に残し，さまざまな処置の承諾書とともに診療録に記載しなければならない．静脈瘤出血で治療承諾書が必要となるのは，例として輸血やアルブミン製剤投与，内視鏡検査・治療，造影剤や抗生物質投与などである．

B. 緊急治療

全身状態が維持された後に出血源に対する治療を行う．状況によって集中治療を行っても出血が持続して状態の改善が見込めないときには，重篤な状況の下で内視鏡止血治療に移るこ

ともあり得る．

　止血治療の第1選択は内視鏡であるが，施設によって静脈瘤に対して内視鏡治療が困難な場合には，Sengstaken-Blakemore tube（S-Bチューブ）の挿入も選択肢になる[3]．S-Bチューブは内視鏡治療もためらわれるような重篤な状況下でも，治療の選択肢となる．消化管出血時の緊急内視鏡検査は，最小限の侵襲で診断し，迅速な止血処置を行うことが求められる．内視鏡検査に先立って，止血に必要な処置具のみならず，患者急変時に備えた処置具の用意も必要である．以前は上部消化管内視鏡施行前に胃洗浄を行っていたが，時間短縮や思うような効果が得られないことなどにより，現在施行することはなくなった．上部消化管内視鏡の前処置として咽頭麻酔，鎮痙薬，鎮静薬の投与については，各施設の規定に則り施行するべきであると考えるが，筆者らは全身状態の悪化を危惧し，恒常的な鎮痙薬，鎮静薬の投与は行っていない．

　内視鏡の実際であるが，症例の既往や状況（飲酒など）により，ある程度の疾患予測をする．内視鏡はできるだけ短時間に終了することを第1目標に，出血好発部位，すなわち下部食道と食道胃接合部付近，胃体部後壁，胃角，十二指腸球部などを重点的に観察する．このとき，凝血塊の排除や出血点であるフィブリン栓を見逃さないようにする．食道静脈瘤破裂の内視鏡治療は結紮法（endoscopic variceal ligation：EVL）が標準的である．これは内視鏡先端に装着したキャップにゴム製のO-リングを装着し，出血点を吸引しながらキャップ内に出血点を含んだ静脈瘤を十分引き込み，そこにO-リングをかけるものである．大まかな過程は待期・予防例に対するEVLと同様である[4]ので詳しくは述べないが，出血例では出血点が血液に隠れてよく分からない場合，出血点の肛門側に内視鏡を異動させ，キャップで出血点の静脈瘤をこするように圧迫しながら，徐々に内視鏡を口側に移動させることによって出血点が判明し，EVLが可能になる．また，フィブリン栓を含んだ静脈瘤を吸引すると，多くの場合再出血するが，あわてずに吸引を持続することによってEVLが完遂される．止血されると視野が良好となるので，時間的余裕があれば，止血を確実なものにするため，出血点の肛門側にO-リングをかける．全身状態が良好な症例では，引き続いてEISによる静脈瘤治療を施行することも可能である[5]が，この時点では出血による循環障害が肝臓に及ぼす影響を予測することは不可能であるため，あまり無理をしないことが賢明である．特に最近は出血例の高齢化が進んでおり，臓器予備能が低下している[6]ことを勘案するとなおさらである．「止血には成功したが，肝不全で死亡した」という事態を，できるだけ避ける努力が必要である．

　食道静脈瘤出血に緊急EIS（内視鏡的硬化療法）を施行することもある．これは出血点の近傍（肛門側が望ましい）に穿刺し，EOを少量注入して，圧迫止血後に止血を得るもので，EVLの普及以前は主流であった治療法である．待期・予防例の治療はX線透視を使用するが，緊急EISでは必ずしもX線透視を実施できる状況にないこともある．無透視の場合，血管内注入が不確実であることから，1ヵ所のEO注入量は2 mL以下にとどめる．

C．治療後の注意点

　内視鏡治療後は入院加療とし，合併症の発生を最小限にしなければならない．Second look endoscopyを励行し，必要に応じて追加治療を行う．静脈瘤破裂症例は肝硬変を基礎疾患に持つことが多いため，緊急治療後の全身管理も重要になる．血液が消化管で吸収されて意識障害をきたさないか，ショック肝により肝不全に陥らないかなどに，特に注意が必要である．静脈瘤に対する治療は，緊急治療で完遂することはない．全身状態が安定したところで，追加治療の計画を立て，できるだけ再出血を予防することが重要である．

D．症例提示

・症例1：78歳女性．C型肝硬変で通院中．吐血にて救急搬送となる．来院時血圧100/60 mmHg，脈拍90/min．外来での血液検査はWBC 5,870/μL，RBC 294万/μL，Hb 8.9 g/dL，Plt 7.2万/μL，TP 4.9 g/dL，Alb 2.9 g/dL，BUN 22.0 mg/dL，Cr 0.9 mg/dL，AST 35 IU/L，ALT 32 IU/L，T-bil

1. 食道静脈瘤／a. 出血例に対する EVL, EIS

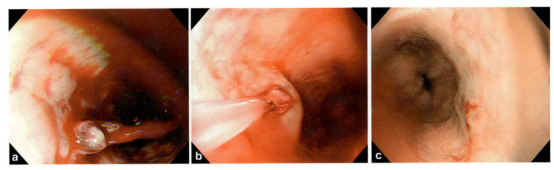

図1 症例1の緊急内視鏡像
a：切歯より 35 cm の 9 時方向にある静脈瘤から spurting bleeding を認める．
b：その近傍に穿刺して EO を 1.5 mL 注入．
c：圧迫止血し，止血を確認．内視鏡のひねりで方向が逆になっている．

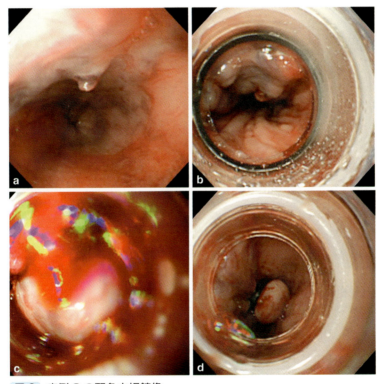

図2 症例2の緊急内視鏡像
a：切歯から 33 cm の 12 時方向に赤色フィブリン栓を認める．
b：O-リングを装着し出血部位に近づける．
c：出血点を含む静脈瘤を吸引する．
d：フィブリン栓から出血したが，さらに吸引を続け，出血部位を含めて O-リングをかける．

0.8 mg/dL．緊急内視鏡を**図1**に示す．切歯より 35 cm の 9 時方向にある静脈瘤から spurting bleeding を認め（**図1-a**），その近傍に穿刺して EO を 1.5 mL 注入した（**図1-b**）．圧迫止血し，止血を確認した（**図1-c**）．

・症例2：77 歳女性．C 型肝硬変で通院中．吐血にて救急搬送となる．来院時血圧 94/58 mmHg，脈拍 110/min．外来での血液検査は WBC 6,910/μL，RBC 335 万/μL，Hb 8.2 g/dL，Plt 10.8 万/μL，TP 5.1 g/dL，Alb 3.0 g/dL，BUN 17.0 mg/dL，CRNN 0.8 mg/dL，AST 57 IU/L，ALT 64 IU/L，T-bil 0.6 mg/dL．緊急内視鏡を**図2**に示す．

57

切歯から 33 cm の 12 時方向に赤色フィブリン栓を認める（図 2-a）．O-リングを装着し出血部位に近づけ（図 2-b），吸引する（図 2-c）．フィブリン栓から出血したが，さらに吸引を続け，出血部位を含めて O-リングをかける（図 2-d）．

E．おわりに

消化管出血は消化器内視鏡医が最も頻回に経験する緊急内視鏡適応疾患である．静脈瘤出血は循環障害に加え，肝臓に対する心配りが必要で，消化器内科医の能力が試される疾患でもある．内視鏡の手技はもちろんのこと，全身管理ができて初めて一人前の消化器内科医であるといえる．

文献

1) 井上義博ほか：緊急止血法．消臨 **9**：365-370，2006
2) 井上義博ほか：緊急内視鏡．消内視鏡 **22**：430-435，2010
3) 井上義博ほか：東北版「食道胃静脈瘤治療の標準化」作成の試み．日門脈圧亢進症会誌 **16**：119-126，2010
4) 小原勝敏ほか：食道・胃静脈瘤内視鏡治療ガイドライン．消化器内視鏡ガイドライン，日本消化器内視鏡学会（監），改訂第 3 版，医学書院，東京，p215-233，2006
5) 井上義博ほか：食道静脈瘤出血例への対応と内視鏡治療．食道・胃静脈瘤，村島直哉ほか（編），日本メディカルセンター，東京，p189-193，2012
6) 井上義博ほか：超高齢者の上部消化管出血の内視鏡診療の現況と問題点．消内視鏡 **20**：1644-1650，2008

A 内視鏡治療

1 食道静脈瘤

b 待期・予防例に対する EVL

内視鏡的静脈瘤結紮術（endoscopic variceal ligation：EVL）は，1988 年 Stiegmann らにより臨床応用された．EVL は内視鏡先端にフードを装着し，静脈瘤をフード内に吸引しゴム製 O-リングでポリープ状に結紮する手技である．作用機序は結紮による物理的な静脈瘤血流の遮断と結紮部位の潰瘍形成，線維化によるものである．手技が簡便であり，静脈瘤穿刺による出血の危険や硬化剤による副作用がないことから急速に普及した．EVL は供血路塞栓効果が少なく，再発しやすいとの見解はあるが，EVL によって食道静脈瘤治療の裾野が広がり，多くの患者が恩恵を受けたことは事実である．EVL は静脈瘤専門医のみならず，内視鏡医が修得しておくべき基本手技の1つとなっている（表1）．

A. EVL の適応

日本消化器内視鏡学会ガイドライン[1]に準拠し，内視鏡検査自体の禁忌がなく，内視鏡治療の適応とされる静脈瘤は EVL の適応である．出血所見（活動性出血およびフィブリン栓）を認める静脈瘤，出血既往のある静脈瘤は可及的すみやかに治療を行うべきである．非出血例でも静脈瘤形態 F2 以上もしくは red color sign（RC sign）2 以上の症例は予防的治療の適応とされている．また，6ヵ月以内に急速に増大したものは出血の危険が高く，予防的治療を考慮すべきである．

著明な黄疸（T-bil 4.0 mg/dL 以上），低アルブミン血症（Alb 2.5 g/dL 以下），血小板減少（20,000/mm^3 以下），全身の出血傾向，大量の腹水貯留，肝性脳症，腎機能低下を認める症例は原則，内視鏡的硬化療法（endoscopic injection sclerotherapy：EIS）の禁忌とされており，EVL を選択することが多い．EVL は EIS に比し肝予備能不良例や腎機能障害を有する症例への侵襲は少ないが，適応を熟慮し，慎重に行うべきである[1,2]．予防的治療は期待される治療効果以上に安全を最優先に考える必要がある．

B. EVL の基本手技

1 デバイスの選択

EVL デバイスは大別すると単発式と連発式がある．単発式ではスコープの挿入と抜去を繰り返し行うため，オーバーチューブの挿入が必要となる．連発式は一度の挿入で多数の結紮ができるので，通常，オーバーチューブを用いる必要はなく，短時間ですみ，患者の口腔周囲や術野の汚染が少ない．ただし，連発式は鉗子孔が使用できず，EIS への即時変更ができないので，出血例には用いないほうがよい．

2 準　備

EVL に際しては静脈ルートを確保する．監視専属の看護師もしくは医師を配置し，血圧，脈拍，動脈血酸素飽和度をモニターする．必要に応じてセデーションを行い，その際は経鼻カ

表1 EVL のまとめ
- 作用機序は局所の血流遮断と周囲粘膜の線維化である
- 簡便で安全な手技で，硬化剤による副作用がない
- 静脈瘤治療の専門医以外や経験の少ない内視鏡医でも施行可能である
- EVL は内視鏡医の技量による差が少なく，期待度に近い治療効果が得られる．失敗が少なく，ある一定以上の治療（消失）効果が得られる．上級者が行えば，より安全でうまくいく．2〜3 回でおおむね治療が終了する
- EIS に比し再発しやすいが，粘膜線維化治療（地固め療法）の付加で治療成績は向上する
- 緊急出血例に対する止血法として有用である
- 単発式の場合オーバーチューブが煩わしい
- 血行動態的に EVL 非適応例の存在することを認識し，該当する症例には安易な EVL を慎むべきである

ニューレで酸素投与（2 L/min 程度）を行う．予期せぬ偶発症に備え，救急トレイを必ず配備しておく．緊急症例以外はインフォームド・コンセントを得ておく．

3 EVL の実際（表2）

a) 開始から初期結紮までのポイント

待期・予防的治療では前述の理由から，連発式を用いることが多い．単発式の場合はオーバーチューブを用いる．オーバーチューブ挿入時は潤滑剤（キシロカインゼリーなど）を十分に塗布し，愛護的に挿入する．オーバーチューブを確実に挿入した後，内視鏡先端にデバイスを装着する．

EVL は食道胃接合部（esophago-gastric junction：EGJ）のやや胃側（静脈瘤のできるだけ胃側），方向としては前壁右側（いわゆる2時方向）から行うことが基本である．超音波内視鏡検査（endoscopic ultrasonography：EUS）などの検討から，この条が静脈瘤のメインルートであることが判明している．胃噴門部静脈瘤（Lg-c）があれば，Lg-c を含めて結紮する．かつて，EVL の「せき止め現象」による Lg-c の増大を懸念する見解があったが，実際に EVL 後に Lg-c が増大する症例は少数で，消退する症例も多い．結紮できないような大型のものを除き，Lg-c の存在自体が EVL の適否を左右する理由にはならない．静脈瘤の血行動態診断（供血路，穿通枝，傍食道静脈の状況）により判断する．また，他の方向に大きな静脈瘤があれば，そこから結紮してもよい．

b) 効果的な EVL を行うために

EGJ 付近に対しては重点的に結紮を行う．左胃静脈前枝系供血路の血流遮断は再発抑制に特に重要である．その後，口側に向かい，その視野で最も目立つ部位を順次，結紮していく．事前に EUS で壁外からの穿通枝が確認されている場合は，その部位を逃さず結紮することが肝要である．

個々の結紮は静脈瘤をデバイス内に十分に吸引し，大きな結紮ポリープ（てるてる坊主）を作るよう心がける．結紮箇所の間隔は 1.5～2 cm くらいあけると，直前にかけた箇所に伸展が及ばず，十分な吸引が行える（図1-a, b, c）．原則，1回の治療での結紮数はおおむね 7～10

表2 待期・予防例に対する EVL の基本―Q&A

・どこから結紮するか
　―最も大きな条から（通常，前壁右側（小彎）方向）
　―できるだけ胃側から，Lg-c があれば Lg-c から
・どのように結紮するか
　―EGJ 付近を重点的に
　―とにかく目立つところ，やりやすいところを
・どのくらい結紮するか（どこで止めるか）
　―結紮できる静脈瘤がなくなったら
　―個数としては 7～10 個，無理をしない
　―1週間後に残存部位を治療する

個までとし（図1-d），1週間後に残存状態を確認し，追加の治療を考慮する．以上の方法が患者への侵襲，安全性，治療の実効性から最も妥当であると思われる．

c) 終了時の注意事項

最後に咽頭，食道の損傷のないことを確認し，スコープを抜去する．特にオーバーチューブを使用した場合には，デバイスを外したスコープを再挿入し，オーバーチューブを抜去した後に食道から咽頭を観察し，穿孔や裂創がないことを確認し終了する（図2）[2,3]．

C. EVL 後のマネジメント

1 術後管理の基本

疼痛，発熱などの自覚症状を慎重に観察し，偶発症の早期発見に努める．6時間後から少量の飲水を許可し，酸分泌抑制薬を静脈内もしくは経口で投与し，必要に応じて粘膜保護薬を投与する．翌日に血液生化学検査，胸部 X 線撮影を行い，異常がなければ，昼から流動食，軟食を開始する[4]．

2 併用療法と追加治療

前述のように約1週間後に内視鏡検査を行い，治療効果と追加治療の要否を判定する（図3）．F0, RC0 を一応の到達目標とする．さらに完全消失を目的とする場合は，1％ポリドカノール（1％ AS）を用いた静脈瘤外注入 EIS，アルゴンプラズマ凝固法などの粘膜線維化治療（地固め療法）を付加する．EVL で終始完遂する多数結紮法（密集法）もある．治療後はまず3ヵ月後に，次いで6ヵ月ごとに経過観察を行う．

1. 食道静脈瘤／b. 待期・予防例に対する EVL

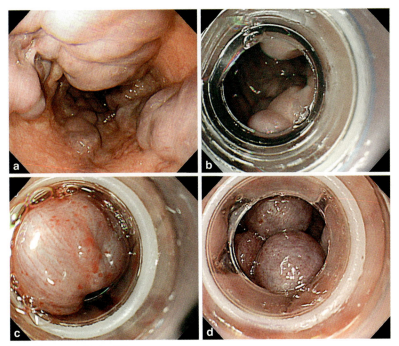

図1 EVL の基本手技
- **a**：F3 の食道静脈瘤を認める．
- **b**：EVL デバイスを装着したところ．
- **c**：結紮時は静脈瘤を十分に吸引し，デバイス内に取り込む（写真よりもっと赤玉になるくらい）．
- **d**：複数回の結紮が終了したところ．

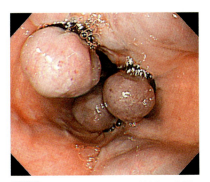

図2 デバイスを外した状態の内視鏡所見

静脈瘤や結紮の状況を観察し，食道から咽頭に穿孔や裂創がないことを確認する．

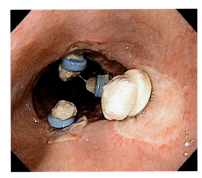

図3 EVL 後5日目の内視鏡所見

平皿状の潰瘍を形成し，O-リングと壊死組織の残存を認める（欧米では white nipple sign ともいう）．静脈瘤はおおむね消退している．

［文献3より引用］

《文献

1) 小原勝敏ほか：食道・胃静脈瘤内視鏡治療ガイドライン．消化器内視鏡ガイドライン，日本消化器内視鏡学会（監），改訂第3版，医学書院，東京，p215-233，2006
2) 中村真一ほか：食道・胃静脈瘤に対する治療．消化器内視鏡ハンドブック，日本消化器内視鏡学会（監），日本メディカルセンター，東京，p199-210，2012
3) 中村真一ほか：食道静脈瘤 EVL の基本．消内視鏡 **22**：511-513，2010
4) 中村真一：食道静脈瘤に対する内視鏡治療における偶発症とその対策．消化器 BOOK03 内視鏡診療の安全管理，赤松泰次（企画），羊土社，東京，p46-53，2011

A 内視鏡治療

1 食道静脈瘤

C 待期・予防例に対する EIS

食道静脈瘤（esophageal varices）治療は合併疾患に対する治療であり，安全かつ効果的でなければならない．また，中途半端な治療は高率に短期再発をきたすことから，食道静脈瘤の完全消失を目指す．この目的達成のために EO・AS 併用法[1,2]は有用な治療法であり，さらに徹底した地固め療法[2]を行えば長期の再発防止効果が得られる．

A. 術前管理

1 全身管理

硬化療法（EIS）施行前に全身状態の改善を図る．アルブミン（Alb）は硬化剤である ethanolamine oleate（EO）を不活化する作用を有している．低 Alb 血症患者では合併症発症の危険性が高く，術前の Alb 補給で血清 Alb 値を 3.0 g/dL 以上に補正しておく．また，腹水のコントロールも重要である．

2 インフォームド・コンセント

患者および家族に対し，治療の必要性，治療手技，使用する硬化剤の特徴，治療効果，治療に伴う合併症を十分に説明し，承諾書を得ておく．

3 治療前に準備しておくもの

a）処置具

静脈瘤穿刺針（20 G，23 G，25 G），注射器（2.5 mL，5 mL，10 mL，20 mL，50 mL），内視鏡装着 6 cm バルーン，EVL セット，S-B チューブ，アルゴンプラズマ凝固（argon plasma coagulation：APC）装置と消化器内視鏡用軟性プローブを準備しておく．

b）薬　剤

5% ethanolamine oleate（EO），1% aethoxysklerol（AS），無水エタノール（ET），散布用トロンビン 1～2 万単位，水溶性造影剤，ハプトグロビンなどを準備しておく．

c）その他

患者監視モニターまたは心電図モニター・動脈血酸素飽和度モニター，救急薬品，挿管器具など．

B. 治療前の門脈血行動態の把握

1 超音波内視鏡（EUS）（図1）

EUS は食道・胃壁内外の血行路を非観血的に把握する手段として有用である．食道静脈瘤は 20 MHz 細径超音波プローブ（ultrasonic miniprobe：UMP）による観察で粘膜下層に無～低エコー管腔像として描出される．食道静脈瘤はしばしば貫通静脈（perforating vein：Pv）を介して壁在傍食道静脈（peri-esophageal veins：Peri-v）や並走傍食道静脈（para-esophageal veins：Para-v）と交通している．中部食道では食道静脈瘤の排出路として奇静脈が観察される．Peri-v と Pv は食道静脈瘤の発達に関連している．治療終了時の UMP で Peri-v の残存や大きな Pv の残存例では再発頻度が高く，初回 EIS 時に Peri-v や Pv を消失させておくことが重要である．治療終了時に Peri-v や Pv が残存した場合は地固め療法を追加することで再発を防止する．

2 MDCT（3D-CT）（図2）

3D-CT は食道静脈瘤の供血路や副血行路の発達程度，あるいは危険な食道壁外シャントを把握するのに有用であり，腹部血管造影に取って代わる検査法である．治療前の 3D-CT で供血路を把握することで，治療時に EO の安全かつ効果的な注入範囲を推測できる．また，危険な食道壁外シャントも術前に把握できる．

A 内視鏡治療

——1. 食道静脈瘤／c. 待期・予防例に対する EIS

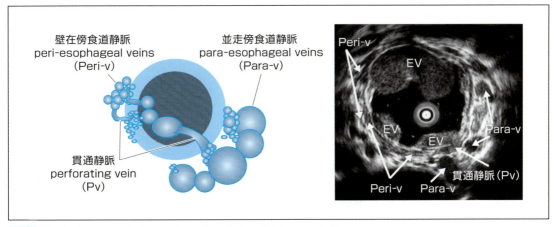

図1 食道・胃静脈瘤の 20 MHz 超音波プローブによる観察（シェーマ）

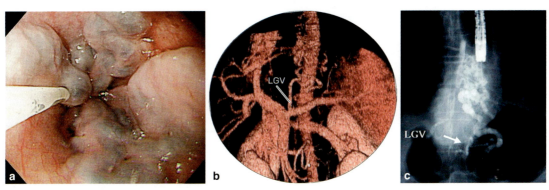

図2 食道静脈瘤症例の 3D-CT と静脈瘤造影所見の対比
　61 歳の男性，アルコール性肝硬変．内視鏡所見は，Lm，F2，Cb，RC1（RWM）であり，7 時の方向から穿刺し，5% EO を 20 mL 注入した．
a：穿刺した部位のみならず周囲の食道静脈瘤も青色調に変化した．
b：治療前の 3D-CT では，供血路が左胃静脈であった．
c：治療時の静脈瘤造影では，3D-CT と同様の供血路や食道静脈瘤像が得られた．
　治療前の 3D-CT によって，適切な治療範囲を推測できた．

C. 基本的手技―EO・AS 併用法の手技（図3）

EO・AS 併用法は再発防止を考慮した基本的手技である．5% EO の血管内注入法（EO 法）と 1% AS の血管外注入法（AS 法）を異時性に併用する方法である．

1 EO 法

EO 法（静脈瘤造影下硬化療法，endoscopic varicealography during injection sclerotherapy：EVIS）とは，X 線透視下に食道静脈瘤とその供血路を芋づる式に閉塞する手技である．最も形態の大きい食道静脈瘤から穿刺するが，同程度の形態であれば，発赤所見（red color sign：RC sign）の高度なものから順に穿刺する．なお，待期例で明らかな赤色栓（red plug）や白色栓（white plug）があれば，その食道静脈瘤を先に治療しておく．穿刺部位は食道胃接合部近傍を選択する．また，食道静脈瘤の形態に応じて穿刺針（F3：20 G，F2：20 G あるいは 23 G，F1：23 G あるいは 25 G，F0：25 G）を選択する．F0〜F2 の食道静脈瘤は 7 時方向から穿刺することで穿刺成功率が高くなる．術者は食道静脈瘤を穿刺したら内視鏡モニターから目を離さず，EO が血管外に漏れないように針先を血管内に保持することに集中する．第 1 助手は術者の指示に従いながら EO をゆっくり注入する．第 2 助手は内視鏡モニターを見ながら，スコープを患者の口元でしっかりと保持す

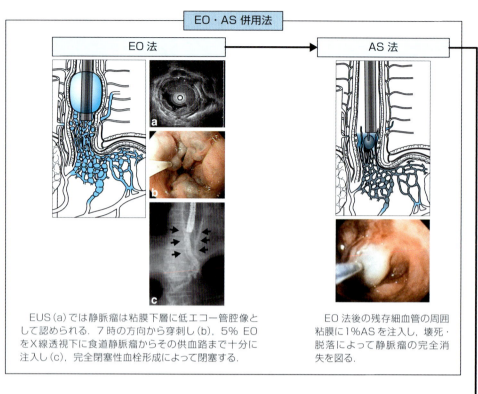

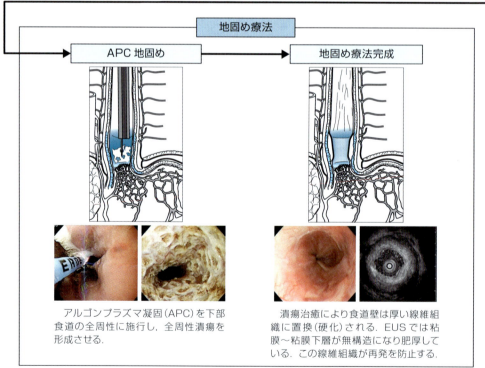

図3 EO・AS併用法およびAPC地固め療法

ることに神経を集中する．第3助手はX線モニターをしっかり観察し，EOがどこまで注入されているかを声に出しながら術者に知らせる．その際，第3助手は供血路が描出されていることを確認しながら，EOが十分に注入された時点（EOが門脈に流入する直前）でEO注入

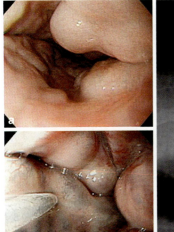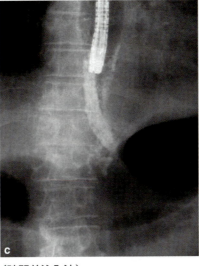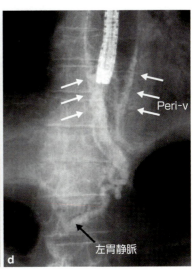

図4 EO法の効果的な手技（時間差注入法）
a：Ls, F2, Cb, RC1の食道静脈瘤である．
b：治療する静脈瘤を下部食道で7時の方向から穿刺する．
c：X線透視下にEOを供血路まで注入する．
d：供血路の一部が造影されたら，そのままで1～2分待って，再度EOを注入すると，主な供血路（左胃静脈：黒矢印）以外の供血路や壁在傍食道静脈（Peri-V：白矢印）が描出される．

をストップさせる．ここで重要なポイントは，EOを門脈へ流入させないことである．門脈へのEO流入は門脈血栓や肝不全を併発する危険性が高く，術者と介助者のチームワークが重要となる．

a）効果的なEO法のコツ（時間差注入法）

EOを供血路まで注入後，抜針せずに2～3分待ってから再度EOを注入（時間差注入法）すると，新たな供血路やPeri-vが描出され，再発に関与するあらゆる供血路を閉塞できる（供血路の地固め）（図4）．EO法は初回治療で可能な限りすべての食道静脈瘤に行うが，1回のEO総注入量はショックや腎不全などを防止するために0.4 mL/kg以内とする．不完全なEO法による不完全閉塞性血栓形成の食道静脈瘤あるいは未治療の食道静脈瘤に対しては，1週間後に追加治療を行う．

b）巨木型食道静脈瘤（pipeline varix）

1）診断法

熊谷ら[3]は巨大食道静脈瘤が噴門部静脈瘤に連なるものを巨木型食道静脈瘤と提唱し，豊永[4]は門脈造影所見からpipeline varixと名付けた．しかし，pipeline varixの中には食道胃接合部より口側で食道壁を貫通し食道静脈瘤となるものも存在する[5]．つまり，pipeline varixは熊谷の巨木型と食道壁貫通型の2つのタイプに分類できる（図5）．食道壁貫通型は，熊谷の巨木型と異なり，EVが食道胃接合部の口側で突然消失する所見を呈し，噴門部静脈瘤を認めない．これら巨木型は食道静脈瘤全体の約2～4％にみられ，すだれ様静脈（柵状血管）を介さずに左胃静脈から直接食道静脈瘤へ流入するので，血流が速く血液量も多く，高頻度に食道壁外シャントを合併することが治療抵抗性の要因になっている．

2）治療法

内視鏡装着6 cmバルーンで確実に血行を遮断し，造影剤による静脈瘤造影でシャントの存在と血流量の程度を確認する．造影良好で左胃静脈まで造影できればEOを供血路まで注入し，時間差注入法で治療する．一方，造影不良でシャントを伴う場合は，次項を参照されたい．巨木型の場合は1回のEO法では治療困難なことが多く，完全閉塞させるためには1週後にEO法を追加することが多い．

3）危険な食道壁外シャント症例

EO法で注意すべきは，EOが供血路に注入されずシャントを介して肺や心臓あるいは全身に流出する場合である．危険なシャントには，門脈-肺静脈吻合（porto-pulmonary venous

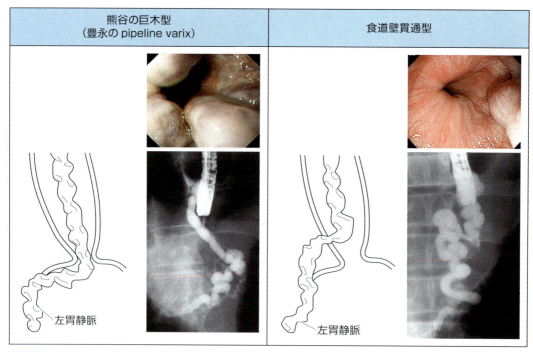

図5 巨木型食道静脈瘤の血行動態からみた分類

anastomosis：PPVA）と下大静脈（IVC）へのシャントがあり（**図6**），これらのシャントを認めた場合は，ただちにEO注入を中止することが合併症防止のために重要である．すなわち，EOがPPVAから肺静脈に流れるとショックや肺塞栓をきたし，IVCへの流出ではヘモグロビン尿や腎不全を引き起こす危険性がある．術前にシャントを診断するためには，20 MHz UMPやラジアル型カラードプラ超音波内視鏡による観察が有用である．F因子が大きいほどシャントの合併率が高くなる．

　造影剤のみでシャント造影を行い，造影不良ならET 0.5～1 mLを間欠的に投与（総量3 mL以内）し，1～2分間待って再度造影してみる（ET法）．それでシャントが閉塞し供血路が造影されてくれば，EOを供血路に注入する．もし，供血路が造影されなければ，その食道静脈瘤は1週間後の治療とし，抜針後出血は内視鏡装着6 cmバルーンで2～3分間圧迫し止血する．止血後は他の食道静脈瘤に対してEO法を行う．1週間後のET法が無効なら，シャント血管をUMPで確認後，貫通静脈部位をO-リングで結紮して閉塞する．その後結紮部肛側のEVを穿刺しEO法で供血路を閉塞する（選択的EVL・EO併用法）（**図7**）．

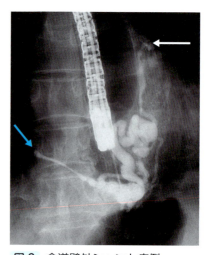

図6 食道壁外シャント症例
a：下大静脈へのシャント（青矢印）．ヘモグロビン尿や腎不全の危険性あり．
b：肺静脈へのシャント（PPVA）（白矢印）．ショックや肺塞栓の危険性あり．

　危険なシャントを治療前に把握するにはUMPが有用である．UMPで貫通静脈径が3 mm以下ならEOの時間差注入法が，3～5 mmならET法が効果的である．5 mm以上ではET法でも限界があり，選択的EVL・EO併用法が有用となる．

　なお，これらの危険な大きなシャントは内視

A 内視鏡治療

1. 食道静脈瘤／c. 待期・予防例に対する EIS

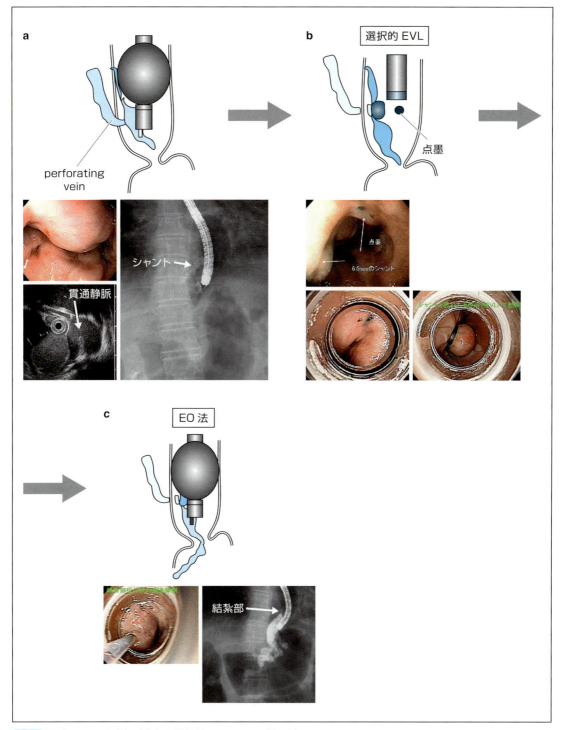

図7 巨大シャント例に対する選択的 EVL・EO 併用法
a：貫通血管径 5 mm 以上の場合，硬化剤がシャント血管に流出し，供血路へ硬化剤を注入することができない．
b：20 MHz UMP の観察で貫通静脈を確認して，近傍の食道静脈瘤のないところに点墨しておく．それを目印に貫通静脈部を O-リングで結紮する（選択的 EVL）．
c：結紮部の肛側を穿刺し，硬化剤（EO）を供血路に十分注入する．

鏡像からほぼ推測することができる．下部食道で静脈瘤の一部が大きく膨らみ，内腔に突出している部位があれば，そこが貫通静脈部位であることが多い．

c) EO 法のピットフォール

EO 法の注意点として，門脈への EO 流入を避ける（門脈に多量の EO が流れると，EO の内皮細胞障害による門脈血栓や肝不全の危険がある），EO の総注入量を 0.4 mL/kg 以内とする（過剰投与では心原性ショックを誘発する），全身への流出を最小限にする（EO の溶血作用でヘモグロビン尿や腎不全をきたす），EO の血管外への漏れを 2 mL 以下にする（多量に漏らすと EO による強い組織障害作用で食道潰瘍や食道穿孔の危険がある），などが挙げられる．

2 AS 法

AS 法は EO 法後の血栓化食道静脈瘤の脱落と残存細血管（再発予備血管群）の消失を目的とする．AS は 1 ヵ所に 2 mL ずつ粘膜内に膨隆を形成するように注入するのが効果的である．粘膜下層への注入では，AS が広く拡散して効果がなく，さらに筋層への大量注入では縦隔洞炎や食道穿孔の危険性がある．AS の総量は 20 mL 以内とする．

D. 地固め療法

1 地固め療法の適応

出血・待期例，再発例は地固め療法の適応である．予防例では，治療抵抗例，アルコール性肝硬変例，肝癌合併（Vp0〜2）例，そして EIS 終了時の UMP 所見で Peri-v の高度発達と大きな貫通静脈が存在する場合において，再発の可能性が高く，地固め療法の適応となる．

2 地固め療法の手技（図 3）

EO・AS 併用法で食道静脈瘤が消失した時期に，APC を用いて下部食道粘膜を全周性に照射（高周波出力 40 W，アルゴン流量 1.0 L/分）し，全周性潰瘍を形成させて粘膜〜粘膜下層を密な線維組織で置換する手技であり，食道静脈瘤の発生母地を硬化させて再発防止を図る手技である．

E. EVL・EIS 併用法の適応と手技

EVL のよい適応は EIS の限界例である．EVL 後の高率な再発を減らすために，EIS との併用が行われている．EVL・AS 併用法は，食道胃接合部から下部食道の食道静脈瘤に O-リングを密に掛け，さらに 1 週間後に EVL 施行部位の隙間に AS を 1〜2 mL ずつ粘膜内に注入する方法である．EVL・地固め併用法は，EVL・AS 併用法後に形成された潰瘍間の正常下部食道粘膜を APC で焼灼する方法である．本法では短期出血再発を防止でき，高度肝障害例や進行肝癌例では出血死を回避できる．

F. 治療成績

食道静脈瘤待期・予防例に対する EO・AS 併用法による完全消失例と地固め療法施行例における累積非再発率をみると，EO・AS 併用法では 1 年後 83.2％，3 年後 68.1％，5 年後 66.0％であり，再発例は F1〜2 の RC 陽性食道静脈瘤であり，出血を約 10％に認めた．再発例はすべて入院治療が必要であった．一方，地固め療法施行例の累積非再発率は 1 年後 95.2％，3 年後 90.5％，5 年後 89.5％ときわめて良好であり，再発例は F0，RC 陽性食道静脈瘤で出血は認められず，ほとんどの症例は外来治療（APC 法）で対処できた．

G. おわりに

食道静脈瘤待期・予防例に対する内視鏡治療の基本は，患者の病態と門脈血行動態に応じた適切な治療手技を施行することであり，その結果，安全かつ効果的な治療が達成できる．

文献

1) 小原勝敏ほか：食道・胃静脈瘤硬化療法における EO 単独および EO・AS 併用法からみた予後の検討．Gastroenterol Endosc 29：2232-2236，1987
2) 小原勝敏：胃・食道静脈瘤の治療法―硬化療法．Mebio 19：8-15，2002
3) 熊谷義也ほか：食道静脈瘤の内視鏡的分類とその臨床的意義．胃と腸 11：741-750，1976
4) 豊永 純：食道静脈瘤の内科的治療．新内科学体系年刊版 86-A：143-170，1986
5) 小原勝敏ほか：巨木型食道静脈瘤に対する EIS．消内視鏡 21：847-854，2009

A 内視鏡治療

1 食道静脈瘤

d 地固め療法① : EIS

食道静脈瘤に対する地固め療法，中でも EIS（endoscopic injection sclerotherapy）について述べる．本項では硬化療法・結紮術と地固め療法について述べた後，地固め療法の実際について解説する．

A. 硬化療法・結紮術と地固め療法の位置付け（図1）

食道静脈瘤に対する治療法として現在広く普及しているのは EO（ethanolamine oleate）の血管内注入による EIS（intra variceal endoscopic injection sclerotherapy : intra EIS）と O-リングを用いる EVL（endoscopic variceal ligation）である．最近では食道静脈瘤周辺に硬化剤を注入する para EIS（para variceal EIS）は EVL の普及により減少していると考えられる．EIS と EVL にはそれぞれ特徴があり，それらの特徴をよく理解した上で治療法の選択を行う必要がある．なお，地固め療法はそれら治療法の後に行うものであり，治療法に関して，また，地固め療法の特徴に関しても熟知しておく必要がある．

EIS は EO を血管内に注入する方法であり，連続した胃静脈瘤が存在するときなどには積極的に選択される方法である．EVL では大きな胃静脈瘤治療はできないからである．また，わが国における EIS は再発率が低く，EVL は再発率が高いことも知っておく必要がある．

一方，治療回数に関しては EVL では少なく EIS では多く必要とする．また，EVL の特徴として，再発しやすいが治療を繰り返すことで再発しにくくなることを知っておく必要がある[1]．

したがって内視鏡治療の選択肢としては，一度長期に入院すれば再発が少なく再入院が少なくてすむ EIS と，一度の入院は短期ですむが繰り返し入院が必要な EVL であり，患者の社会的背景なども考慮して治療法の選択を行う必要

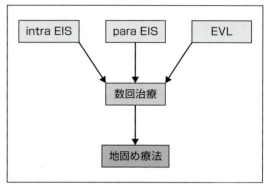

図1 地固め療法の位置付け

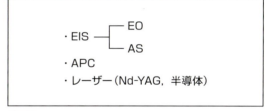

図2 地固め療法の種類

がある．

もう1点強調しておきたいのは EVL の週2回法に関してである．EVL は2週間に1回の治療が保険適用であったが最近週1回で認められるようになった．この方法は従来の方法に比べて入院期間が短く，入院日数も半分程度ですむ．また，安全性に関しても合併症が増えることもなく安全に施行できる[2]．

intra EIS，EVL などで治療をした後，いよいよ地固め療法を施行する．

B. 地固め療法の種類

地固め療法の種類はおおむね図2の通りである．

地固め療法としては硬化剤を注入する EIS による地固め療法や，APC（argon plasma coagula-

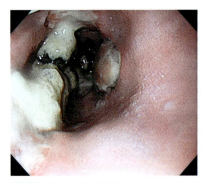

図3　EVL後内視鏡所見

tion)，レーザー[3]といった種類がある．当初はAS（aetoxysclerol）による地固め療法が主流であった．ASは組織障害が弱く深掘れの潰瘍を作りにくいために食道壁に対して安全に用いることができるからである．ただ，その後血管内注入に引き続いて用いることができるEOによる地固め療法や，最近ではAPCによる地固め療法もその簡便さから普及している．本項では硬化剤を用いた地固め療法について解説する．

C．地固め療法の方法

　地固め療法とは食道静脈瘤に対する内視鏡治療において，最後の仕上げである．目的は静脈瘤の再発抑制である．再発を抑制するためには食道粘膜を物理的に障害し，線維化させる必要がある．前述したようにEISやEVLといった内視鏡治療の後に行うものである．EISでは血管内注入ができなくなった時点で地固め療法を行う．EVLではおおむね2回終了後に行うようにしている．EVLを2回行うとほとんどすべての症例でO-リングをかけられなくなるからである（図3）．

　硬化剤注入による地固め療法を行う手順を示す．まず，内視鏡を胃内に進め胃内で針を出して長さを確認する．穿刺直前にも針を出して長さを必ず確認する（図4-a）．これは通常のEISと同様である．次に穿刺部位の決定であるが，内視鏡治療前に胃静脈瘤が存在した場合は胃側から地固め療法の穿刺を始める．ただし，胃側の穿刺も含めて反転しての穿刺は行わない．

　続いて口側に穿刺を繰り返す．穿刺は同心円上に3ヵ所，膨隆を形成するように穿刺する（図4-b）．たとえば，2時，6時，10時の方向といった具合である．硬化剤の注入量はASの場合1ヵ所で1.5 mL以内，総量20 mL以内，EOの場合0.5 mL以内，総量10 mL以内を目安とする．同心円上で3ヵ所穿刺をすると全周性の膨隆を形成しおおむね内腔がなくなるので，これを目安とする．また，穿刺部位は内視鏡画面で7時から出る穿刺針と平行に浅く穿刺することがコツで，穿刺部位を変えるときは内視鏡を回転して穿刺方向を変える．深い角度で穿刺すると深く穿刺されるので行ってはならない．EVL後に地固め療法を行う場合，潰瘍辺縁から再発することが多いので潰瘍辺縁までしっかりと膨隆を形成するように注入する（図4-b）．

　地固め療法の目標を内視鏡的な全周性の潰瘍とする場合は1度の地固め療法では形成できないので繰り返し行う必要がある．EVL後の地固め療法の場合は短期入院期間も目的なので1度のみの地固め療法を行うようにしている．

　食道静脈瘤に対するそれぞれの治療法の特性をよく理解した上で行うことが重要である．

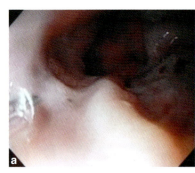
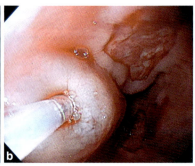

図4　硬化剤注入による地固め療法の手順
a：穿刺直前．針の長さを確認．
b：膨隆を形成するように注入．

《文献》

1) 角谷　宏ほか：食道静脈瘤に対する内視鏡的治療法の選択—CDEUS による血行動態分析に基づいて—．消内視鏡 **15**：1071-1076，2003
2) 小山誠太ほか：EVL 週 2 回法の短期成績．Gastroenterol Endosc **52**：1099，2010
3) Hino S, et al：Low power diode laser treatment using indocyanine green for eradication of esophageal varices. Endoscopy **33**：873-875, 2001

A 内視鏡治療

1 食道静脈瘤

e 地固め療法②：APC

食道静脈瘤治療として EO（ethanolamine oleate）・AS（aethoxysclerol）による内視鏡的硬化療法（endoscopic injection sclerotherapy：EIS）後の地固め療法としてアルゴンプラズマ凝固法（argon plasma coagulation：APC）地固め療法の有用性が報告されている[1]．内視鏡的静脈瘤結紮術（endoscopic variceal ligation：EVL）はその簡便性と安全性から広く普及しているものの，EVL単独では再発率が高いことなどが問題とされ，EVLの治療効果を向上させるための工夫として，APC地固め療法が施行されている．本項ではAPC地固め療法の実際を提示する．

A．APC地固め療法の有用性

EVL後にAPC地固め療法を追加することにより，治療後の食道静脈瘤の再発を減少させること，また，安全性が高いことが報告されている[2,3]．EVL後にAPC地固め療法を併用することにより術後の再発・再治療を減らし（図1），患者の再入院を減らすことが可能となる（図2）[4]．これらの理由により，EVL後の患者に対しAPCで地固め療法を追加することは患者のQOLの向上に貢献する．

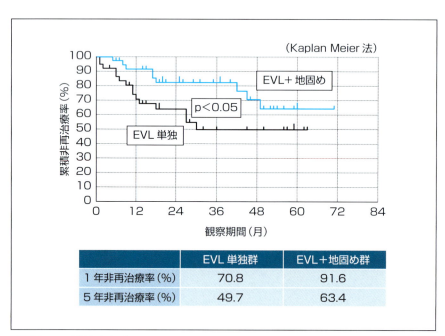

図1 EVL単独療法群とEVL＋地固め併用療法群での前向き比較試験での累積非再治療率

地固め療法を併用することにより有意に治療後の再治療率が減少する．

［荒木寛司，森脇久隆：EVL＋APC地固め療法．食道・胃静脈瘤，小原勝敏ほか（監），改訂第3版，日本メディカルセンター，東京，p221-225，2012より改変］

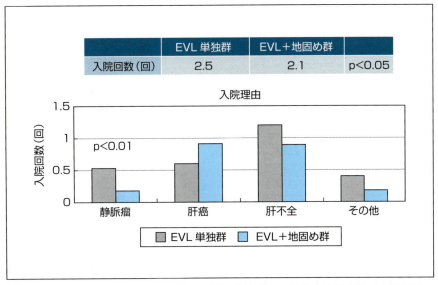

図2 EVL単独療法群とEVL＋地固め併用療法群での前向き比較試験での治療後の入院回数の比較

地固め併用群で有意に治療後の入院回数が減少する．

［荒木寛司，森脇久隆：EVL＋APC地固め療法．食道・胃静脈瘤，小原勝敏ほか（監），改訂第3版，日本メディカルセンター，東京，p221–225，2012より改変］

B. APC地固め療法の適応

APC地固め療法は，長期的な経過での食道静脈瘤の再発，出血，入院を減らす目的に行われる．したがって予後が数ヵ月以内と思われる肝予備能低下例や末期肝癌症例への適用は慎重に考える必要がある．また，地固め療法前の食道静脈瘤治療が不十分で静脈瘤の形態が残存していると，APCによる粘膜焼灼により静脈瘤出血をきたすことが危惧される．EVLあるいはEISで十分に静脈瘤の形態を消失させた後にAPC地固め療法を追加することが重要である．

C. APC地固め療法の実際

EVLやEISにより静脈瘤の形態が消失し，治療後の潰瘍が治癒した時期にAPC地固め療法を行う．EVLやEIS治療の約1ヵ月後に内視鏡による観察を行い，静脈瘤消失を確認し，同日APC地固め療法を行う．患者の体動を抑え安全に治療するため意識下鎮静を行う．内視鏡機種の選択は，APCプローブを挿入した状態で食道や胃内に貯留するアルゴンガスを吸引しMallory-Weiss症候群などの合併症を予防し，治療中の血液などを吸引し良好な視野を確保しながら治療するために鉗子口径が広い内視鏡を使用する．鉗子口径が3.2 mmで前方送水機能を有するGIF TYPE Q260Jなどを選択する．内視鏡には先端透明フードを装着する．先端透明フードの装着により焼灼部位と内視鏡先端の適切な距離を保ち，正確な治療が可能となる．またフードにより焼灼した粘膜を機械的に剝離除去し広範な潰瘍を作製することの助けとなる．APCはVIO300D＋APC2ではPulsed APCモードが均一に広範囲な潰瘍の作製に適している．設定は流量1.0 mL/min，出力20 W，Effect2で食道胃接合部から口側約5 cmの下部食道を全周性に焼灼し浅い潰瘍を作製する．術当日は絶飲食とし，術翌日から全粥食の摂取が可能である．APC地固め療法のための入院期間は2から4日間程度である．

D. APC地固め療法の偶発症

APCでは浅く均一な潰瘍が作製されるために重篤な偶発症は少ない．当科では穿孔，縦隔炎などの重篤な偶発症は認めておらず，経験するのは発熱，疼痛などの軽微なものである．従

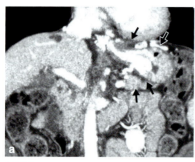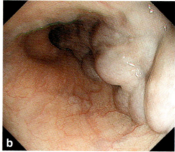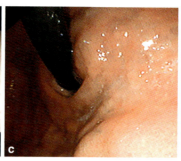

図3　治療前の造影CTおよび上部消化管内視鏡像
腹部造影CT冠状断では矢印に示す拡張した左胃静脈から胃噴門部静脈瘤を経由して食道静脈瘤へ連続する門脈側副血行路を認める（a）．上部消化管内視鏡ではF3の食道静脈瘤（b）とF2の胃噴門部静脈瘤（c）を認める．

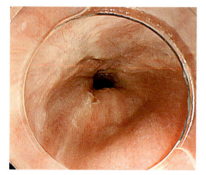

図4　2回のEVL後1ヵ月の食道内視鏡像
EVLにより静脈瘤は消失し，EVL後の潰瘍も治癒している．引き続きAPC地固め療法を施行した．

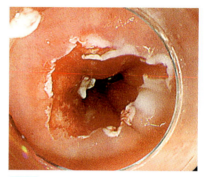

図5　APCによる全周性の潰瘍の形成
下部食道5cmにAPCで全周性に焼灼し浅い潰瘍を形成した．

来のAS，レーザーなどによる地固め療法で報告された治療後狭窄より頻度が低く，内視鏡を通過させることによるブジー効果で改善する症例がほとんどである．症状の強い症例にはバルーン拡張を行う．

E. APC地固め療法の効果判定

治療の約1ヵ月後，APCによる潰瘍が治癒した時期に内視鏡で治療効果判定を行う．胃噴門部静脈瘤および食道静脈瘤の消失を確認するとともに，細径超音波プローブにより食道壁内静脈，壁在傍食道静脈（Peri-v），並走傍食道静脈（Para-v），貫通静脈（Pv）などの食道周囲血管群の観察を行う．これらの所見と肝予備能，門脈因子，飲酒量などをもとに以降の観察間隔を決定する．貫通静脈存在例では，同部位から短期間に静脈瘤が出現する場合があり注意を要する．また，APC地固め療法後には造影CTなどを行い，門脈血行動態の治療前後での変化を確認することも経過を観察する上で重要である．

F. 症　例

79歳女性．出産時に輸血歴あり．検診にて汎血球減少を指摘され受診．C型肝硬変による脾機能亢進症と診断された．食道・胃静脈瘤［Lm, F3, Cb, RC1］，［Lg-c, F2, RC0］を指摘され，腹部造影CTで拡張した左胃静脈と連続する胃噴門部静脈瘤と食道静脈瘤を認めた（**図3**）．Child-Pugh Bであった．EVLにて胃噴門部静脈瘤および食道静脈瘤を16ヵ所結紮し，2週後に8ヵ所結紮した．1ヵ月後の内視鏡像ではEVL後の瘢痕を認め，食道静脈瘤は消失した（**図4**）．APCにて下部食道5cmを焼灼し全周

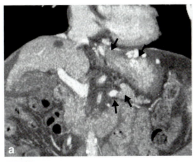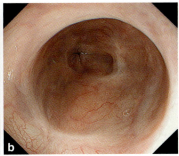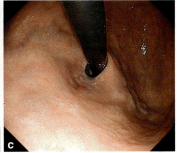

図6 治療後の造影CTおよび上部消化管内視鏡像
　治療前に認めた拡張した左胃静脈は縮小し，胃噴門部から食道に認めた静脈瘤は消失している（a）．上部消化管内視鏡でも静脈瘤の消失を認める（b, c）．

性の浅い潰瘍を作製した（図5）．APC後1ヵ月の上部消化管内視鏡検査では食道，胃噴門部ともに静脈瘤は消失し，造影CTでも噴門から食道壁内の造影効果を有する静脈瘤は消失した（図6）．

G. おわりに

EVLやEISの治療効果を高めるためにAPC地固め療法は有用である．

文献

1) 小原勝敏：内視鏡的硬化療法（EIS）．食道・胃静脈瘤，小原勝敏ほか（監），改訂第3版，日本メディカルセンター，東京，p203-208, 2012
2) Nakamura S, et al：Endoscopic induction of mucosal fibrosis by argon plasma coagulation (APC) for esophageal varices：A prospective randomized trial of ligation plus APC vs. ligation alone. Endoscopy 33：210-215, 2001
3) Furukawa K, et al：The usefulness of prevention consolidation therapy of esophageal varices using an argon plasma coagulation technique. Hepatol Res 23：220-225, 2002
4) 荒木寛司，森脇久隆：EVL＋APC地固め療法．食道・胃静脈瘤，小原勝敏ほか（監），改訂第3版，日本メディカルセンター，東京，p221-225, 2012

A 内視鏡治療

2 胃穹窿部静脈瘤

a 出血例に対するCA局注

　胃穹窿部の静脈瘤出血は重症化することが多く，確実かつ侵襲の少ない止血法が求められる．胃穹窿部静脈瘤は血流が豊富で粘膜が厚く，食道静脈瘤に使用する標準的な硬化剤（ethanolamine oleate，aethoxysklerol など）を用いた内視鏡的治療または内視鏡的静脈瘤結紮術では完全止血は困難である．Cyanoacrylate 系薬剤 n-butyl-2-cyanoacrylate（ヒストアクリル）は，血管や臓器の創傷癒合を目的として使用されてきた外科的接着剤である．血液と接触すると瞬時に重合し，ポリマーとなり物理的に血管内を閉塞し血流を遮断する．1986年，ドイツの Soehendra[1] らが難治性出血性食道・胃静脈瘤に対する内視鏡的止血塞栓剤としての本剤の有用性を報告した．急性期の止血率は90.9％から100％であり，胃穹窿部静脈瘤の止血法としては最も有効な治療といえる．わが国においても2013年4月薬事承認され，ヒストアクリルを用いた内視鏡的止血法が標準治療になると考えられる．筆者らは1992年，倫理委員会の承認を得て胃静脈瘤出血に対するこの治療による臨床研究を行い，有効な止血法として報告した[2]．その後，臨床実績を経て，より安全な手技，合併症，長期予後[3-5]に関して門脈圧亢進症学会に投稿してきた．本項では筆者らの臨床研究[2]，論文[3,4] および最新の知見[5] から出血例の対応，手技の基本，合併症対策および治療の限界について解説する．

A．ヒストアクリルを用いた胃穹窿部静脈瘤出血に対する内視鏡的治療

　胃穹窿部静脈瘤出血の完全止血，完全消失には静脈瘤全体をヒストアクリル重合体で完全閉塞する必要がある．胃穹窿部静脈瘤の多くは胃壁内分枝がなく，供血路，胃静脈瘤，排出路がほぼ同径の連続する1つの血管で構成されているため[2,6]，物理的に完全閉塞することは容易であるが[2-5]，そのためには重合形成の時間を延長し，X線透視下で治療範囲が確認できるように油性造影剤であるリピオドールで希釈する．希釈しすぎると重合が遅れ[7]，止血効果の減弱また排血路から流出し，濃すぎると局注周辺のみで重合体が完成し，血管外に漏れると深い潰瘍，膿瘍などが発症する[3,4]．内視鏡的塞栓療法としてヒストアクリルとリピオドールの溶解混合比は海外では1：1が一般的であるが[1-3]，わが国におけるヒストアクリルの添付文書では，"推奨濃度は62.5～75.0％"と記載されている．初心者は推奨濃度範囲内で行うことが勧められるが，追加で"※適宜増減する場合がある"と記載されており，症例，手技，治療実績から多少の推奨範囲外の濃度でも容認される．山本らの基礎実験ではヒストアクリルとリピオドールによる血液との重合時間は混合比1：1であれば約4秒，Stoesslein らは3.2±0.8秒と報告しており[7]，この値を参考にして治療を行うとよい．筆者らは臨床研究の結果から混合比1：1で使用している[2-5,8]．

　活動性出血（**図1-a**）に対しては正確な静脈瘤内穿刺とヒストアクリル／リピオドール混合液の適切な局注により，完全止血が可能である．止血により患者の状態は急速に改善するため，ヒストアクリルによる内視鏡的塞栓療法が最も適切な治療法だが，出血時は患者の状態が不安定で不慣れな手技ではリスクを伴うため，熟練した医師に限られる．夜間，休日，また熟練した医師，スタッフがいないときは，内視鏡で出血を確認した時点で止血用のクリップ装置を用いる．クリップで出血点を周囲の上皮で覆

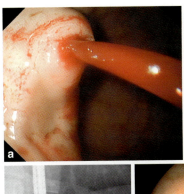
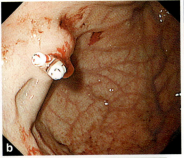
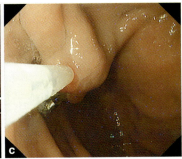
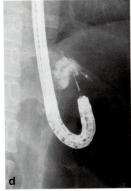
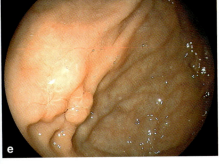

図1 胃穹窿部静脈瘤出血の内視鏡的治療例
a：活動性出血時.
b：内視鏡クリップ装置による止血.
c：治療時内視鏡写真．一時止血後，ヒストアクリル/リピオドール混合液を内視鏡的に静脈瘤内に局注.
d：治療時X線写真．胃静脈瘤全体をヒストアクリル/リピオドール混合液で完全閉塞する.
e：治療1年後：静脈瘤は瘢痕化して完全消失した.

うことにより通常は一時止血が可能であり，特別な技術は求められない（図1-b）．クリップで止血不能または出血点が確認できなければ穹窿部胃静脈瘤を圧迫可能なS-Bチューブ53型を挿入して一時止血を行う．その後，良好な視野のもとヒストアクリルによる内視鏡的塞栓療法を行う（図1-c）．胃静脈瘤全体をヒストアクリル重合体で完全閉塞（図1-d）する基本手技を習得することにより，緊急例，待期例ともに完全止血，静脈瘤の完全消失（図1-e）が可能となる．

B. 基本手技

手技の基本について図を用いて解説する．

1 必要物品

ヒストアクリル（0.5 mL/本）2～3本（図2-a），リピオドール（0.5～1.0 mL）を吸引した2.5 mL注射器（図2-b），50％ブドウ糖溶液を5～10 mL吸引した10 mL注射器（図2-c）．22～23 G穿刺針．

2 治療の開始

患者をX線透視台にのせ左側臥位にして内視鏡を挿入する．可能であれば右半側臥位にして観察する．右半側臥位により胃穹窿部静脈瘤を正面視でき，穿刺および透視下のヒストアクリル/リピオドール混合液の局注範囲の観察が容易になる．

a）穿刺前の準備

穿刺部位は突出した静脈瘤のやや側面を穿刺する．正面穿刺は静脈瘤を貫き腹腔内にヒストアクリルが漏れる危険がある．穿刺直前にリピオドール1.0 mL入り2.5 mL注射器にヒストアクリル1.0 mLを吸引，計2 mLにして軽く混ぜる（図2-d）．F1～2静脈瘤であれば半量にする．

b）穿　刺

X線透視を行う．50％ブドウ糖溶液にて穿刺針をフラッシュ後，患者に呼吸を止めさせて胃静脈瘤を穿刺，血液の逆流がみられたら一気に

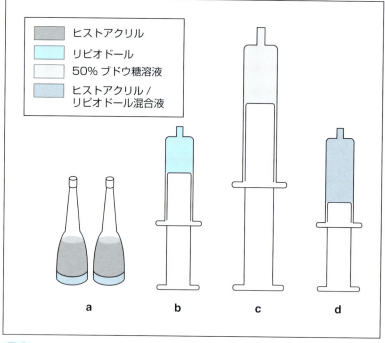

図2 ヒストアクリル内視鏡治療に使用する準備物品
a：ヒストアクリル2本（1本：0.5 mL）．
b：リピオドール0.5～1 mL入り2.5 mL注射器．
c：50％ブドウ糖溶液5～10 mL入り10 mL注射器．
d：ヒストアクリル/リピオドール混合液．

ヒストアクリル/リピオドール混合液を局注する．穿刺針の容積は1.0 mL以上あり，ヒストアクリル/リピオドール混合液を穿刺針に2.0 mL注入した場合でも静脈瘤内に局注される量はわずかであるため，50％ブドウ糖溶液をすばやく追加注入して全量を静脈瘤内に排出する（図3-a）．排出後は50％ブドウ糖溶液を徐々に注入して血液と重合形成するヒストアクリルを排血路側に押し出して数秒待つ（図3-b）．数秒で排出路側からヒストアクリルによる重合体が完成するが，その間，穿刺針が胃静脈瘤と接着しないよう50％ブドウ糖溶液のわずかな注入を続ける．その後ヒストアクリル/リピオドール混合液を再度局注する（図3-c）．局注できない場合，抜針して塞栓されていない静脈瘤に局注する．追加の50％ブドウ糖溶液注入により，2回目は穿刺部より供血路側に重合体完成過程のヒストアクリルが押し出される（図3-d）．供血路側まで十分に閉塞できたら50％ブドウ糖溶液でフラッシュしながら抜針する．透視で胃静脈瘤全体がヒストアクリルで塞栓されたことを確認して終了する（図3-e）．

C. 手技のポイントと合併症対策，治療の限界

ポイントはヒストアクリル/リピオドール混合液と50％ブドウ糖溶液の注入量，注入速度，注入法にある．局注するヒストアクリル/リピオドール混合液は最大3 mL程度が適切である[2]．大量のリピオドールの注入は，発熱，炎症反応，胸痛を誘発し，血管外に漏れると潰瘍を，大量に漏れた場合は胃壁壊死，膿瘍，敗血症を引き起こす危険がある[3,4]．死亡例の報告もあり，重篤になる前に胃上部切除術など外科的治療が必要となる[3]．ヒストアクリル/リピオドール混合液は透視下で確認しながら排出路に流れない量（2 mL以下/回）を静脈瘤内に一気に局注する．高濃度のヒストアクリルの場合でもゆっくり注入するとヒストアクリル濃度が静脈瘤内で希釈され，不完全な重合体また小塊が血流とともに流出し他臓器の塞栓（異所性塞栓）を併発するリスクがある．一気に注入されたヒストアクリルは血流を遮断し徐々に重合体が完成する．重合体が完成するには数秒かかる

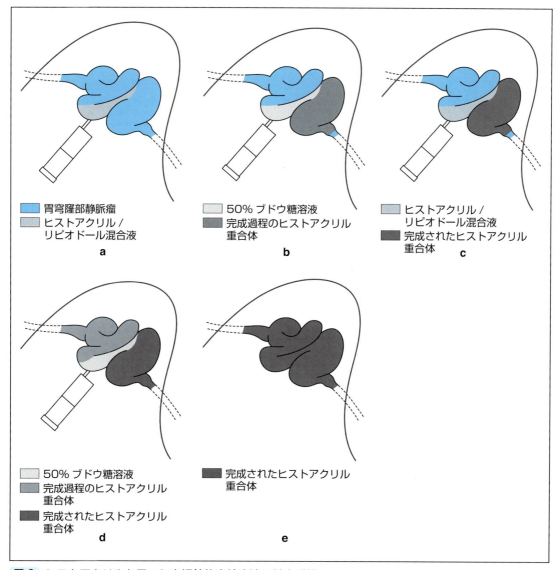

図3 ヒストアクリルを用いた内視鏡的塞栓療法の基本手技
a：ヒストアクリル/リピオドール混合液全量注入後，50％ブドウ糖溶液で静脈瘤内に排出する．
b：引き続き50％ブドウ糖溶液を注入する．ヒストアクリルは静脈瘤の鋳型状に血液と重合形成しながら排血路側に押し出される．
c：ヒストアクリルとリピオドール混合液を再度注入する．
d：引き続いて50％ブドウ糖溶液を注入して重合体完成過程のヒストアクリルを供血路側へ押し出して抜針する．
e：透視で胃穹窿部静脈瘤全体がヒストアクリルで完全塞栓されたことを確認する．

ため，引き続いて50％ブドウ糖液を注入することにより，完成過程にある重合体を胃静脈瘤全体に広げることができる．急速に押し出すと供血路また排血路側に流れるため透視下観察で慎重に注入する[5,8]．

供血路が複数存在する場合や胃壁内血管が供血路となる胃穹窿部静脈瘤は2回の局注では静脈瘤が残存することがある．穿刺針の外套を静脈瘤に当て，クッションサインを示す塞栓されていない残存静脈瘤には少量のヒストアクリル/リピオドール混合液を局注して静脈瘤全体を塞栓する[8]．まれにみられる胃体部まで発達している胃穹窿部静脈瘤は多数の血管が供血路に関与しており，ヒストアクリルによる内視鏡的塞栓療法では完全閉塞できないことがあり，外科的追加治療（Hassab手術，脾臓摘出手術）を考慮する[3,8]．

D. おわりに

胃穹隆部静脈瘤出血に対するヒストアクリルを用いる内視鏡的治療は簡便で患者に対する侵襲も少なく，完全閉塞すれば完全止血が得られる．高度肝障害，癌終末期症例においても十分な止血効果が得られ適応は広い[3]．しかし不十分な治療により再出血をきたし，まれだが重篤な偶発症を招くこともある．安全に完全止血を得るには胃静脈瘤の血行動態，血管構築およびヒストアクリルの薬理効果の知識と静脈瘤を完全塞栓する基本手技の習得が要求される．

《文献》

1) Soehendra N, et al：Endoscopic obliteration of large oesophageal gastric varices with bucrylate. Endoscopy **18**：25-26, 1986
2) Iwase H, et al：Endoscopic ablation with cyanoacrylate glue for isolated gastric variceal bleeding. Gastrointest Endsc **53**：585-592, 2001
3) 岩瀬弘明：胃静脈瘤と出血に対するヒストアクリルを用いた内視鏡的硬化療法．日門脈圧亢進症会誌 **16**：1-6，2010
4) Iwase H, et al：Long-term results of endoscopic obliteration with cyanoacrylate glue for gastric fundal variceal bleeding：a 17-year experience. 日門脈圧亢進症会誌 **17**：137-144，2011
5) 岩瀬弘明，龍華庸光：食道・胃静脈瘤の内視鏡的硬化療法―1回穿刺法の勧め―．日門脈圧亢進症会誌 **21**：12-15，2015
6) 益崎隆雄：胃穹隆部静脈瘤の臨床病理学的検討―特に胃壁内血管構築について―．日消誌 **94**：83-91，1997
7) 山本 学：Histoacryl の基礎．内視鏡的食道静脈瘤効果療法，小原勝敏，齋藤行世（編），医薬ジャーナル社，大阪，p74-79，1991
8) 岩瀬弘明：内視鏡治療の難渋例とその対策（治療に難渋する孤立性胃静脈瘤例への対応）．消内視鏡 **22**：1773-1779，2010

A 内視鏡治療

2 胃穹窿部静脈瘤

b 待期・予防例に対する CA-EIS

　胃静脈瘤出血に対する内視鏡的硬化療法（endoscopic injection sclerotherapy：EIS）は，1988年に組織接着剤である n-butyl-2-cyanoacrylate（nbCA）[1]，1989年に α-cyanoacrylate monomer（α-CA）[2] が導入されたことで長足の進歩をもたらした．その後，EO（ethanolamine oleate）・ET（ethanol）・CA（cyanoacrylate）併用法による静脈瘤供血路も含めた完全治療が可能となり，再発防止効果ももたらした．このように組織接着剤注入法は出血性胃静脈瘤に対する第1選択の治療法としてコンセンサスが得られているが，予防的治療に関しては現状では内視鏡治療の他にバルーン閉塞下逆行性経静脈的塞栓術（B-RTO）[3] や Hassab 手術などが待期・予防例に対して選択されている．しかしながら，待期・予防例に対しても組織接着剤を用いた内視鏡治療の有用性は多く報告されており，治療法選択は施設の考え方によるところも大きい[4]．

　本項では穹窿部の孤立性胃静脈瘤（Lg-cf, Lg-f）の待期・予防例に対する CA・EO 併用法を用いた EIS について解説する．なお，EIS 時の硬化剤（CA）として現在使用されている組織接着剤は nbCA と α-CA があり，CA・リピオドール混合液の作製法や使用方法などそれぞれ異なる点に関しては個別に解説する．

A．適応・禁忌

1 適応

　待期例は全例が治療適応となる．予防例に関してはその出血予知が困難であることから施設間で意見が分かれる．しかしながら，これまでの検討からいわゆる「risky varices」の所見として，F2以上の静脈瘤や RC sign 陽性の静脈瘤，静脈瘤上にびらんや潰瘍を有するもの，急速に増大した静脈瘤などが指摘されており[5]，これらの所見が認められた際には予防的内視鏡治療を考慮すべきと考えられる．また，食道静脈瘤の治療後に出現した胃静脈瘤[6]は出血の危険性が高く，経過観察することなく積極的に治療すべきである[7]．

　なお，門脈-大循環シャントの発達がないために B-RTO の施行が困難な症例は内視鏡的治療のよい適応となるが，門脈-大循環シャントが存在している症例においても，内視鏡による CA-EIS 法での完全治療が可能である．すなわち，本法はその施行が胃静脈瘤血行動態に大きく左右されない．これは大きなメリットである．

2 禁忌

　CA・EO 併用法による EIS の禁忌を以下に示す．
①硬化剤や造影剤に対するアレルギーを有する症例
②肝臓：T-bil 4 mg/dL 以上，PT 40％以下，大量腹水
③腎臓：eGFR＜30
④呼吸：高度肺障害（人工呼吸器から離脱できない症例）
⑤血液：Plt 20,000/mm^3 以下（血小板輸血にて対応可）
⑥栄養：Alb＜2.5 g/dL（必要に応じてアルブミンの補給を要する）
⑦Vp3 以上の症例（EVL や EIS＋EVL での対処が望ましい）
⑧社会的な非適応：高度認知症や固定した意識障害など

　なお，CA 単独注入の場合には静脈瘤局所の血流制御となり，大循環への硬化剤流出の危険性がないため②③⑥⑦では施行可能となる．

B．術前検査

　胃静脈瘤に対する CA・EO 併用法を用いた

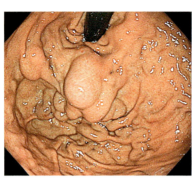
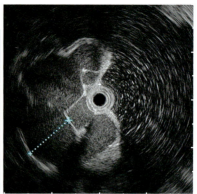

図1 胃静脈瘤の内視鏡像とEUSによる観察
胃静脈瘤径は脱気水充満法による細径超音波プローブ（20 MHz）を用いたEUSにて測定することができる（点線部にて測定）.

EISを行う際，注入したCAが胃-腎短絡路などの排血路を介して大循環に流出するのを予防するためCA濃度や穿刺部位を術前に決定しておく必要がある.

α-CA濃度の決定のためには胃静脈瘤の血流量の把握が重要であり，血流量の評価に細径超音波プローブを用いた超音波内視鏡検査（endoscopic ultrasonography：EUS）による静脈瘤径の測定が有用である[8]（図1）．胃静脈瘤径が10 mm未満なら62.5％ α-CAを，10 mm以上12 mm未満なら75％ α-CAを選択する．胃静脈瘤径が12 mm以上の巨大な静脈瘤の場合，胃静脈瘤内に注入したα-CAが腎静脈系短絡路を介して大循環へ流出する危険性があるため[9]，75％ α-CAを用いたshunt occluded EIS（SO-EIS）を選択してEIS後のα-CA流出予防を行う.

nbCAの濃度に関してはいくつか報告があるが，50％以下では血管内での停滞が不確実であり，80％以上になると造影性が悪くX線透視下での観察が難しくなるため，至適注入濃度は60～80％と考えられている.

供排血路の径や本数，部位を確認するため，術前に3D-CTを撮影しておく（図2）．その他，EIS適応確認のための採血や腹水・肝癌合併の有無確認のための画像検査も術前に行っておく必要がある.

上述の術前検査の情報をもとに，術前にEISの治療シミュレーションを行い穿刺部位や穿刺の順番をあらかじめ検討しておく．シミュレーションを行っておくことで実際に治療を行う際

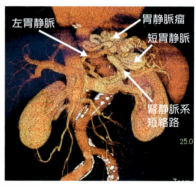

図2 胃静脈瘤の3D-CTによる三次元構築（volume rendering法）
3D-CT所見より胃静脈瘤の供血路は短胃静脈と左胃静脈であり，排出路は腎静脈系短絡路であることが分かる.

に穿刺に悩むことがなくスムーズに手技を施行可能となるだけでなく，必要な薬液や穿刺針の本数が事前に予測可能となる（図3）.

C. 手　技

1 準備品

①直視型内視鏡スコープ（事前にアングル操作が十分に効くか確認しておく.）および光源
②穿刺針
　α-CA使用時：20 G，23 G穿刺針を複数本準備しておく．20 Gの穿刺針は事前のシミュレーションにより必要本数を予想しておく.
　nbCA使用時：三方活栓を取り付けた23 G穿刺針を2～3本準備しておく.
③硬化剤（EO，α-CAまたはnbCA），リピオ

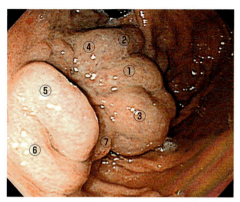

図3 術前シミュレーションに基づいた治療戦略

術前検査で胃静脈瘤の最大短径は8 mmであり，供血路は短胃静脈，排血路は門脈-大循環シャントであった．

静脈瘤径および供血路，排血路の位置関係より上図のようにEIS時の穿刺の順番と回数を術前にシミュレーションした．数字は穿刺する順番を示す．
［小原勝敏，鈴木博昭（監）：食道・胃静脈瘤，改訂第3版．日本メディカルセンター，東京，p252, 2012より改変引用］

ドール，血管造影用X線造影剤（イオパミドールまたはイオヘキソールのみ），散布用トロンビン液，ハプトグロビン，（nbCA使用時には生理食塩液または50％ブドウ糖液）
④シリンジ（α-CA用に2.5 mL，nbCA用に1 mL，EO用に10 mL，造影剤用に20 mLを使用．）
⑤止血用胃バルーン（大容量タイプ）
⑥バイタルモニター（心電図，脈拍，SpO_2）
⑦救急カート（救急薬剤と挿管セット）

2 前処置

①当日は朝から絶食，補液．
②消泡剤内服後，咽頭麻酔を施行．
③透視台の上に左側臥位の状態とし，血圧計やSpO_2モニターを装着・測定後に鎮静・鎮痛薬や鎮痙薬を静脈内投与．必要に応じて鼻カテーテルより酸素を投与．

3 CA・EO併用法の基本手技

a）人員配置

CA・EO併用法によるEISはX線透視室にて行う．治療遂行に必要な人員を以下に示す．
①スコープ操作・静脈瘤穿刺を行う主術者
②穿刺針を管理し，硬化剤・組織接着剤，および造影剤を注入する助手1名
③スコープを保持し，内視鏡の視野確保と穿刺対象の静脈瘤の位置調整を行う助手1名
④透視下で硬化剤や造影剤の注入範囲をX線透視画面にて確認する助手1名
⑤CAの作製や管理を行う助手1名（看護師でも可）
⑥患者のバイタルサインを管理する看護師

安全かつ確実に行うためには，上記の人員配置は必要と考える．可能であればCA作製を行う助手は2人以上が望ましい．人員確保が困難な際には上記役割を兼務して治療を行う．

b）CA・リピオドール混合液の作製法

1）α-CA使用時

注入したα-CAが胃・左腎静脈短絡路を介して大循環に流出するのを避けるために，術前のEUSにて計測した静脈瘤の最大短径に応じてα-CA濃度を選択する．α-CA・リピオドール混合液を作製する際には2.5 mLのシリンジを用い，あらかじめリピオドールを吸引しておいたシリンジに空気を混入させないよう注意しながらα-CAの吸引を行う．濃度別に以下の割合でα-CAとリピオドールを混ぜ合わせて作製する．

・62.5％ α-CA・リピオドール混合液：α-CA 1.5 mL＋リピオドール 0.9 mL
・75％ α-CA・リピオドール混合液：α-CA 1.8 mL＋リピオドール 0.6 mL

作製時の注意点として以下の点が挙げられる．

①シリンジ内の混合液中に空気が混じるとα-CAが重合してしまうため，α-CAやリピオドールを吸引する際には針先を完全に薬液の中に入れた状態で吸引する．また，ぎりぎりまで吸引すると空気も一緒に吸引する危険性があるため，余裕をもって次のボトルに交換して吸引を続ける．
②α-CAを吸引する際，α-CAのボトルのラベルをはがしておいて外側からα-CAの薬液が見える状態にしておく．
③リピオドールを吸引した際，シリンジだけでなく装着した針の内腔までリピオドールを満たしておく．
④α-CA・リピオドール混合液を作製後は，シリンジ内での重合を予防するため注入直前ま

で用手的に上下左右に回転・攪拌を続ける．

2）nbCA 使用時

　nbCA・リピオドール混合液を作製する際には 23 G 針をつけた 1 mL シリンジで nbCA アンプルに直接穴をあけて吸引する．1 本のアンプルから 0.5 mL の nbCA を吸引し，引き続きリピオドールを 0.25 mL 吸引して 67％の nbCA・リピオドール混合液を作製する．作製した nbCA・リピオドール混合液は十分に攪拌し混合させておく．なお，この溶液は α-CA 混合液と違いディスポーザブルシリンジの中では重合しないため，治療前にあらかじめ作製しておくことが可能である．

　CA・リピオドール混合液を作製する際には，飛散した CA が術者や助手の目に入るのを予防するためゴーグルやメガネなどを着用する．

c）実際の手技

　はじめに透視下で胃静脈瘤を穿刺し，静脈瘤造影にて血流量を把握する（造影されなければ早い血流であることが推定される）．引き続き CA を注入し胃静脈瘤の内腔を置換する．静脈瘤内腔が注入した CA で十分置換されると静脈瘤の血流が停滞するため，EO 注入を追加することで残存静脈瘤と供血路の血栓化による完全消失を目指す．

　具体的な手技手順を以下に記す．

① 透視台上に患者を左側臥位とし，内視鏡を挿入する（必要に応じ鎮痙薬や鎮静・鎮痛薬を使用する）．

② 食道および胃内を観察後，反転して胃噴門部から胃底部の静脈瘤の洗浄と観察を行う．

③ 患者を仰臥位とし，透視画面で内視鏡先端の位置確認を行う（透視画面は胃静脈瘤および供血路を確認できる範囲に調整する）．

④ α-CA 使用時には 20 G 静脈瘤穿刺針，nbCA 使用時には 23 G 静脈瘤穿刺針に造影剤の入った 20 mL シリンジを装着し，穿刺針内腔を造影剤で満たしておく．その後，穿刺針を鉗子口より挿入し，術前のシミュレーションにて想定した穿刺部位が実際に穿刺可能かどうか，外筒を操作して確認を行う．

⑤ CA・リピオドール混合液の作製を確認後，穿刺可能な位置で助手が内視鏡を固定し，狙った部位の穿刺を行う．その際，胃壁はある程度厚みがあるためゆっくり穿刺すると穿刺針で貫くことができないため，手首のスナップを利かせて一気に穿刺する．

⑥ シリンジで吸引後，穿刺針内に血液が逆流するのを確認したら造影剤を注入して静脈瘤造影を行う．静脈瘤の造影が得られれば血流が遅いと判断され EO を選択する．一方，造影が得られなければ静脈瘤内の血流が速いと判断し CA を選択する．

⑦ 穿刺針内に血液の逆流を認めたら造影剤でフラッシュした後，造影剤入りシリンジを穿刺針から外す．その際，造影剤を押し出しながらシリンジを外すことで穿刺針のコネクト部に表面張力により造影剤を満たし，CA 注入時の空気混入を予防する．

⑧ 以下の方法で CA を胃静脈瘤内に注入する．

・α-CA 使用時

　直前まで攪拌していた α-CA・リピオドール混合液を造影剤で満たした穿刺針のコネクト部にすみやかに装着し，一気にシリンジを押して α-CA・リピオドール混合液を静脈瘤内に注入する．（穿刺針内腔に約 1.0 mL の α-CA が残存するため，胃静脈瘤内には 1.4 mL の α-CA が注入される．）

・nbCA 使用時

　nbCA・リピオドール混合液を穿刺針に装着した三方活栓から素早く注入し，引き続きあらかじめ装着しておいた 2.5 mL シリンジから充填しておいた 50％ブドウ糖液（または生理食塩液）を注入して nbCA を静脈瘤内に押し出す．

⑨ CA 注入後，重合した CA が穿刺針先端に付着するのを防ぐためにすぐに穿刺針を抜去する．胃静脈瘤内にきちんと CA が注入されていれば重合した CA が針穴を塞ぐため，抜針後も針穴出血は認めない．（CA を注入した穿刺針は内腔に残存した CA が重合しているために使い捨てとする．）

⑩ 造影剤で満たした新しい穿刺針（α-CA 使用時には 20 G 穿刺針，nbCA 使用時には三方活栓を付けた 23 G 穿刺針）を装着し，残存静脈瘤への追加穿刺を行う．追加穿刺を行う際，穿刺部位を穿刺針の外筒で押すことで静脈瘤の硬さを確認できる．CA が注入されていれば外筒を押し付けた部分は硬くなるが，軟らかいときには血流が残存しており硬化剤

A 内視鏡治療

2. 胃穹窿部静脈瘤／b. 待期・予防例に対する CA-EIS

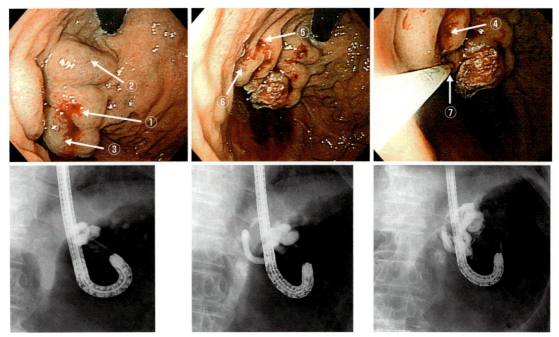

図4　術前シミュレーションに基づいた治療戦略（2）
　術前のシミュレーション通りに大きな静脈瘤より CA 注入を行ったところ，6回の CA 注入にて静脈瘤管腔の閉塞が得られた．その後，供血路流入部と思われる部位（⑦の部位）に穿刺を行ったところ，透視にて供血路が良好に造影されたため EO による供血路塞栓を行った．
［小原勝敏，鈴木博昭（監）：食道・胃静脈瘤，改訂第3版．日本メディカルセンター，東京，p252，2012 より改変引用］

の追加注入を行う．
⑪追加の穿刺をするごとに造影剤を注入し，静脈瘤の造影が得られない血流の速い静脈瘤には CA の追加注入を行う．
⑫CA 注入により胃静脈瘤と排血路の一部が閉塞すると静脈瘤血流が遮断されるため，静脈瘤造影が得られる．この時点で造影剤を5% EO に変えて静脈瘤内に注入し，残存静脈瘤および供血路の血栓化を図る．EO の停滞を十分確認したら抜針し，出血がないことを確認して治療終了とする（図4）．なお，追加穿刺の際には，術前のシミュレーションで推定された供血路側を穿刺する．

4 治療効果判定

　CA・EO 併用法を用いた EIS では，CA 注入後もしばらくは重合した CA が静脈瘤内に停滞するため，治療後に血流が制御されていても胃静脈瘤の形態は残存している．そのため，胃静脈瘤の血流遮断を内視鏡的に判断することは困難である．そのため，細径プローブによる EUS 観察にて残存静脈瘤の有無と注入した CA の停滞確認を行う．残存静脈瘤が確認された際には追加の EIS を行い，静脈瘤の完全消失を目指す．治療後の経過観察時には CT にて供排血路の血流の有無の確認も行う．

5 CA・EO 併用法のコツ

a）どの位置を穿刺するか

　静脈瘤内への CA 注入を確実に行うため，術前の EUS にて観察した静脈瘤径の最も大きな静脈瘤から穿刺を行う．

b）CA 注入時に穿刺針内で CA が重合し血管内注入が行えない場合

　いったん穿刺針内で CA が重合してしまうと追加注入は不能となるため，新たな穿刺針へ交換して CA 注入を行う．その際，抜針時に針穴から大出血をきたすことがあるため，抜針後すぐに次の穿刺が行えるように造影剤を満たした新しい穿刺針と CA・リピオドール混合液を準備しておく．抜針後の針穴出血により視野確保が困難となった際には，いったん内視鏡を抜去し，大容量バルーンによる圧迫止血を行った後に内視鏡治療を継続する．

c）CA 注入後の穿刺針抜去のタイミング

　CA は血管内に注入後，血液との接触により

85

速やかに重合する．重合したCAが穿刺針先端に付着すると穿刺針の抜去が困難となるため，CA注入後は速やかに抜針して針先へのCA付着を予防する．抜針後の穿刺孔から注入したCAの一部が排出されて静脈瘤表面にCAの膜を作り，止血効果をもたらすこともまれではない．なお，この膜を内視鏡にて吸引しようとすると内視鏡の先端にCAが付着しその後の内視鏡手技の継続が困難となる．漏れたCAの膜が静脈瘤表面に付着し追加穿刺の邪魔となる場合，穿刺針の外筒で除去して追加穿刺を行う．

D. おわりに

胃静脈瘤治療は基礎疾患に対する治療ではないため，安全・効果的で患者のQOLを考慮した治療法であることが望まれる．今回解説したCA・EO併用法によるEISは胃静脈瘤局所の血流が制御でき，術後の食道静脈瘤出現率も低い優れた治療法である．しかし，現在わが国では内視鏡治療以外の胃静脈瘤治療法としてIVRや外科手術なども行われており，1つの手技に固執することなく，安全で確実な完全治療を目指すことが胃静脈瘤治療の基本となる．

文　献

1) 鈴木博昭ほか：Histoacrylを用いた胃静脈瘤硬化療法．Prog Dig Endosc **33**：83-86，1988
2) 小原勝敏ほか：孤立性胃静脈瘤出血に対するα-cyanoacrylate monomerによる硬化療法の有用性について．Gastroenterol Endosc **31**：3209-3216，1989
3) 金川博史ほか：バルーン下逆行性経静脈的塞栓術（Balloon-occluded retrograde transvenous obliteration）による胃静脈瘤の1治験例．日消誌 **88**：1459-1462，1991
4) 上嶋昌和ほか：孤立性胃静脈瘤に対する予防的治療の適応基準　経過観察例による検討．日門脈圧亢進症会誌 **17**：145-147，2011
5) 入澤篤志ほか：孤立性胃静脈瘤に対する予防的内視鏡的硬化療法の適応　出血と再発の予知．日門脈圧亢進症食道静脈瘤会誌 **4**：229-234，1998
6) 高木忠之ほか：内視鏡的食道静脈瘤結紮後に出現した胃静脈瘤の2例．日門脈圧亢進症会誌 **5**：300-305，1999
7) 小原勝敏ほか：食道・胃静脈瘤硬化療法におけるEO単独およびEO・AS併用法からみた予後の検討．Gastroenterol Endosc **29**：2232-2236，1987
8) 落合浩暢ほか：胃静脈瘤硬化療法における超音波内視鏡の有用性についての検討―静脈瘤径からみた硬化剤の選択．Gastroenterol Endosc **39**：191-198，1997
9) Irisawa A, et al：Adherence of cyanoacrylate which leaked from gastric varices to the left renal vein during endoscopic injection sclerotherapy：a histopathologic study. Endoscopy **32**：804-806, 2000

A 内視鏡治療

3 異所性静脈瘤の診断と内視鏡治療

a 十二指腸静脈瘤

門脈圧亢進症において，側副血行路は門脈系血管の腹腔内のあらゆる部位に形成され得るので，食道から直腸にいたるすべての消化管や腹腔内臓器に静脈瘤が形成される可能性がある．食道・胃静脈瘤以外のいわゆる異所性静脈瘤は比較的まれであるため，その病態についてまだ十分に明らかにされておらず，確立された治療法もないのが現状である．しかし，異所性静脈瘤からの出血は，診断までに時間を要することや，血流量が豊富で出血をきたすと止血が困難などの理由により，致命的になる場合が多い．本項では，十二指腸静脈瘤の臨床的特徴と治療方針を概説する．

A．臨床的特徴

1 頻度

近年，異所性静脈瘤の報告数は増加している．日本門脈圧亢進症学会が行った調査[1]では，2001年から2005年の5年間で173例の異所性静脈瘤が集積され，直腸静脈瘤が77例（44.5％）と最も多く，次いで十二指腸静脈瘤が57例（32.9％），小腸静脈瘤が11例（6.4％）の順であった．出血例は78例（45.1％）と高率にみられ，十二指腸静脈瘤では47.4％と報告されている．しかし，これらの症例は消化管出血を契機に発見されている場合が多いため，真の出血率を論じるのは困難である．

2 基礎疾患

十二指腸静脈瘤は門脈圧亢進症に起因するが，基礎疾患にわが国と欧米との間で違いがみられる．わが国では十二指腸静脈瘤57例中，肝硬変が45例（78.9％）と最も多く，その他肝外門脈閉塞症（extrahepatic portal obstruction：EHO）が2例（3.5％），特発性門脈圧亢進症（idiopathic portal hypertension：IPH）が8例（14.0％）などであった[1]．一方，欧米では，肝硬変例よりも血栓，腫瘍，膵炎などによるEHO症例の方が多い．

3 血行動態

十二指腸静脈瘤の血行動態は，門脈圧亢進症の基礎疾患により異なる．血行動態を把握することは，病態および治療法を選択する上できわめて重要である．肝硬変例では，供血路として門脈から下膵十二指腸静脈などが後腹膜へと連続しており，遠肝性血流として発達する途中で十二指腸に静脈瘤を形成し，腎静脈，卵巣静脈，精巣静脈などの排血路を経て下大静脈へと流入することが多い．発生部位は下行部，水平部に多い．EHO症例では，求肝性の側副血行路を形成しやすく，球部に静脈瘤が発生することが多いとされている．これらの血行動態の把握にはmulti detector row computed tomography（MDCT）を施行することが有用である．

4 内視鏡所見と出血例の検討

自験例での出血群と非出血群との比較検討[2]を示す（表1）．年齢，性別，存在部位，red color（RC）sign の有無で両群間に有意差はなく，特にRC signは出血例全病変で陰性であった．びらん，食道静脈瘤治療歴が有意に出血群で多かった（それぞれp＜0.001，p＝0.036）．食道静脈瘤に対しての治療歴は内視鏡的硬化療法（endoscopic injection sclerotherapy：EIS）と内視鏡的静脈瘤結紮術（endoscopic variceal ligation：EVL）を併用したEISL（EIS combined with EVL）が全例に行われていた．F因子の検討では有意差を認めなかったが，出血群におい

表1 出血群と非出血群の比較

		出血群（7例8病変）	非出血群（10例）	p-value
年齢（歳）		59±8.2	61±8.5	0.451
性別　男/女		4/3	6/4	1.000
形態	F1/F2	2	7	0.153
	F3	6	3	
RC sign　＋/−		0/8	1/9	1.000
びらん　＋/−		7/1	0/10	p＜0.001
食道静脈瘤治療歴　＋/−		3/4	0/10	0.036
部位　1st/2nd/3rd		0/7/1	0/10/0	0.497

［文献2より引用］

てF因子は大きい傾向にあった（p＝0.153）．十二指腸静脈瘤の出血因子はRC signではなく，F因子であると報告[3,4]されており，さらにびらん，食道静脈瘤治療歴も出血因子として挙げられる．久保川ら[5]は，経過観察群と治療群との検討で，RC signでは有意差はなく，治療群で有意にF因子が大きかった（p＜0.01）と報告している．RC sign陰性にもかかわらず出血例が多い理由として，十二指腸静脈瘤は十二指腸の壁外の静脈が拡張して，壁の深部より内腔へ腫瘤状に突出して出現してきていることや，腺上皮に覆われ，かつ胃酸の影響を受けないことなどが考えられる．しかし，RC sign陽性の場合は，食道静脈瘤同様に出血リスクがあることには変わりない．また，食道静脈瘤治療後，特にEIS後に十二指腸静脈瘤からの出血例が多い原因として，側副血行路の血流変化により十二指腸静脈瘤が発生，あるいは増大することが考えられる．そのため食道静脈瘤治療前後の内視鏡観察時には，できるだけ十二指腸深部まで観察する必要がある．

B. 治　療

1 治療法の選択

十二指腸静脈瘤の治療法としては，静脈瘤結紮術[6]や十二指腸部分切除術[7]などの外科的治療およびpercutaneous transhepatic obliteration（PTO）[8]，transjugular intrahepatic portosystemic shunt（TIPS）[9]，バルーン閉塞下逆行性静脈的塞栓術（balloon-occluded retrograde transvenous obliteration：B-RTO）[10]などのinterventional radiology（IVR）がある．しかし，出血例では，出血量が多いためにショックに陥りやすく，全身状態が不良であることが多いため，外科的治療は侵襲性が大きすぎる．また，IVRの場合も手技が必ずしも容易ではなく，治療に時間を要するため緊急止血法としては選択しにくい．そのため，出血例の治療法としては，出血部位を同定し，すぐに止血治療へと移行できるという簡便性から，内視鏡的治療を第1選択とするべきである[2-4]．

2 内視鏡的治療

内視鏡的治療としてEVLにて血流を遮断し，ethanolamine oleate（EO）を使用したEISL，cyanoacrylate（CA）系薬剤（α-CA monomerあるいはhistoacryl blue）を使用したEIS，EVL，クリッピングなどの報告[2-5,11]がある．中でも，特に孤立性胃静脈瘤出血時に止血法として行われているCA系薬剤によるEISが十二指腸静脈瘤に対しても有用であり，止血率が高く，重篤な合併症もない安全な方法であると報告[2-5]されている．十二指腸静脈瘤の場合，バルーン圧迫による血流の遮断が困難であり，血流は豊富で速いためにEO単独の硬化療法では硬化剤の停滞が得られず，抜針後に出血をきたすおそれもある．そのための工夫としてEVLにより血流遮断後にEISを行うのは有用な方法[3-5]である．または，EISとして組織接着剤であるCAを使用することも有用であり，瞬時に止血することが可能である．CAは胃静脈瘤治療時と同様，リピオドールと混合し，62.5～75.0％が適切な濃度と考える．さらに内視鏡治療後には，造影CTやEUSなどで静脈瘤血流の残存の有無を精査する．残存がある場合には，再発・再出血率

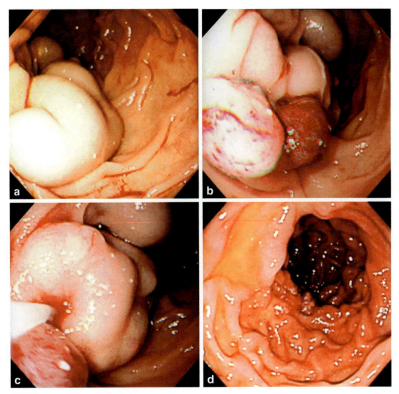

図1 出血例の内視鏡像
a：十二指腸下行部に血液の付着した F3 の静脈瘤を認めた．
b：十二指腸静脈瘤口側に EVL を行い血流を停滞させた．
c：5% EOI による EISL を行った．
d：治療1年後．十二指腸静脈瘤は消失しており，以後84ヵ月間再発を認めていない．
［文献 2, 4 より引用］

が高いために追加治療を行うべきである．しかしながら，内視鏡治療を施行した症例において，残存，再発を認めないこともあり，十二指腸静脈瘤に対しては内視鏡治療のみで消失する可能性も十分あると考えられる[2]．

C．症例提示

1 出血例[2,4]

52歳の女性．Child-Pugh A の C 型肝硬変で，噴門部静脈瘤を合併した巨木型食道静脈瘤と十二指腸下行部に F3 の静脈瘤を認めた．食道静脈瘤に対して EISL による予防的治療を施行したが，十二指腸静脈瘤は治療せずに経過観察としていた．しかし，4ヵ月後に下血をきたした．緊急上部消化管内視鏡検査で食道・胃静脈瘤の再発を認めず，十二指腸静脈瘤に血液の付着を認めた（図1-a）．十二指腸静脈瘤が出血源と診断したが止血状態であったので待期例として対応した．血小板数が2万台と減少していたために，まず部分的脾動脈塞栓術（pertial splenic embolization：PSE）を施行した．2週間後に血小板数が8万台に増加したのち，十二指腸静脈瘤に対して，まず口側に EVL を行い，血流を停滞させた上で（図1-b），5% ethanolamine oleate with iopamidol（EOI）を使用した EISL を行った（図1-c）．透視下に良好な静脈瘤造影を確認することができた（図2）．治療後，十二指腸静脈瘤は消失し，84ヵ月後も再発を認めていない（図1-d）．治療前の magnetic resonance angiography（MRA）では，十二指腸静脈瘤は供血路として下膵十二指腸静脈より遠肝性に静脈瘤を形成し，右卵巣静脈および下大静脈への複数の排血路が認められた（図3-a）．治療後静脈瘤は消失した（図3-b）．

2 予防例[2]

66歳の男性．Child-Pugh A の C 型肝硬変で，

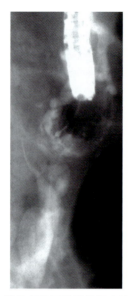

図2 EISL 時の 5% EOI 注入による静脈瘤造影
供血路，排血路ともに描出された．

［文献 2，4 より引用］

スクリーニング目的の内視鏡にて十二指腸下行部に F1，RC0 の静脈瘤を認めた（**図 4-a**）．食道・胃静脈瘤の合併は認めなかった．十二指腸静脈瘤は経過観察としていたが，1 年 5 ヵ月後の内視鏡検査で F3 に増大しており，緊満感を認めた（**図 4-b**）．20 MHz の EUS では静脈瘤内径が最大 6 mm であり（**図 4-c**），risky varices と診断し，予防的治療の適応と判断した．B-RTO による治療を検討したが，ネフローゼ症候群の合併で BUN 33 mg/dL，Cr 2.56 mg/dL と腎機能低下を認めており，B-RTO 施行後には人工透析を必要とする可能性が高いために内視鏡的治療を行うこととした．リピオドール混合 75% α-CA monomer を 2 mL ずつ，2 ヵ所に注入し EIS を行った（**図 5-a**）．EIS 後，出血，塞栓症などの偶発症は認められなかった．治療後の単純 X 線検査，CT 検査で十二指腸静脈瘤内にリピオドールの集積を認めた（**図 5-b, c**）．EIS 施行 2 ヵ月後の内視鏡検査では，静脈瘤は消失しており（**図 5-d**），EUS でも静脈瘤の残存管腔を認めなかった（**図 5-e**）．

D．治療方針

現在，十二指腸静脈瘤に対して確立した治療方針はない．そこで，**図 6** に近畿大学附属病院の治療方針案[2]を示す．出血例，待期例は治療の絶対的適応である．しかし，予防的治療の適応に関しては，まだ明らかにされていない．十二指腸静脈瘤は，血流量が豊富で出血をきたすと致命的になる場合が多いため予防的治療は必要である．予防的治療を行う上で最も重要なのは，まず患者の全身状態，肝予備能，血行動態を十分に把握することである．T-bil 4 mg/dL 以上，難治性腹水，肝性脳症などを合併した著明な肝機能不良例などは予防的治療の適応とはならない．なぜなら，食道・胃静脈瘤内視

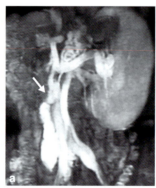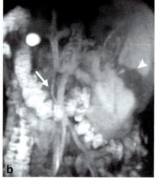

図3 MRA 像

a：治療前：十二指腸静脈瘤は供血路として下膵十二指腸静脈より遠肝性に静脈瘤（矢印）を形成し，右卵巣静脈および下大静脈への複数の排血路が認められた．

b：治療後：静脈瘤は消失（矢印）している．また，脾臓に PSE 後の梗塞像が認められる（矢尻）．

［文献 2，4 より引用］

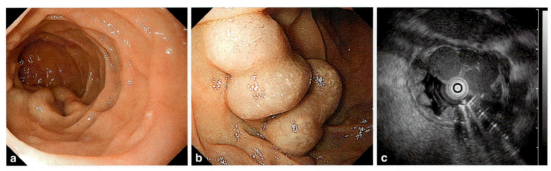

図4 予防例の内視鏡像 ［文献2より引用］
a：十二指腸下行部にF1，RC0の十二指腸静脈瘤を認めていた．
b：1年5ヵ月後の内視鏡検査でF3に増大し，緊満感を認めた．
c：20 MHzのEUSでは静脈瘤内径は最大6 mmであった．

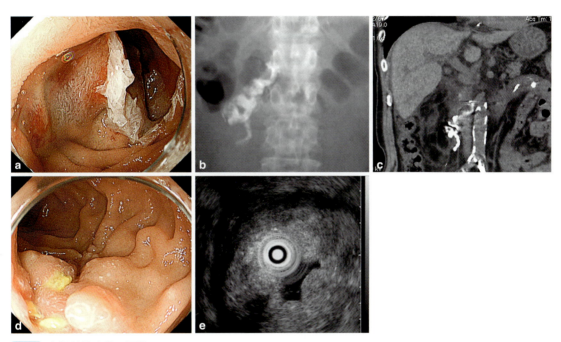

図5 内視鏡治療後の画像 ［文献2より引用］
a：75% α-cyanoacrylate monomerによるEIS直後の内視鏡像．
b：EIS直後の単純X線検査像．
c：EIS後のCT検査像．十二指腸静脈瘤内にリピオドールの集積を認めた．
d：治療2ヵ月後の内視鏡像．十二指腸静脈瘤は消失しF0，RC0となっていた．
e：EUSでも静脈瘤の残存管腔を認めなかった．

鏡治療ガイドライン[12]では，高度肝障害例は合併症のリスクが高く，安全性も十分でないため予防的治療の適応外であり，十二指腸静脈瘤に対する予防的治療においても同様である．

次に血行動態から検討した場合，EHO症例は，求肝性血流であるため，治療をすることによりシャントが閉塞され，肝内への門脈血流が減少し，肝不全をきたすおそれがあるので予防的治療をすべきではない．遠肝性血流である場合は，胃静脈瘤の出血危険因子[12]と同様に，急速増大例，びらんやRC signを有する症例，F2以上の緊満した静脈瘤がrisky varicesとして挙げられ，RC signが陰性でもF2の大きさであれば積極的に予防的治療を行うべきである．予防的治療法としてIVRや内視鏡的治療法が有用である．治療戦略として排血路からのアプローチが可能であれば，まず優先的にB-RTOを行い，不可能であればPTOによるIVR

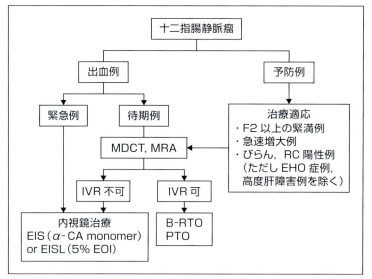

図6 十二指腸静脈瘤に対する治療方針案

［文献2より引用］

や，CAによるEIS，5% EOIによるEISLなどの内視鏡治療を行うようにする．しかし，現時点において十二指腸静脈瘤からの出血頻度は不明確であり，治療により出血，穿孔，塞栓症などの偶発症，シャント閉鎖に伴う腹水などが発生する危険性があるため，個々の症例ごとに治療の必要性を検討し，治療前には十分なインフォームド・コンセントを得ておく必要がある．

E. おわりに

十二指腸静脈瘤の治療において血行動態を把握することは，病態および安全かつ効率的な治療法を選択する上できわめて重要である．

文献

1) Watanabe N, et al：Current status of ectopic varices in Japan：Results of a survey by the Japan Society for Portal Hypertension. Hepatol Res **40**：763-776, 2010
2) 松井繁長ほか：十二指腸静脈瘤の病態と治療方針．日門脈圧亢進症会誌 **21**：19-25, 2015
3) Matsui S, et al：The clinical characteristics, endoscopic treatment, and prognosis for patients presenting with duodenal varices. Hepatogastroenterology **55**：959-962, 2008
4) 松井繁長ほか：十二指腸静脈瘤の臨床的特徴と診断，治療．日門脈圧亢進症会誌 **15**：190-194, 2009
5) 久保川 賢ほか：十二指腸静脈瘤の臨床像の検討．日門脈圧亢進症会誌 **18**：127-134, 2012
6) 小倉芳人ほか：十二指腸静脈瘤出血の2手術例．日消外会誌 **26**：2194-2198, 1993
7) 古川正人ほか：十二指腸静脈瘤破裂の1治験例．医療 **40**：245-248, 1986
8) Menu Y, et al：Bleeding duodenal varices：diagnosis and treatment by percutaneous portography and transcatheter embolization. Gatrointest Radiol **12**：111-113, 1987
9) Vidal V, et al：Usefulness of transjugular intrahepatic portosystemic shunt in the management of bleeding ectopic varices in cirrhotic patients. Cardiovasc Intervent Radiol **29**：216-219, 2006
10) Haruta I, et al：Balloon-occluded retrograde transvenous obliteration（BRTO）, a promising nonsurgical therapy for ectopic varices：a case report of successful treatment of duodenal varices by BRTO. Am J Gastroenterol **91**：2594-2597, 1996
11) 中村真一ほか：十二指腸静脈瘤に対するクリッピングの試み．日門脈圧亢進症会誌 **15**：202-205, 2009
12) 小原勝敏ほか：食道・胃静脈瘤内視鏡治療ガイドライン．消化器内視鏡ガイドライン，日本消化器内視鏡学会（監）．改訂第3版，医学書院，東京，p215-233, 2006

A 内視鏡治療

3 異所性静脈瘤の診断と内視鏡治療

b 直腸静脈瘤

A. 異所性静脈瘤の概要

門脈圧亢進症に伴う静脈瘤は食道と胃（噴門部および穹窿部）領域に最も出現頻度が高いが，すべての消化管に静脈瘤が形成されることが知られている．門脈圧亢進症における消化管出血は重要な予後規定因子である．その大部分は食道・胃静脈瘤破裂であるが，最近は食道静脈瘤に対する内視鏡的硬化療法（EIS）や内視鏡的静脈瘤結紮術（EVL）あるいは胃静脈瘤に対するIVR治療（バルーン閉塞下逆行性経静脈的塞栓術：B-RTO）が確立し，門脈圧亢進症患者の予後は延長し高齢患者に対する治療の機会が増加しており，生存期間の延長とともに異所性静脈瘤を診断，治療することが多くなってきた．これまでの報告では静脈瘤出血の中で異所性静脈瘤は1～5％の頻度であると述べられている．その部位で最も頻度が高いのは直腸静脈瘤で，次いで十二指腸静脈瘤が多く，まれなものとしては小腸や結腸の静脈瘤がある．

大腸に生じる静脈瘤のうち大多数は直腸に認められる．直腸は下腸間膜静脈と骨盤底の静脈叢が入り交じる部位で，食道・胃静脈瘤に次いで門脈系と大静脈系シャントの生じやすい領域である．

B. 直腸静脈瘤の頻度・背景

直腸静脈瘤の頻度については，肝硬変では40～60％程度に認められるという報告が多い．一方，非肝硬変門脈圧亢進症では89％に直腸静脈瘤が存在したという報告もあり，その存在頻度は予想されるよりも多い．食道静脈瘤治療既往のある症例に直腸静脈瘤を合併することが多いといわれているが，食道静脈瘤治療既往と直腸静脈瘤の発症には相関がないという報告もある．最近の報告では，直腸静脈瘤58例中，食道静脈瘤治療既往があったのは55例（94.8％）と高頻度であり，食道静脈瘤治療既往と直腸静脈瘤発症の強い相関が示唆される[1]．

C. 直腸静脈瘤の診断

直腸静脈瘤は肛門管もしくは直腸壁から始まる口側に放射状にのびる拡張，膨隆した粘膜下静脈（図1-a）である．典型的なred color sign（図1-b）を示す症例は比較的まれで，びらんや発赤所見（図1-c）の観察あるいは色調や静脈瘤の緊満感などの観察が重要である．また，出血直後は静脈瘤が虚脱していることもあり，静脈瘤の粘膜所見の観察を丁寧に行うことが肝要である．

直腸静脈瘤の血行動態に関しては，下腸間膜静脈へ還流する上直腸静脈と内腸骨静脈へ還流する中・下直腸静脈との間に生じた側副血行路が発達し，拡張して形成される．血管造影による診断が供血路や排血路も含めた診断に有用であるが，最近はより非侵襲的な方法で診断されるようになっている．

直腸静脈瘤は内視鏡検査で形態，色調の診断が可能である．詳細な血行動態診断には超音波内視鏡が有用である．また，門脈系全体像の把握にはmagnetic resonance angiography（MRA）およびcomputed tomography（CT）が有用で側副血行路の診断が非侵襲的に可能である．MRAでは上直腸静脈が拡張し，直腸から肛門管部で拡張蛇行する脈管として静脈瘤は描出される．一方，排血路の同定は困難なことが多い（図2-a）．CTでは上直腸静脈の拡張，直腸内の脈管構造として静脈瘤は観察される（図2-b）．

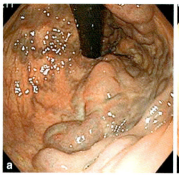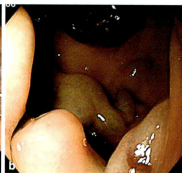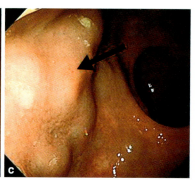

図1　直腸静脈瘤の内視鏡所見
a：腫瘤状の直腸静脈瘤.
b：red color sign 陽性の直腸静脈瘤.
c：出血点と推察される red spot（矢印）.

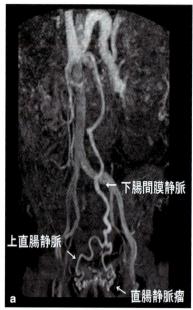
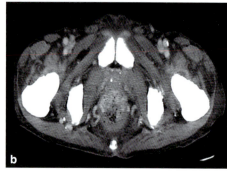

図2　直腸静脈瘤の MRA・CT 所見
a：MRA による門脈系側副路，直腸静脈瘤.
b：CT による直腸静脈瘤と直腸周囲の側副血行路.

D. 直腸静脈瘤の治療

　直腸静脈瘤出血に対し，以前は外科的治療が行われることが多かったが，肝硬変などの基礎疾患を考えると侵襲が大きいといえる．最近は侵襲の少ない内視鏡治療の報告が散見される．直腸静脈瘤に対する EIS は 1985 年に初めて報告され，1993 年には EVL の有用性が報告されている．その後も直腸静脈瘤に対する EIS や EVL の報告が散見される．

　内視鏡治療以外には IVR 治療があり，経皮的肝内門脈静脈短絡路術や B-RTO あるいは下腸間膜静脈のゼルフォームによる塞栓術が直腸静脈瘤出血に有用であったと報告されている．直腸静脈瘤の形態が大きく血流速度が高速である症例には IVR による治療を考慮することもある．

E. 直腸静脈瘤の内視鏡治療

1 EIS

a）手　技

　EIS は透視下で 5% ethanolamine oleate（EO）の血管内注入を確実に行うことが重要である．その際，内視鏡は反転しないで，内視鏡装着バルーンにより肛門管付近で血流を遮断し供血路側への硬化剤の注入を行う（図3）．内視鏡先端にデバイスを装着することで静脈瘤が詳細に観察され，静脈瘤穿刺部位との適切な距離が得られることで静脈瘤内穿刺が容易となる．また，25 G の針長が調節可能な穿刺針を使用す

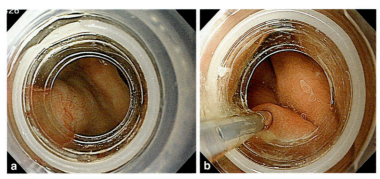

図3 EISの内視鏡所見
a：内視鏡へのデバイスの装着.
b：硬化療法.

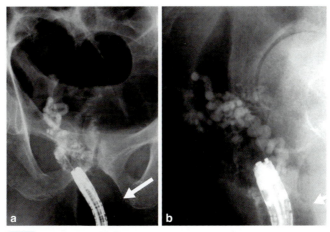

図4 EISの造影所見
a：装着バルーン（矢印）による排血路側への硬化剤の流出遮断（静脈瘤造影）.
b：供血路側への硬化剤の注入（静脈瘤造影）.

ることでより確実な静脈瘤内注入を目標とする．EIS施行時の留意点は硬化剤の大循環への流出で，硬化剤の注入範囲の把握のためにEISを行う際には透視は必須である．また，静脈瘤造影で注入範囲を確認しながらの硬化剤の少量・間欠注入がきわめて重要である．注入直後は直腸静脈瘤の排血路が造影されるが，装着バルーンによる血流遮断，間欠的な硬化剤注入で供血路が徐々に造影されてくる（図4）．

b）合併症対策

治療に伴う合併症は硬化剤の静脈瘤外注入による潰瘍や門脈血栓，感染症などが挙げられる．潰瘍については，透視下で静脈瘤外に硬化剤が漏れた場合は注入をただちに中止し，穿刺部位を変えることや間欠的な硬化剤注入により，血管外注入量を最小限にとどめることなどで防止可能である．門脈血栓に関しては，補液を十分に行い，透視下で硬化剤の注入範囲の確認を行うことで防止に努める．また，感染症対策として抗生物質を使用することは必須である．

c）治療のピットフォール

透視下で静脈瘤造影が不十分な場合には，装着バルーンをさらに膨らませ肛門側への硬化剤の流出をブロックした上で間欠的に硬化剤の注入を行う．また，抜針後の出血に関しては装着バルーンや穿刺針の外筒で圧迫止血可能である．静脈瘤造影で十分な硬化剤を注入できた場合でも穿刺針はすぐに抜針せず，硬化剤を静脈瘤内に停滞させることは治療効果を高めるために重要である．

2 EVL

EVLはニューモ・アクティベイトデバイスを使用し，緊急例では食道静脈瘤と同様に直腸静脈瘤の一時止血法として有用である．基本的には口側から肛門側に結紮術を繰り返す．食道・胃潰瘍においてはH_2受容体拮抗薬やプロトンポンプ阻害薬投与で潰瘍の治癒が期待できるが，直腸静脈瘤に対するEVL後の潰瘍は有効な治療法がないので注意を要する．まれではあるが，EVL後の潰瘍出血でコントロールに苦慮した報告があることも念頭に入れる必要がある．

3 EISとEVLの治療効果

Satoらは直腸静脈瘤に対する内視鏡治療後の再発に関してEISとEVLを比較検討している．出血再発は全例EVLを施行した症例で認められ，出血再発に関してはEVLに比しEISで有意に低率であったと報告している[2]．短期的にはEVLでもその効果は期待できるが，より根治な治療を目指す場合には直腸静脈瘤の供血路までの塞栓効果が期待されるEISを選択すべきである．

F. 診断，治療のまとめ

治療法についてまとめると，直腸静脈瘤においても最近では低侵襲の内視鏡治療が主体となってきている．緊急治療例で全身状態が不良な症例では緊急止血処置としてEVLはよい適応である．また，大量出血で高度の直腸静脈瘤出血と判断した場合にはヒストアクリルによる内視鏡下の塞栓療法も選択肢の1つになると考えられる．CTなどで血行動態が事前に把握できている症例にはEISで緊急止血を行う．予防あるいは待期例においてEISはMRAやCTなどで血行動態を把握した上で行うことが安全で効率的治療に寄与すると考える．手技の工夫により大部分の症例ではEISを主体とした内視鏡治療で対応可能になってきている．

G. おわりに

食道・胃静脈瘤に対する治療が確立され門脈圧亢進症患者の予後延長に伴い，異所性静脈瘤の頻度が増加する可能性は高く，その対策は重要である．特に異所性静脈瘤の中で頻度が最も高いのは直腸静脈瘤で，門脈圧亢進症患者が下血を起こしたときには本症も念頭に入れて内視鏡検査を行うことが重要である．

《文　献

1) 佐藤隆啓ほか：病態からみた門亢症のマネージメント 血行動態に応じた治療戦略 直腸静脈瘤．消内視鏡 25：1845-1850，2013
2) Sato T, et al：Retrospective analysis of endoscopic injection sclerotherapy for rectal varices compared with band ligation. Clin Exp Gastroenterol 3：159-163, 2010

B IVR

1 B-RTO

胃静脈瘤に対する B-RTO（バルーン閉塞下逆行性経静脈的塞栓術）[1]の手技を中心に解説する．

A．適 応

- 破裂している緊急胃静脈瘤例．破裂既往または破裂の危険のある胃静脈瘤で胃-腎シャント（gastro-renal shunt：GR シャント）を有するか，または下大静脈に注ぐ下横隔静脈の発達している例
- 胃-腎シャントが原因で肝性脳症をきたしている症例
- 門脈-大循環シャント（腸間膜下大静脈シャントなど）による肝性脳症
- 異所性静脈瘤（十二指腸静脈瘤など）からの出血

B．禁 忌

a）絶対的禁忌
- コントロールできない凝固障害（肝不全）

b）相対的禁忌
- Child-Pugh スコアが 10 点以上の Child-Pugh C の肝予備能低下患者
- シャントから容易に門脈内に造影剤が流れ込む場合
- 局所性門脈圧亢進症（脾静脈閉塞による短胃静脈系の圧亢進）
- 門脈本幹血栓症，肝癌による門脈本幹閉塞

C．術前準備

- 造影 CT による静脈瘤周囲の血行動態（胃-腎シャントを含め）の確認
- インフォームド・コンセント（IC）
- 手技を想定したプランニング

D．準備するもの

- 血管造影用セット（覆い布，造影剤用カップなど）
- カテーテル機器，バルーンカテーテル，コイルなどの塞栓道具
- 硬化剤：10%オレイン酸モノエタノールアミン（オルダミン），ポリドカノール（3%ポリドカスクレロール），20%または50%ブドウ糖，エタノール
- 薬剤（ハプトグロビン）（ハプトグロビンには血清製剤の IC が必要）
  EOI により赤血球膜は破壊され，それによる溶血性腎不全を予防するため，術中から点滴投与を行い，術後にも 4,000 単位投与する．
- カテーテル，ガイディングシース
  ⅰ）ガイディングシース：
   ①S 字状またはフック型の 8F．ガイディングシースを GR シャント内へ挿入すると，バルーンカテーテルの末梢への挿入が容易．
   ②フック（8F）型のものは頸静脈アプローチに向いている．
   ③選択的にダウングレードが難しい場合，9F．ガイディングシースと，5F．の子カテーテルにもバルーンが付いているキャンディスがある．11F．のイントロデューサーが必要であるがガイディングが固定されるので子カテの選択性が向上する．
  ⅱ）バルーンカテーテル（6F，5F）：クールナンド型に先端を曲げたマルチパーパス型が使い勝手がよい．
  ⅲ）マイクロカテーテル（2.9〜2.0F）：スナイパー 2 など

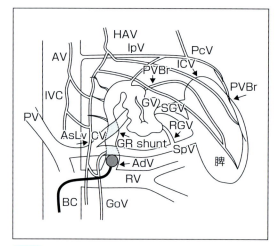

図1 胃静脈瘤の血行動態

孤立性胃静脈瘤は短胃静脈（SGV）と後胃静脈（RGV）から供血を受け，下横隔膜静脈（IpV）から左副腎静脈（AdV）へ流れる胃-腎シャント（GR shunt）を介して流出する．側副路は横隔膜下縁に沿い下大静脈に注ぐ下横隔膜静脈，心膜静脈（PcV），横隔膜静脈の分枝が肋間静脈に吻合し半奇静脈へ注ぐ経路（HAV），胃-腎シャントから内側へ向かい上行腰静脈（AsLv）へ合流するもの，下方の卵巣・精巣静脈（GoV）へ流れる経路など多彩である．バルーンカテーテルは胃-腎シャントの奥へ挿入するほうが副腎静脈，胃-腎短絡の下部から出る側副路に硬化剤が流出せずに効果的にB-RTOが可能である．
AV：奇静脈，IVC：下大静脈，PV：門脈，CV：左胃静脈，BC：バルーンカテーテル，PVBr：下横隔膜静脈の分枝，GV：胃静脈瘤，RV：腎静脈，ICV：肋間静脈，SpV：脾静脈．

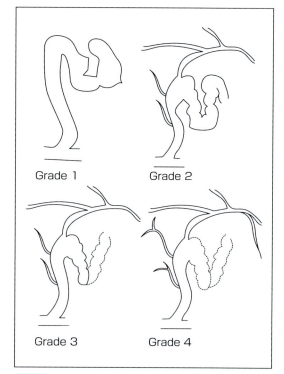

図2 胃静脈瘤でみられるB-RTVによる側副路の分類（Grade 1〜4）

胃静脈瘤のみが造影されるGrade 1，下横隔膜静脈といくつかの細かい静脈が描出されるが胃静脈瘤も全体が描出され短時間では造影剤がwash outされないGrade 2，もう少し多くの側副路が描出され胃静脈瘤も部分的にしか描出されないGrade 3，側副路のみが描出され胃静脈瘤が造影されないGrade 4などに分かれる．

［文献2より転載］

E．手技の実際

1 胃-腎シャントの確認（図1）

造影CTで静脈瘤の血行動態を十分に確認しておく．左下横隔静脈，心膜静脈の関与，胃-腎シャントの形態などをチェックする．

2 胃-腎シャントへのカテーテル挿入

経大腿静脈ルート，経頸静脈ルートの2つのアプローチがある．ガイディングシースからガイドワイヤー優先で腎静脈の奥に挿入，内筒をシース内に深く挿入後，内筒に被せるようにシース外筒を腎静脈に進めて内筒を抜去する．ガイディングシース内に6Fバルーンカテーテルをover the wireで挿入する．シース先端からガイドワイヤーを出して胃-腎シャントを探り，末梢に進める．次いで，6Fバルーンカテーテルをワイヤーに被せて進める．造影剤フラッシュで胃-腎シャントを確認後，ガイディングシースをバルーンカテーテルに被せる形で胃-腎シャント内に挿入する．

3 B-RTV（バルーン閉塞下逆行性静脈造影）による側副路・胃静脈瘤の確認

6Fカテーテルのバルーンを拡張し，造影剤フラッシュにより造影剤の逆流がないことを確認する．その後，手圧でB-RTVを行い，側副路の発達程度を確認する．

胃-腎シャントの形態の異常（リング型など）があり，これもチェックする．側副路の発達は大きく4つのグレードに分かれる（図2）．Grade 3では側副路が発達，Grade 4では著明に発達している．この状況では，胃-腎シャントの中央部辺りでバルーン閉塞を行っても，静脈瘤からの血流は側副路に向かって流れるため液体塞栓物質は胃静脈瘤にはとどまらない．よって，胃-腎シャントと静脈瘤のルートの一本化を図る必要がある．

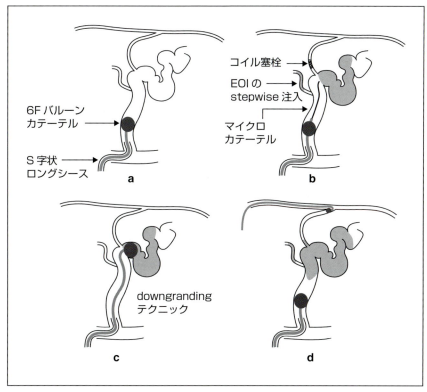

図3 B-RTOで使われるテクニック
 a：胃-腎シャントのバルーン閉塞時.
 b：側副路をコイルやEOIのstepwise注入により塞栓し，静脈瘤-胃-腎シャントの一本化を図る.
 c：直接バルーンカテーテルを静脈瘤サイドにウェッジするdowngradingテクニック.
 d：下横隔静脈からバルーンを排血路に挿入し，胃-腎シャントバルーン閉塞と同時に行うdual B-RTO.

4 Grade別，特殊形態別の治療戦略（図3）

a）Grade 1, 2

Grade 1では，側副路は描出されないため，胃-腎シャントをバルーン閉塞させ，マイクロカテーテルを静脈瘤の可及的近傍または静脈瘤内へ挿入し，静脈瘤への硬化剤注入を行う．Grade 2では，側副路は細いため，胃-腎シャントのバルーン閉塞後，硬化剤を少量ずつ（2〜5 mL）を3〜5分間隔で2〜3回行う（stepwise注入法）ことにより細い側副路は閉塞し，Grade 1の状態にすることでマイクロカテーテルを静脈瘤に挿入し硬化剤の注入を行うことができる．

b）Grade 3, 4

Grade 3, 4では，2つの方法がある．1つは側副路にカテーテルを丹念に挿入し，コイルあるいはエタノールなどを用いてすべて塞栓する方法（図4）．もう1つは，バルーンカテーテルを側副路を越えて静脈瘤近傍へ挿入し，静脈瘤側でバルーン閉塞を行う方法でdowngradingテクニックと呼ばれている．この後者の技術はGrade 2にも行うことができる．硬化剤注入はマイクロカテーテルを静脈瘤近傍まで進めて行う．

c）下横隔静脈が拡張しているが胃-腎シャントから到達できない場合

この場合，下大静脈から下横隔静脈に直接ウェッジし，胃静脈瘤に向かう下横隔静脈の尾側に向かう垂直枝に5Fバルーンカテーテル挿入を試みる．成功すれば，バルーン拡張を行い側副路血流を遮断すると同時に胃-腎シャントもバルーン閉塞し硬化剤注入を行う（dual B-RTO）．下横隔静脈の垂直枝にバルーンカテーテルが挿入できない場合，マイクロカテーテルをこの枝に進めコイルによる塞栓を行う．硬化剤注入は胃-腎シャント側からマイクロカテーテルを静脈瘤近傍まで進めて行う．

d）胃-腎シャントがリング状を呈する場合

胃-腎シャントのある症例のうち，約4%で

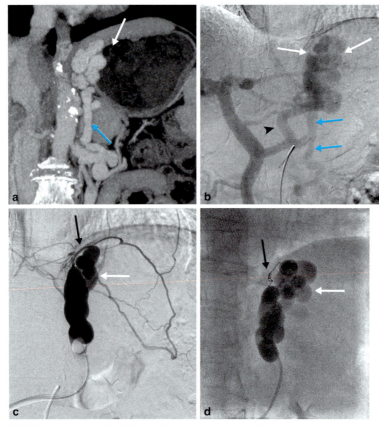

図4 Grade 3 の胃静脈瘤に対する B-RTO 症例

a：術前 CT. 胃静脈瘤の拡張（白矢印）と胃-腎シャント（青矢印）が確認できる．
b：上腸間膜動脈造影静脈相．後胃静脈（矢尻部分）を供血路とする胃静脈瘤（白矢印）と胃-腎シャント（青矢印）への排血を認める．
c：右大腿静脈よりガイディングシースとバルーンカテーテルを胃-腎シャントへ挿入し，バルーン閉塞後の造影を行う．側副路としての下横隔静脈（黒矢印）と胃静脈瘤（白矢印）がわずかに描出されている．Grade 2 の側副路と判断．
d：下横隔静脈をコイルで塞栓し（黒矢印），5% EOI 10 mL 注入（白矢印）．カテーテルを overnight 留置し，確認造影後終了した．

リング状を呈することがあり，この場合リングの上方か，下方でバルーン閉塞する．または，リングの一方をコイルまたはバルーンで閉塞させ他方をバルーン閉塞させて B-RTO を行う．

5 静脈瘤への硬化剤注入と硬化剤の選択・最大量

硬化剤注入前に，溶血を予防するため，ハプトグロビンを点滴で滴下開始し，半量が注入されたころから，硬化剤の静脈瘤への注入を開始する．硬化剤としては，10% オレイン酸モノエタノールアミン（EO）（オルダミン）を同量のヨード造影剤と混和して用いる（5% EOI）．最大量は 5% EOI として 20 mL（オルダミン 1 vial）である．

EOI 量を減らすため 20% また 50% ブドウ糖液をあらかじめ注入する方法もある．

最近，二酸化炭素，または空気を硬化剤に同量混ぜて，泡状にして用いる方法（フォーム B-RTO）も行われている．硬化剤の量を減じることができる．この際の硬化剤は EO ではフォームが形成されにくい．わが国ではポリドカノール（3% ポリドカスクレロール），欧米では Sotradecol が用いられる．

6 バルーン閉塞時間

金川原法では閉塞時間は 30 分でその後硬化剤を含む血液を吸引して終了としている．しかし，新鮮血栓が静脈瘤内に形成されておりバルーン解除後に肺梗塞を起こすリスクがあり，

筆者らは5時間以上バルーン閉塞を継続することを推奨している．夕方にB-RTOが終了すれば5時間後は夜となるため翌朝までの安静ということになる．

7 バルーン解除

5時間以上のバルーン閉塞後に，再度血管造影室で少量の造影剤による静脈瘤の撮影を行う．静脈瘤が血栓閉塞し，造影剤が流入しないならば，バルーンを解除して終了する．造影剤が静脈瘤内に抵抗なく注入されるときは，再度EOIを静脈瘤内が満たされるように注入し，1時間バルーン閉塞のまま様子をみる．その後，ゆっくりとバルーンを解除し，造影剤の貯留を確認して終了とする．大腿静脈止血後，3時間はベッド上で安静とする．

F. 成　績

技術的成功率は95～100％[2,3]で，胃静脈瘤の著明縮小，消失を95％以上に認める．肝性脳症は，ほとんどの例で改善する[4]．

食道静脈瘤は約25～40％で悪化し[3]，内視鏡的治療を要する場合がある．Lg-cf型の場合には，左胃静脈-食道静脈のルートで血流が増加し食道静脈瘤が増悪すると考えられる．

肝内へ向かう門脈血流の増加により，約半数で肝予備能の改善がみられる．

G. 術後の副作用・合併症

・血尿は高率に発生するが，ハプトグロビンの併用により腎不全に陥ることはまれである．
・EOIによる肺水腫，ショックがきわめてまれであるが報告されている．
・エタノールによるアレルギー反応．
・エタノール注入直後の疼痛．鎮痛薬にて対応する．
・コイルのmigrationがまれに発生し，下横隔静脈のコイル塞栓時の血流方向の変化で起こることが報告されている．大きめのコイルの使用が肝要である．
・門脈血栓症は硬化剤の左胃静脈から門脈内への流入，または脾-腎シャントから脾静脈への流入により起こり得る．

文　献

1) Kanagawa H, et al：Treatment of gastric fundal varices by balloon-occluded reterograde transvenous obliteration. J Gastroenterol Hepatol **11**：51-58, 1996
2) Hirota S, et al：Retrograde transvenous obliteration of gastric varices. Radiology **211**：349-356, 1999
3) Fukuda T, et al：Long-term results of balloon-occluded retrograde transvenous obliteration for the treatment of gastric varices and hepatic encephlopathy. J vasc Interv Radiol **12**：327-336, 2001
4) Kawanaka H, et al：Portosystemic encephalopathy treated with balloon-occluded retrograde transvenous obliteration. Am J Gastroenterol **90**：508-510, 1995

ⓑ IVR

2 PTO, TIO

門脈圧亢進症により出現する食道・胃静脈瘤に対する治療法は内視鏡的治療やバルーン閉塞下逆行性経静脈的塞栓術（B-RTO）が中心となってきたが，いまだに難治例も存在する．門脈側副血行路塞栓術（経皮経肝的塞栓術：PTO，経回結腸静脈的塞栓術：TIO）[1,2]は，門脈にカテーテルを挿入し静脈瘤の供血路を塞栓する方法である．供血路の確実な処理が行われるため，難治例に対して施行される重要な手技である．

本項ではPTO，TIOの適応と手技について述べる．

A. 適 応

1 緊急例

内視鏡的治療やSengstaken-Blakemore tube（S-Bチューブ）で止血不能な症例では，S-Bチューブ挿入下で施行可能である．

2 難治再発例

高度食道静脈瘤（特に巨木型静脈瘤）の中には血流量が多く，内視鏡装着口側バルーンにても遠肝性血流を抑制不能で，内視鏡的に硬化剤血管内注入による供血路の処理に難渋する症例がある．また高度胃静脈瘤の中には，排血路の血流が多く，B-RTOでのバルーン閉塞が不完全となる症例もある．血行動態を把握し静脈瘤の供血路に直接カテーテルを挿入し根部から塞栓する本法は有用である．

B. 手 技

門脈へのアプローチ法によりPTOとTIOに分類される．

また近年，経頸静脈的肝内門脈大循環短絡術（TIPS）経路からのアプローチも行われている．本項ではPTOとTIOについて述べる．

1 PTOとTIOの比較

麻酔方法は，PTOは局所麻酔，TIOは硬膜外麻酔または全身麻酔となる．熟練度は，PTOでは超音波エコーガイド下穿刺技術（特に硬変肝に対する）が必要で，TIOでは開腹技術が必要である．双方の技術を併せ持てば高い成功率が得られる．PTOが第1選択だが，高度の肝萎縮例，腹水貯留例，肝の腫瘍性病変の存在による穿刺不能例にはTIOが選択される．

2 経皮経肝的アプローチ

a）門脈穿刺法

1）穿刺部の選択

超音波エコー肋間操作により門脈，胆管，肝静脈の位置関係を十分把握後，中腋下線近傍に皮膚穿刺部位を設定する（カテーテルが皮膚に対しほぼ直角となり操作が簡便となる）．呼吸中間点（中間点での穿刺はカテーテルの移動および呼吸抑制が少ない）で呼吸停止し，門脈1次分枝より末梢（門脈1次分枝の一部は肝外となるため危険である）の門脈穿刺予定線上に横隔膜，胆管，肝静脈が重ならないことを確認する．

2）超音波エコーガイド下穿刺

局所麻酔後，皮膚に約1cmの小切開を加える．呼吸停止を指示し，19Gテフロン針（EVエラスター注入穿刺針19G×150mm）をエコーガイド下で穿刺する．目標点に達したら，内筒の金属針を抜き，10mLシリンジを接続し，陰圧をかけながら外筒を引いてくる．血液の逆流が確認できたら造影剤を注入し，透視で門脈が造影されていることを確認する．

3）カテーテルシースの挿入

穿刺針にガイドワイヤー（ラジフォーカスガイドワイヤー M0.035"×150cm）を通し，門脈本幹から上腸間膜静脈または脾静脈内に先端を留置する．5Fカテーテルロングシース（スーパーシース5F×25cm）先端を門脈内まで挿入

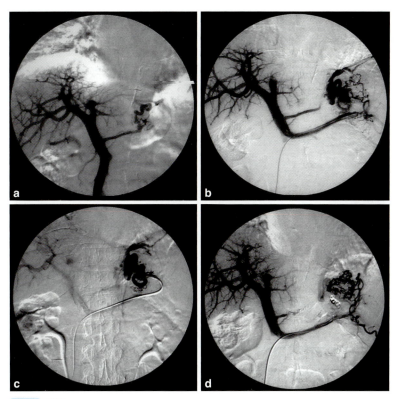

図1 TIO
a：SMV（上腸間膜静脈造影）．
b：SPV（脾静脈造影）．
c：SGV（短胃静脈造影）．
d：post TIO（短胃静脈，左胃静脈塞栓後）．

し皮膚に固定する．

b）穿刺部止血法

5Fカテーテルロングシースの内筒の尖端をカットしておく．シース先端を肝実質内まで抜去する．短冊状にした造影剤を含んだゼルフォームスポンジを内筒で押してシース先端まで挿入する．シースを抜きながら内筒でゼルフォームスポンジをシースと置き換えるようにして肝実質内に押し込む．この操作をシースの側孔からの血液流出が止まるまで繰り返し，抜去する．

3 経回結腸静脈的アプローチ

a）開腹および穿刺部の選択

通常は硬膜外麻酔下で開腹するが全身麻酔下のこともある．約10cmの右下腹部傍腹直筋切開で開腹し回腸末端部より約20〜30cm口側で腸間膜静脈を検索し（終了時結紮処理するため，腸管側のアーケードを温存しその中枢を選択する），選択した静脈を静脈切開の要領で剥離露出する．

b）穿刺およびカテーテルシースの挿入

テフロン針挿入後，内筒を抜きガイドワイヤー（ラジフォーカスガイドワイヤー M0.035"×150cm）を門脈まで挿入（透視にて確認）してテフロン針外筒を抜く．次に5Fシース（スーパーシース 5F×11cm）を回転させながらゆっくり根部まで挿入し結紮固定する．この操作中は左手で穿刺部を腸間膜の裏側より軽く持ち上げ出血のコントロールを行うことが重要である．

c）カテーテルシースの抜去と閉腹

カテーテルおよびシースの抜去と同時に穿刺部血管を結紮する．

その後，腹膜，筋膜，皮膚を縫合し閉腹する．

4 塞栓方法

a）門脈造影（**図1**）

カテーテル先端を上腸間膜静脈または脾静脈に留置し造影を行い，側副血行路の把握を行う．次に側副血行路にカテーテルを挿入し選択的造影を行う．血管径，走行，血流速度などか

ら塞栓物質を選択する．塞栓後に再度脾静脈造影を施行し，静脈瘤への血行遮断を確認する．

b）塞栓物質

コイル，無水エタノール，ethanolamine oleate（5% EO），50％ブドウ糖液，ゼルフォームスポンジなどが使われる．血流が速い場合はバルーンカテーテルで根部を閉塞して塞栓する．複数の側副血行路が合流し静脈瘤への供血路となる場合は，主たる側副血行路を塞栓すればほぼ塞栓されるが，血流が残存する場合は残りの側副血行路も塞栓する．またコイルを使用するときは血管径より大きなコイルを選択し，血流量の減少を確認し無水エタノールなどを注入し静脈瘤の十分な塞栓を行う．

C. おわりに

門脈側副血行路塞栓術は，静脈瘤の供血路を確実に処理する合理的な治療法である．しかし本法単独では静脈瘤局所の処理が不十分で，内視鏡的治療や部分的脾動脈塞栓術（PSE）[3,4]，B-RTOと併用することで相乗効果を発揮する治療法であり，静脈瘤に対する集学的治療の一環として今後も応用すべきと思われる．

文 献

1) Lunderquist A and Vang J：Transhepatic catheterization and obliteration of the coronary vein in patients with portal hypertension and esophageal varices. N Engl J Med **291**：646-649, 1974
2) Pereiras R, et al：New techniques for interruption of gastroesophageal venous blood flow. Radiology **124**：313-323, 1977
3) Tajiri T, et al：A comparison of combination endoscopic therapy and interventional radiology with esophageal transection for the treatment of esophageal varices. Hepatogastroenterology **49**：1552-1554, 2002
4) Taniai N, et al：Interventional radiology and endoscopic therapy for recurrent esophageal varices. Hepatogastroenterology **48**：133-136, 2001

3 TIPS

A. TIPS（経頸静脈的肝内門脈大循環短絡術）の歴史と現状

　TIPSとは経皮的カテーテル手技で肝臓内に門脈-肝静脈間の短絡路を作製することにより門脈圧を減圧するinterventional radiology（IVR）治療法である．その治療理論は外科的シャント手術と基本的には同様であるが，最大の利点は経皮的に行える低侵襲的な点である．本法は1969年，Roschら[1]が考案し実験的に成功し，臨床応用は1982年，Colapintoらがバルーンカテーテルを用いて短絡路の拡張を行ったのが最初である．しかし，短絡路の長期的開存が困難なため一般化しなかったが，1989年，Richterら[2]が金属ステントを短絡路に留置し，その維持が可能となり臨床的に普及した．わが国では1992年に山田，中村らにより臨床応用が開始された[3,4]．

　門脈圧の減圧法であるTIPSは門脈圧亢進症の治療法として理論的に理にかなっているが，すでに胃-腎短絡路などの大きな減圧路がある場合には無効な例もあり，肝臓への門脈血流入が減少することにより肝機能低下をきたすこともある．それゆえ，門脈圧亢進症に対するIVR治療法は病態により選択されなければならない．

　現在，わが国におけるTIPSの普及は不十分であるといわざるを得ないが，その原因の1つは内視鏡的治療が普及していること，本法が保険適用外であること，高度先進医療の対象となっているため経費の実費請求があることなどが挙げられる．また，本法は基本的に肝移植を前提として施行されることが望ましいが，わが国の移植の現状を鑑みると最終的治療とされることが多いことも1つの原因と考えられる．それゆえ，適応の決定，安全・確実な手技，合併症対策などが重要で，明確なガイドラインの早急な作成が望まれる．

B. 手　技（図1）

① 術前画像診断：術前に肝臓の血管解剖を正確に把握し，穿刺経路をあらかじめ検討することが重要で，肝静脈と門脈の同時造影，MRI，CTAによる3次元表示（3D-MRA，3D-CT）などを行い，立体的な位置関係を把握し穿刺角度とシャント距離をあらかじめ測定する．血管像の分解能や簡便性を考慮すればdynamic CTによる3次元表示が推奨される（図2-a）．

② 頸静脈穿刺：通常，右内頸静脈を穿刺し，穿刺針を右肝静脈まで挿入する．穿刺困難な場合には超音波下で行う．

③ 門脈穿刺：門脈の穿刺目標点は門脈右枝の前後分岐部とし，術前の門脈造影を参考にして穿刺する．穿刺は金属カニューレを約90°前方に回転させ固定し，穿刺針を目標点に向け穿刺する．肝動脈内にガイドワイヤーを挿入して穿刺目標とすれば，容易に門脈穿刺することができる（図2-b）．門脈内に挿入されたガイドワイヤーに沿わせて5Fカテーテルを挿入し門脈圧を測定した後，門脈造影を行う．

④ 短絡路の拡張：9Fダイレーターと10Fシースをガイドワイヤーに沿わせて門脈内まで挿入し短絡路を拡張する．次に，通常バルーン径8 mmの経皮的血管形成術（PTA）用バルーンカテーテルで短絡路を5気圧で拡張する．この際，肝静脈壁と門脈壁を貫通する部分が最も拡張抵抗が強いため，この部分でバルーンカテーテルにくびれが生じ，後にステントを留置する際のよい目印になる．バルーンの拡張時に強度の疼痛を訴える患者が多く，麻薬による除痛を必要とすることも多い．

⑤ ステント挿入・留置：短絡路に10 mmまたは8 mm径の金属ステントを留置する．ステントは門脈，肝静脈内に各々1 cm程度挿入するようにするが，適正な位置に留置しない

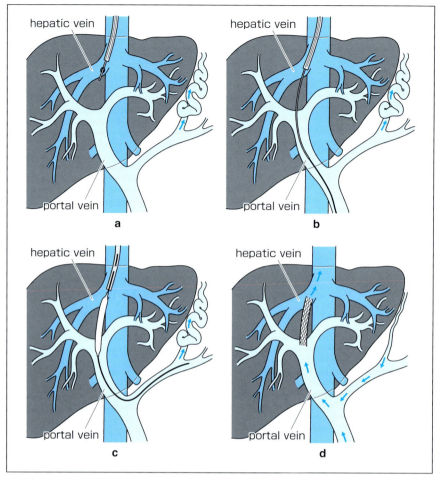

図1 TIPSの手順
a：穿刺針の肝静脈内挿入，門脈穿刺．
b：門脈内にカテーテル挿入．
c：短絡路のバルーン拡張．
d：金属ステント挿入．

とステントの早期閉塞や複数個のステント挿入が必要になるので注意深くすべきである．
⑥門脈造影および門脈圧測定：金属ステントの挿入前後に門脈造影および門脈圧測定を行う．術後の右房-門脈の圧較差が 15 mmHg 以下を一応の目安とする．

C．適　応

1 病態別条件

a）食道静脈瘤

欧米では TIPS 施行症例の大多数が消化管出血で，門脈圧低下とともに良好な止血効果が報告され，静脈瘤破裂例が最もよい適応であるとのコンセンサスが得られている．しかし，わが国においては内視鏡的治療の発達・普及と良好な治療成績を鑑みると，本症治療の第1選択は，緊急例，待期例ともに内視鏡的治療とすることに異論をはさむ余地はない．それゆえ，TIPS は内視鏡的治療によっても制御できない緊急止血例を含めた反復出血例が治療対象と考えられている（図3）．

b）胃静脈瘤

胃静脈瘤の血行動態は食道静脈瘤のそれとは異なり，多くの例に減圧路である大きな胃-腎短絡路が存在する．それゆえ，胃静脈瘤例は術前の門脈圧が食道静脈瘤例に比べて低く，TIPS による減圧効果は食道静脈瘤と比べて低い．そのため，胃静脈瘤は TIPS 単独の治療では奏功せず追加治療として静脈瘤塞栓術を必要とする

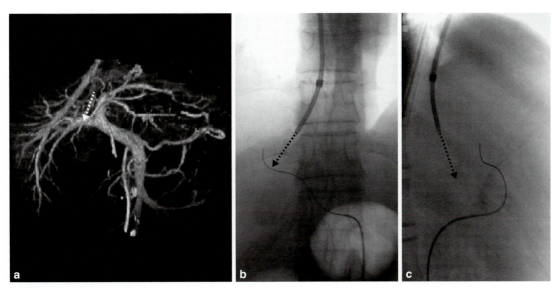

図2 門脈穿刺のための工夫
a：3D-CT画像．3D-CT画像から穿刺経路を想定する．点線矢印は穿刺方向を示す．
b, c：肝動脈内ガイドワイヤー挿入法（b：正面像，c：側面像）．肝動脈内にガイドワイヤーを挿入し，先端を門脈穿刺の目標において正面，側面透視で確認した上で，門脈穿刺する．

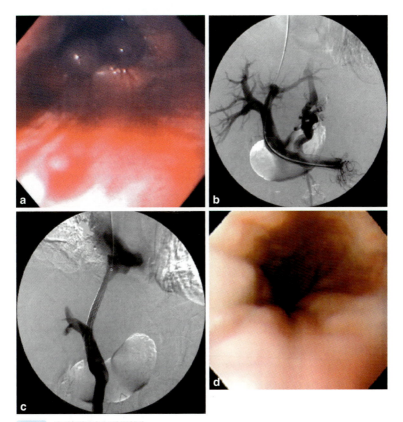

図3 食道静脈瘤破裂例
a：緊急内視鏡像．食道静脈瘤が破裂し，出血している．
b：門脈造影像．拡張した左胃静脈を認め，食道静脈瘤が描出されている．
c：TIPS後門脈造影像．短絡路の血流は良好で，遠肝性の側副路が消失している．
d：4ヵ月後内視鏡像．出血はなく，静脈瘤はほぼ消失している．

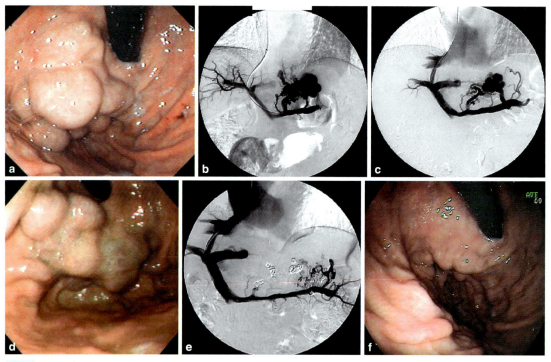

図4 胃静脈瘤例
- **a**：内視鏡像．噴門部に累々とした胃静脈瘤を認める．
- **b**：門脈造影像．拡張した左胃静脈を認め，胃道静脈瘤が形成されている．門脈圧は16 mmHgと低値であったが，TIPSが施行された．
- **c**：TIPS 1ヵ月後門脈造影像．短絡路の血流は良好であったが，静脈瘤への豊富な血流がみられる．
- **d**：TIPS 1ヵ月後内視鏡像．静脈瘤の縮小はほとんどみられない．
- **e**：コイル塞栓術後門脈造影像．短絡路を介して左胃静脈，短胃静脈のコイル塞栓が行われた．
- **f**：塞栓術後内視鏡像．静脈瘤はほぼ消失している．

こともある（図4）．また，胃静脈瘤のTIPS施行群とバルーン閉塞下逆行性経静脈的塞栓術（B-RTO）施行群との比較で，術後の再出血率がTIPS群が有意に高いとの報告がある[5]．それゆえ，胃静脈瘤に対する第1選択の治療法はB-RTOで，胃静脈瘤に対するTIPSの適応は経カテーテル的硬化療法の困難例，大きな短絡路を有さない胃静脈瘤，腹水を合併する門脈圧の高度上昇例が挙げられる．

c）その他の消化管出血

portal hypertensive gastropathy, colonopathyは内視鏡的治療の対象とならず，またB-RTOや経皮経肝的塞栓術（PTO）の報告もほとんど認めない．TIPSは施行例の報告が少ないが，自験例でも有効率が高く第1選択としてよいと考える．

門脈圧亢進症に起因するその他の静脈瘤には十二指腸静脈瘤，大腸静脈瘤，直腸静脈瘤などがあるが，発生頻度がまれで治療例の報告は少ない．筆者らは4例の治療例の経験があるが，第1選択の治療法は手技の容易性を考慮してB-RTO，PTOあるいはこの両者を組み合わせたDBOE（dual balloon occlusion embolotherapy）としている．TIPSは胃静脈瘤と同様，B-RTOやPTOの施行困難例，これら治療法の難治例や術後の腹水発生例など門脈圧の高度上昇例に行っている（図5）．

d）難治性腹水

難治性腹水は肝硬変症の末期的症候で肝移植の適応となる場合が多いが，わが国では減塩食の摂取やアルブミン，利尿薬の投与などでコントロールされない場合，腹水の吸引を繰り返すのみであるのが日常診療の現状である．

腹水に対するTIPSは欧米では全施行例の10％前後に行われ，最近は増加傾向にある．筆者らが施行した難治性腹水43例の成績では後述のごとく奏効率が約63％である．腹水を大循環に還流させるV-Pシャント留置術（Denver

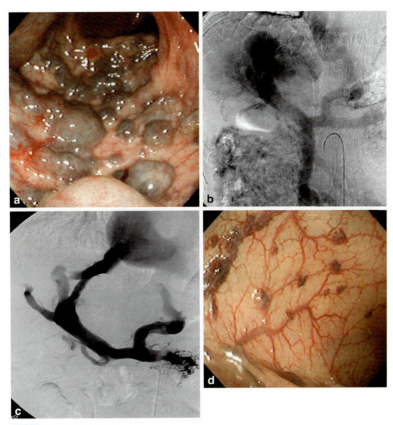

図5 大腸静脈瘤例
a：術前内視鏡像．全結腸に累々と拡張した RC（+）の大腸静脈瘤を認める．
b：術前門脈造影像．肝内門脈は拡張し門脈瘤を形成している．
c：TIPS 後門脈造影像．門脈圧は 25 mmHg と上昇していた．短絡路の血流は良好である．
d：TIPS 後内視鏡像．静脈瘤は著明に縮小し，下血は消失した．

tube）も行われるが，術後の播種性血管内凝固症候群（DIC）の発生や大循環系に対する影響などから必ずしも普及していない．それゆえ，TIPS は肝移植の適応外あるいは不能例で，施行の同意が得られた例では第1選択の治療法と考えられている（図6）．

e）その他（相対的適応）
以下の病態が挙げられる．
・門脈血栓症：門脈血流のうっ滞を解消することにより血栓溶解を目的として行われることがある．
・内視鏡治療や B-RTO，PTO 後に続発した異所性静脈瘤や難治性腹水．
・内視鏡で静脈瘤が確認できない消化管出血：出血原因が門脈圧亢進症であることが明らかな下血例．

2 肝機能条件

機能面からみた TIPS の適応に関する検討は従来ほとんど認めないが，肝機能予備能，腎機能，心・肺機能などは重要な指標である．以下に機能面からみた TIPS の適応の目安を示す．
・肝予備能：T-bil 3.0 mg/dL 以下
・腎機能：Scr 2.0 mg/dL 以下
・心・肺機能：肺高血圧症や右心不全のない例

TIPS は肝移植までの橋つなぎとの観点で欧米では行われることが多いが，その普及が十分でないわが国の現状では TIPS の適応はより狭いものとすべきである．

D. 禁　忌

1 絶対的非適応

びまん性嚢胞性肝疾患，高度の肺高血圧症，びまん性門脈血栓症が挙げられている．しかし，

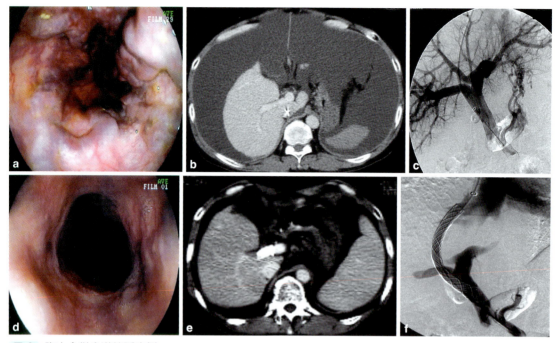

図6 腹水合併食道静脈瘤例
a：術前内視鏡像．累々と拡張したF3，RC（＋）の食道静脈瘤を認める．
b：術前CT像．肝臓は著明に萎縮し，大量腹水がみられる．
c：術前門脈造影像．遠肝性側副路として食道静脈瘤が描出されている．
d：TIPS後内視鏡像．静脈瘤は著明に縮小し，RC signも消失している．
e：TIPS後CT像．腹水は消失している．
f：TIPS後門脈造影像．短絡路の血流は良好で，遠肝性の側副路が消失している．

びまん性門脈血栓症例に対して下大静脈から直接門脈穿刺し，難治性腹水の消失した例が報告され，他に有効な治療法のない症例には有力なことがあり必ずしも適応外とはいえない（図6）．

2 相対的非適応

局所的門脈血栓症，Budd-Chiari症候群，胆管拡張，肝癌が挙げられている．しかし，肝癌合併例に対してTIPSを施行した報告が散見される．肝癌合併例にTIPSを施行する際に最低限満たすべき条件として①穿刺経路に腫瘍がないこと，②腫瘍が動脈塞栓術（TAE）や経皮的エタノール注入術（PEIT）により十分コントロールされていること，③予後を規定する因子が腫瘍ではなく門脈圧亢進症と判断されること，の3点が挙げられている．

E. 治療成績

1 手技上の成功率

本法の技術的成功率は欧米では90％前後と良好な成績が報告され，特に問題がないと思われる[6]．わが国の肝硬変症はほとんどがウイルス性に発生するため多くの例はきわめて硬く，かつ萎縮程度が強いため手技が欧米のそれと比べて困難な場合が多い．しかし，筆者らの成績では108例にTIPSを試み105例で成功し手技上の成功率は98％で，欧米のそれとほぼ同様である．不成功例は2例が肝内門脈枝のびまん性血栓による門脈閉塞症，他1例は高度な肝萎縮・硬化例で門脈枝のきわめて細い例であった．

2 疾患別治療成績

a）食道静脈瘤

食道静脈瘤の自験38例の奏功率は88％であった．対象のほとんどが内視鏡的治療が困難とされた例であることを考慮すればsecond lookの治療としては十分満足できる成績であると考える．

b）胃静脈瘤

前述のごとく，多くの例は胃-腎短絡路を有しているため術前の門脈圧が高度に亢進してい

ることが少なく，TIPS単独の奏効率は自験例では56%であり，Sanyalら[7]の報告とほぼ同様のものとなっている．静脈瘤塞栓術を併用した奏功率は91%であった．

c) 異所性静脈瘤

門脈圧亢進症性胃症（PHG）3例，十二指腸静脈瘤2例，大腸静脈瘤1例，直腸静脈瘤1例に対してもTIPSを行っているが，PHGはTIPSを施行した3例中2例で消失，十二指腸静脈瘤，大腸静脈瘤，直腸静脈瘤は全例で静脈瘤がほぼ消失した．

d) 難治性腹水

欧米では良好な成績が必ずしも得られていないが，わが国においては多くの例に行われ，内科的治療に奏功しない例がTIPSにより消失した例が多数報告されている．自験例43例（Child-Pugh B：18例，C：25例）では，術後に腹水が理学的に消失した例と腹水穿刺を必要としなくなり内科的コントロール可能となった例を合わせた奏功率は63%であった．生存率は1年57%，2年44%，3年37%で，Child-Pugh A群では自然経過群よりよい成績であった．

F. 副作用・合併症

術中，術後の合併症は従来から欧米では5～15%と報告され，重篤なものとして腹腔内出血，門脈破損，敗血症，急性呼吸促迫症候群（ARDS）などが報告されている．また，術後の肝酵素の上昇やビリルビン値の上昇など肝機能に与える影響も述べられているが，これは肝予備能による差が大きい．

Ringらの報告では247例中52例に肝性脳症の発生をみているが，3例を除き内科的療法で良好にコントロールされたと報告され，わが国の報告でもいずれも軽度で内科的治療でコントロールされている．

術後早期に肝性脳症が30%前後に発生し，また肝機能低下をみる例があるので，血液検査，特に血清中アンモニア値のチェックは1～2カ月ごとに行う必要がある．短絡路の狭窄，閉鎖が6カ月～1年以内に発生することが多いので，静脈瘤増悪のチェックのために3～6カ月ごとの内視鏡検査，および腹水や肝臓の形態変化を観察するために6カ月ごとのCT検査が術後1年以内は必須である．

G. 予　後

肝硬変症の予後について日本門脈圧亢進症研究会の報告ではChild-Pugh C症例の5年生存率は37.4%と報告している[8]．TIPSの予後についてRichterら[2]は平均生存月数が19カ月，1年生存率68%，3年生存率42%で，肝硬変の自然経過と比較して明らかな予後の延長があり，生存率は肝予備能による差が大きく，Child-Pugh Cでは不良であるが，Child-Pugh A症例では1年生存率が100%になると述べている．Ringら[9]は平均生存日数182日，1カ月以内死亡例13%，再出血率4.5%，また21%の例が肝移植までの橋つなぎとしてTIPSが行われたと報告している．100例以上のわが国の報告では，生存率は1年81.4%，2年70.6%，3年70.6%である．Child-Pugh分類別にみるとChild-Pugh Aではそれぞれ88.5%，77.5%，77.5%，Child-Pugh Bでは90.1%，90.1%，Child-Pugh Cでは65.3%，54.2%である．経過中の死亡例は多くが肝不全であるが，肝癌の発生や再燃による肝癌死も認められる．

文　献

1) Rosch J, et al：Transjugular portal venography and radiological portosystemic shunt：An experimental study. Radiology 92：1112-1114, 1969
2) Richter GM, et al：5-year results of TIPSS：Long term results using the Palmaz stent. 6th Annual Interventional symposium on vascular diagnosis and Intervention, 1994
3) 山田龍作ほか：経皮的肝内門脈静脈短絡術の経験. 日本医放会誌 52：1328-1330, 1992
4) 中村健治ほか：Transgular Intrahepatic Portosystemic Shuntの経験. 日消誌 91：171-179, 1994
5) Ninoi T, et al：TIPS versus transcatheter sclerotherapy for gastric varices. Am J Roentgenol 183：369-376, 2004
6) Gaba RC, et al：Comprihensive review of TIPS technical complications and how to avoid them. Am J Roentgenol 196：675-685, 2011
7) Sanyal AJ, et al：The natural history of portal hypertension after transjugular intrahepatic portosystemic shunts. Gastroenterology 112：889-898, 1997
8) 日本門脈圧亢進症研究会：門脈圧亢進症に関する調査報告, 1990
9) Ring EJ：Transjugular Intrahepatic Portosystemic Shunts（TIPS）. 6th Annual Interventional symposium on vascular diagnosis and Intervention, 1994

ⓑ IVR

4 PSE

　部分的脾動脈塞栓術（partial splenic embolization：PSE）[1,2]は，脾臓の一部を温存しつつ機能の異常亢進を改善し，さらに門脈圧を下げる方法である．
　本項では門脈圧亢進症，食道・胃静脈瘤に対するPSEの効果について述べる．

A. 適応および禁忌

1 適　応

　食道・胃静脈瘤のみならず，汎血球減少症，腹水，門脈圧亢進性胃腸症など，脾機能亢進症および門脈圧亢進症に伴うすべての合併症が適応となる．血小板減少症などによる出血傾向の改善を目的の1つとするため，出血傾向は適応除外条件とならない．

2 禁　忌

　血管造影剤過敏症症例が禁忌であるが，重度過敏症ではない場合は，PSE前・中のステロイド投与によって施行する場合もある．また重度の感染症は脾膿瘍が出現する危険性が高くなる[1]．侵襲面を考慮してChild-Pughスコア13点以上は原則的に適応外としている．

B. 手　技

1 前投薬

　点滴ラインから前投薬である塩酸ペンタゾシン（ペンタジン）15 mg，パモ酸ヒドロキシジン（アタラックス-P）25 mgを投与する．

2 血管造影

　まず上腸間膜動脈造影を行い，その門脈相にて門脈からの側副血行路や血栓の有無などを確認する．造影の際，プロスタグランジン製剤を動注し，30秒後に撮影を開始する．
　次に腹腔動脈造影を行い，脾動静脈の走行を確認する（図1）．
　脾動脈脾門部へカテーテルを進めて脾動脈造

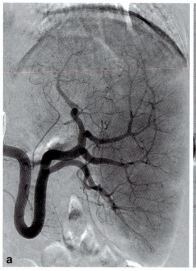 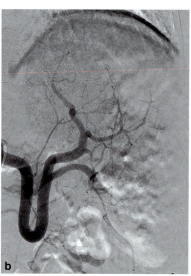

図1　腹腔動脈造影
a：動脈相．
b：静脈相．

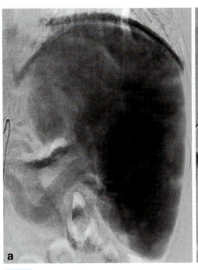 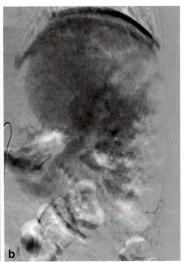

図2 PSE 後腹腔動脈造影
a：動脈相.
b：静脈相.

影を行い，脾内動脈枝の分布状態および脾静脈の走行を確認する．

広域スペクトルの抗生物質（総投与量の半量）とステロイド（ヒドロコルチゾン 500 mg）を脾動脈より注入する．ステロイドの投与により，術後サイトカイン上昇を抑制し，発熱による消耗および過度な炎症を防止する．

3 塞栓

カテーテルを脾下極側の脾内動脈枝へマイクロカテーテルを用いて進める．

脾内動脈枝より塞栓物質としてゼラチンスポンジを抗生物質（残り半量）および造影剤とともに注入する．塞栓範囲は塞栓前の血管造影像と対比し 40〜80％とし，しかも脾静脈が描出されている程度とする．脾動脈は 4〜5 本の区域動脈に分枝している．脾動脈分枝より区域ごとに脾下極から順に塞栓することで，塞栓範囲を意図的に決定できる．

巨脾例に対しては，効果が不十分な場合は追加塞栓が可能である事から無理せず当初から分割して塞栓（1 回の塞栓範囲を 40％位でとどめる）することも重要である．

塞栓後に再度，脾動脈本幹または腹腔動脈に血管造影カテーテルを引き戻し，造影にて塞栓範囲を確認する（**図2**）．

4 注意点

塞栓物質のゼラチンスポンジは，約 2 mm 角（肝動脈塞栓時よりも大きい）にカットしたゼルフォーム細片を注入する．小さな塞栓物質では，末梢まで塞栓してしまったり，また脾動脈を逆流し塞栓物質が大膵動脈などに流入し，合併症を引き起こす可能性がある．

近年ではコイルによる塞栓も行われている[3]．脾内動脈枝にコイルを留置し脾門側にゼルフォームを注入する方法である．昔，脾門部から肝動脈塞栓術と同様の細かいゼルフォームを注入し合併症を起こした施設がいくつかあった．その経過からコイルを用いることで PSE を再度導入した施設も多い．コイルは高価な点と再度 PSE が必要なときに手技が困難になる点，治療後の画像診断（CT，MRI）の障害となる点も問題となる．ただし塞栓予定の血管から胃や膵を栄養する血管が分岐している場合には，これらの血管を選択してマイクロコイルを用いて血流改変後にゼルフォームで塞栓することもある．

いずれにせよ 2 mm 角の大きめのゼルフォームで塞栓していれば問題はない．

5 塞栓術後

塞栓術後処置として，ステロイド（ヒドロコルチゾン 200 mg）と抗生物質を 2 日間，全身投与する．

C. 合併症

　合併症は左側腹部痛，発熱が主で，ときに腹水貯留，左胸水貯留，まれに脾膿瘍を認める[1]．重篤な合併症は脾膿瘍のみで，他の必発ともいえる疼痛・発熱などは保存的治療で十分コントロール可能である．脾膿瘍は出現した際には，すみやかにドレナージまたは脾臓摘出術を施行しなければならない．他には門脈血流の低下と急激な血小板数の増加による相乗効果で血栓が出現した報告もある．また塞栓物質が膵動脈枝に流入することによる膵炎も報告されている．

　したがって各症例の病態および目的に合わせて適切な塞栓範囲を決定し，さらに厳重な経過観察と十分な後療法が行われるならば，本法は安全確実な治療法といえる．

　疼痛・発熱にはNSAIDsにて対処可能だが，門脈圧亢進症，食道・胃静脈瘤症例では消化性潰瘍に留意しなければいけないので，抗潰瘍薬を投与する．症例によっては疼痛は塩酸ペンタゾシンにて対処する．

D. 治療効果

　PSEは全身状態に合わせて梗塞範囲を加減でき，しかも効果不十分の場合，後日追加治療が可能である点が長所である．

1 食道・胃静脈瘤

　PSEには食道・胃静脈瘤に対する直接的な効果は少ない．PSEでは脾動脈血流量が減少し，脾静脈から門脈に流入する血流が減少することで門脈圧が下がる．食道・胃静脈瘤に対する内視鏡的治療や塞栓術施行時にPSEを併施することにより，その治療効果は改善した[3]．つまりPSEは食道・胃静脈瘤治療においては，補助療法（supplemental treatment）という位置付けである．

2 汎血球減少症

　血小板数はPSE12～24時間後に上昇し始め，ピークは1～2週間後である．2ヵ月後に安定し，長期的には前値の平均2倍を維持する．赤血球数は6ヵ月後には前値より有意に増加し，以後長期的に維持される[2]．

3 肝性脳症

　門脈-大循環シャント塞栓時に上昇した門脈圧をPSEにより塞栓前値にまで戻すことで，新たなシャントの発達により生じる血中アンモニア値再上昇を長期的に抑制した[4]．

4 肝機能

　長期的にはAST・ALT値には有意な変化はないが，コリンエステラーゼ値やアルブミン値は6ヵ月後には有意に上昇しており，その後長期的に維持された[2]．肝移植後にPSEは肝動脈血流改善目的でも施行されている．

《文献

1) Yoshida H, et al：Partial splenic embolization. Hepatol Res 38：225-233, 2008
2) Tajiri T, et al：Long-term hematological and biochemical effects of partial splenic embolization in hepatic cirrhosis. Hepatogastroenterology 49：1445-1448, 2002
3) 高塚健太郎ほか：新しい部分的脾動脈塞栓術（PSE）の手技と効果．日門脈圧亢進症会誌 11：286-293, 2005
4) Tajiri T, et al：A comparison of combination endoscopic therapy and interventional radiology with esophageal transection for the treatment of esophageal varices. Hepatogastroenterology 49：1552-1554, 2002

C 外科的治療

1 直達手術，Hassab 手術

　門脈圧亢進症に対する最初の外科手術は，1877 年に発表された門脈下大静脈端側吻合（Eck の手術）である．Eck の手術は腹水治療を目的にしたイヌの実験であった．一方最初の直達手術の試みは 1883 年の Banti による脾摘術である．以来，門脈圧亢進症の外科治療は，門脈血を迂回させるシャント手術と，血流遮断を目的とした直達手術の 2 つの大きな流れとなって発展してきた．本項では外科治療の中で直達手術，主に Hassab 手術について述べる．

A. 直達手術とは

　門脈圧亢進症に対する外科的治療の中で，食道・胃静脈瘤へ門脈血を流入させないように血流遮断を行う手術を直達手術という．門脈圧亢進症取扱い規約[1]では，直達手術の術式として①食道離断術，② Hassab 手術，③胃上部切除術，④その他が挙げられている（**表1**）．これらの中，食道・胃静脈瘤に対する内視鏡的治療が一般に普及する以前に開発されて施行されていた術式が，食道離断術[2]と胃上部切除術[3]である．これらの手術は胃上部および食道下部の血行遮断（脾摘を含む）と消化管（食道または胃上部）の離断または切除を行うものである．ここで施行される胃上部・食道下部血行遮断＋脾摘は Hassab 手術[4]に相当する．これらの手術は内視鏡的硬化療法（EIS），内視鏡的静脈瘤結紮術（EVL），interventional radiology（IVR）が第 1 の治療選択となった昨今では適用されることは少なくなってきている．一方，Hassab 手術ならびに，Hassab 手術の手技の中に含まれる脾摘術は，現在の門脈圧亢進症の手術術式の主流である．以下に食道離断術，胃上部切除術については簡単に紹介し，Hassab 手術の詳細について述べる．脾摘術については他稿に譲る．

表1 門脈圧亢進症取扱い規約による直達手術

手術療法　surgical treatment：operation
　直達手術　non-shunt operation
　　①食道離断術　esophageal transaction
　　② Hassab 手術　Hassab operation
　　③胃上部切除　proximal gastrectomy
　　④その他

＊ "Hassab" とは下部食道・胃上部血行遮断および脾臓摘出術を指す．

B. 食道離断術

　食道離断術は，杉浦[2]によって開発された術式であり，胃上部血行遮断，脾摘，下部食道血行遮断，食道離断，幽門形成を行う．経胸経腹的または経胸経横隔膜的に行われ，杉浦法，あるいは東大第二外科法といわれた（**図1**）．この術式はより広範囲の食道下部血行遮断が施行できるとされた．

C. 胃上部切除術

　胃上部切除術は，山本[3]が提唱した術式であり，脾摘，下部食道・胃上部血行遮断，下部食道・胃上部切除，食道・胃端側吻合，幽門形成から成り立っている（**図2**）．より侵襲の少ない自動吻合器を用いた変法も開発された．

D. Hassab 手術（下部食道・胃上部血行遮断＋脾摘術）

　Hassab[4]が 1964 年に提唱した下部食道・胃上部血行遮断および脾摘術が Hassab 手術である．胃静脈瘤（噴門部，穹窿部）は Hassab 手術によって消失するが，この手術を行ってもほとんどの症例で食道静脈瘤は残存する．したがって，食道静脈瘤内視鏡治療（EIS，EVL）が一般化される前の食道静脈瘤に対する外科治療

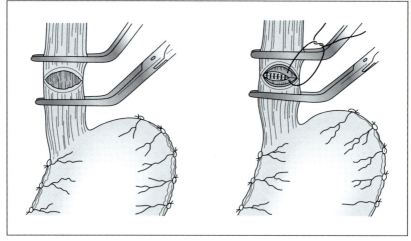

図1 食道離断術　　　　　　　　　　　　　　　　　　　　　　　［文献5より引用］

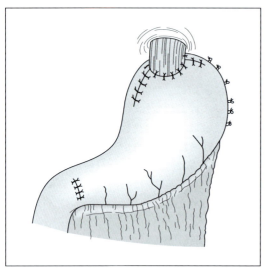

図2 胃上部切除術　　　　［文献5より引用］

は前項に述べたごとくHassab手術（下部食道・胃上部血行遮断＋脾摘術）に消化管離断（食道離断または胃上部切除術）の追加が必要であった．現在，行われているEISやEVLとHassab手術を組み合わせれば，かつて行われていた直達手術（食道離断術，胃上部切除術）と同等の効果が期待できる．

1 Hassab手術の適応

外科手術であるので，耐術可能な症例，すなわち肝予備能がChild-Pugh Aである症例が手術適応の必要条件である．最近では腹腔鏡手術が導入され手術侵襲が小さくなっているため，Child-Pugh B症例の一部にも手術適応を考慮してもよい．

食道・胃静脈瘤の病態からみた手術適応は，①巨木型食道静脈瘤症例や脾腫による著明な血小板減少症例など内視鏡的治療が困難な症例，②内視鏡的治療を行っても再発を繰り返す症例，③IVRや内視鏡治療が困難な胃静脈瘤，などである．

極端な血小板減少症例（血小板数1万/mm^{3}未満）でも，脾摘を行えば手術中から血小板の増加が始まるので，肝予備能が許せば手術適応としてもよい．この場合，血小板輸血を準備しておくとよい．

2 手術手技

開腹によるHassab手術の手技を述べる．

a）開　腹

仰臥位で正中切開に左横切開を加えたL型切開で開腹する．正中を切開する際，傍臍静脈が拡張した側副血行路を形成していることがあるので，術前の画像診断でこれを把握しておき，これが存在する場合には，出血させないように注意が必要である．

b）胃上部大彎側の血行遮断

胃大彎側を左胃大網動・静脈，短胃動・静脈の血行を胃壁に接して切離すれば，胃上部大彎側の血行遮断となる．通常，胃角対側大彎付近から噴門部左側までの血行遮断を行う．（**図3**）脾上極付近の切離に際して，視野の確保が困難な場合は無理をせず，それより上方は脾を脱転後に切離すれば，容易となり安全である．

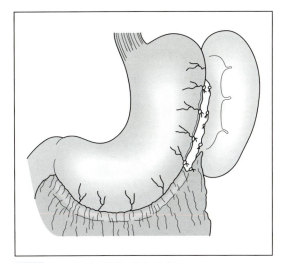

図3 胃上部大彎側の血行遮断
[文献6より引用・改変]

c）脾動脈結紮

　胃大彎側血行をある程度切離すると，膵上縁を走行する脾動脈を確保することが可能になる．脾摘に先立って脾動脈を結紮すれば，緊満した脾臓は縮小し，周囲の血行遮断や脾摘は容易になる．

d）脾　摘

　脾下極付近の胃脾間膜を切離し，脾結腸間膜，脾後面の脾腎ヒダを頭側に向かって切離していく．脾後面の切離をさらに進め横隔脾ヒダを切離すると，脾後面へ手が入り前方へ持ち上げて脱転することができる．脾を脱転すると，脾上極付近の胃脾間膜の切離も容易となる．脾門部以外の脾周囲が完全に切離されたのち，脾門部で脾動・静脈を切離する．膵尾部に切り込まないように十分注意する．脾門部では通常，脾動・静脈は2〜3本に分岐しているので，それぞれを結紮・切離していく．脾門部の切離は，腹腔鏡手術の際用いるEndo GIAを用いてもよい．

e）胃上部後面の血行遮断

　胃上部後面の後胃動・静脈を切離し，胃上部後面から噴門部後面までを完全に後腹膜から遊離する．

f）胃上部小彎側の血行遮断

　胃角より頭側の小彎側の血行遮断を行う．左胃動・静脈を結紮・切離し，胃角より頭側の小網を切除するように操作を進める．

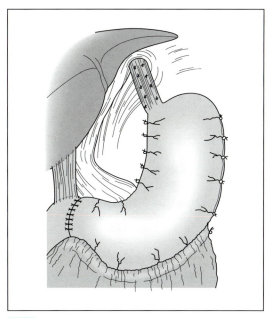

図4 Hassab手術の完成図
[文献6より引用・一部改変]

g）食道周囲の血行遮断

　胃上部の血行遮断が噴門部まで終了したら，食道周囲の血行遮断に移る．噴門から7cm程度頭側の食道周囲まで血行を遮断する．まず，食道前壁の脂肪組織を噴門部から頭側へ，血行遮断を行う高さまで縦方向に切開する．そしてこの組織を食道壁から左・右方向へはがすようにして切離していくと手術が容易である．このようにして食道壁全周の血行を遮断する．食道周囲の血行遮断によって，迷走神経は切離される．

h）幽門形成術

　食道周囲の血行遮断によって迷走神経が切離されるので，胃内容の停滞を防止するため幽門形成術を付加する．Heineke-Mikulicz法にて，幽門輪を切離する．簡便法として，幽門輪状筋を壁外から指で圧挫して切離する用手的幽門形成術を行ってもよい．図4はHassab手術の完成図である．

i）閉　腹

　左横隔膜下にドレーンを挿入して閉腹する．

E．症　例

　Hassab手術は，開腹下に行われてきたが，先進的な施設では腹腔鏡下に行われる．ここで

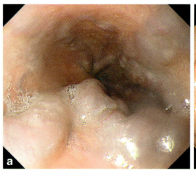
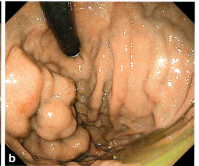

図5 食道・胃静脈瘤内視鏡所見
a：Cb, F2 の食道静脈瘤を認める.
b：Cw, F2 の胃穹隆部静脈瘤を認める.

表2 血液生化学検査

白血球	2,700/mm³
ヘモグロビン	11.8 g/dL
血小板	6.5 万/mm³
プロトロンビン時間	74%
アルブミン	3.7 g/dL
総ビリルビン	0.84 mg/dL
AST	29 U
ALT	33 U
HBV	(−)
HCV	(+)

は腹腔鏡下手術症例を提示する.

症例は60歳代男性. C型肝硬変による易出血性食道・胃静脈瘤があった（図5）. CTなどの画像診断によって，バルーン閉塞下逆行性経静脈的塞栓術（B-RTO）などのIVRが可能な胃（脾）-腎シャントがないため，Hassab手術の適応となった. 血小板数6.5万/mm³, Child-Pugh A であり，耐術可能と判断した（表2）.

1 手術手技

a）ポート挿入

ポートを3ヵ所に挿入し，HALS（hand assisted laparoscopic surgery）で行うため上腹部正中に7cmの切開を加え，ハンドポート（LAP DISC）を装着した.

b）胃脾間膜の処理（図6-a）

胃脾間膜は，主に Liga Sure Atlas を用いて切離し，脾上極まで切離を進めた.

c）脾下極から脾腎ヒダの切離（図6-b）

脾結腸間膜と脾下極を切離し，脾背側（脾腎ヒダ）を切離していく. 腹腔鏡手術では開腹手術に比べて，この部位の視野が良好である.

d）脾上極の処理

横隔脾ヒダを切離し，脾上極を前面ならびに背側から十分に剥離しておく.

e）脾門部の処理（図7）

脾周囲を十分に切離した後，脾門部を自動吻合器（Endo GIA）を用いて切断する. その後，脾臓を正中創から摘出する.

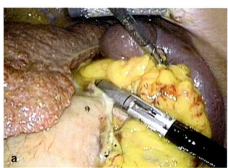
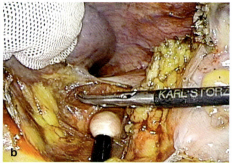

図6 脾周囲の切離
a：胃脾間膜の処理.
b：脾下極から脾腎ヒダの切離.

［文献7より引用］

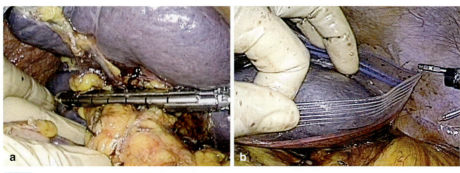

図7 脾門部の処理および脾臓の抽出　　　　　　　　　　　　　　　　　　　　　　［文献7より引用］

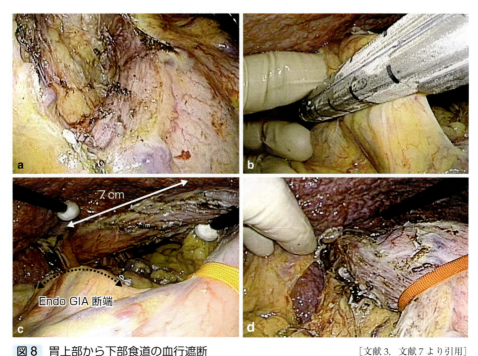

図8 胃上部から下部食道の血行遮断　　　　　　　　　　　　　　　　　　　　　［文献3, 文献7より引用］
a：小彎側の血行遮断.
b：左胃動・静脈の一括切離.
c, d：下部食道の血行遮断.

f）胃上部から下部食道の血行遮断（図8）

小彎側の血行遮断を胃角部から始め（図8-a）側副血行路を含めて左胃動・静脈基部でEndo GIAを用いて一括切離する（図8-b）．食道胃接合部から7cm口側までの下部食道を全周にわたって血行遮断する（図8-c, d）．

文献

1) 國分茂博ほか：治療, 手術療法. 門脈圧亢進症取扱い規約, 日本門脈圧亢進症学会（編）, 第3版, 金原出版, 東京, p66, 2013
2) 杉浦光雄ほか：門脈圧亢進症の外科治療—とくに東大第二外科法について. 医事新報 2410：7-11, 1970
3) 山本貞博：門脈圧亢進症に対する胃上部切除術. 外科診療 9：1357-1358, 1967
4) Hassab MA：Gastroesophageal decongestion and splenectomy, A method of prevention and treatment of bleeding from esophageal varices associated with bilharzial hepatic fibrosis, preliminary report. J Internat College of Surgeons 41：232-248, 1964
5) 出月康夫：門脈圧亢進症, 手術的治療法—直達手術. 最新消化器外科シリーズ14　脾・門脈圧亢進症, 阿部令彦ほか（編）, 金原出版, 東京, p167-191, 1992
6) 野浪敏明ほか：経腹的食道離断術. 手術 52：1161-1165, 1998
7) 有川　卓ほか：難治性食道胃静脈瘤に対する腹腔鏡下Hassab手術. テクニカルレポート. 日門脈圧亢進症会誌 19：45-50, 2013

C 外科的治療

2 シャント手術

　これまでわが国では，門脈圧亢進症に対する外科的治療として，門脈下大静脈吻合術や選択的シャント術が行われてきたが，現在シャント術の適応となる症例は内視鏡治療抵抗性食道静脈瘤や B-RTO（balloon-occluded retrograde transvenous obliteration）の困難な胃静脈瘤が中心となっているが，2010 年の Whalen らのメタアナリシスによる報告では，門脈圧亢進症における静脈瘤に対する外科的シャント形成術は 2 年生存率 81〜90％，非出血率 94〜95％，シャント開存率 90〜94％と TIPS（transjugular intrahepatic portasystemic shunting）に比べ，シャント不全が少なく，生存率が改善したと報告し，外科的治療の有用性を認めている[1]。また，食道・胃静脈瘤の予後の改善には，肝癌治療も考慮する必要性があるが，その場合に出血の懸念なく肝癌治療を積極的に行えるシャント手術は有効な治療法である。また，硬化療法を適宜組み合わせるとシャント手術が有効な症例は今もなお多くみられ，現時点でのシャント手術の適応は内科的治療抵抗性食道・胃静脈瘤症例，肝癌合併症例，腹水制御困難症例などであると考えられる。本項では代表的なシャント手術の手技について述べる。

A. シャント手術の歴史と問題点

　わが国では門脈下大静脈吻合術などの major shunt は行われることがほとんどなく，選択的シャント手術と直達手術が静脈瘤に対する治療として行われる。選択的シャント手術とは，門脈圧を低下させることなく，静脈瘤のみを選択的に減圧させることを目的とした手技である。直達手術においても門脈・腸間膜系と静脈瘤との間の血行を遮断するため，門脈圧が低下しにくい治療であるが，選択的シャント手術では血行郭清をすることで同様に門脈圧が低下しにくく静脈瘤の減圧が得られる手技である。

　選択的シャントとして，Warren らは 1967 年に遠位脾腎静脈吻合術（Warren 手術）を報告した[2]。これは遠位脾静脈を左腎静脈へ吻合するものである。これにより食道・胃の選択的減圧がなされ，門脈圧を維持し求肝性の門脈血流を維持できる手技である。しかし，その後，Warren 手術は早期死亡例が多いこと，また腹水コントロールが困難な例が多いことが報告され，さまざまな手技の改良が加えられている。選択的シャントの長期的な問題点として，膵を介する側副血行路の形成，すなわち pancreatic siphon によるものがあり，1986 年には膵と脾静脈の分離を併用する選択的シャント術式（distal splenorenal shunt with splenopancreatic disconnection：DSRS+SPD）が報告された[3]。1972 年には Drapanas らが人工血管を用いて上腸間膜静脈と下大静脈を吻合する術式を報告し，Eck 瘻症候群の発生を低下させた[4]。わが国では Warren と同時期の 1967 年に井口らが左胃静脈下大静脈吻合術（井口シャント）を報告している[5]。左胃静脈を介するシャントにより，選択性が高い手技である一方，蛇行した左胃静脈を下大静脈へ吻合する技術の難易度は高いものがある。その後 1994 年，加藤は DSRS+SPD を改良し，gastric disconnection を追加し，シャント選択性の長期的維持を目的とした DSRS+SPGD（distal splenorenal shunt with splenopancreatic and gastric disconnection）を報告し良好な結果を報告している[6]。

B. 上腸間膜静脈下大静脈吻合術

　上腸間膜静脈を下大静脈へ吻合して門脈圧を低下させる術式である。

1 Drapanas 法（図 1）

　上腸間膜静脈後壁と下大静脈前壁を人工血管にて吻合する。

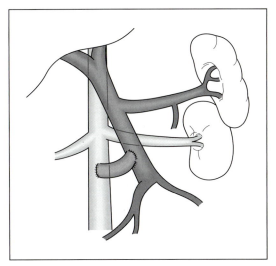

図1 上腸間膜下大静脈吻合術（Drapanas法）

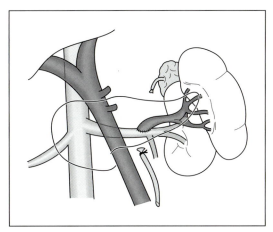

図2 遠位脾腎静脈吻合術（distal splenorenal shunt, Warren shunt）

食道静脈瘤からの出血を予防しつつ，門脈血の肝への流入が維持されやすい術式である．人工血管を用いるため，吻合のための血管剝離が小範囲であり，術中出血量と手術時間を少なくできる術式である．

膵下縁より上腸門膜静脈（SMV）を全周性に剝離し，約3cm以上行う．人工血管としては直径16～20mm，長さ約5cmを使用する．下大静脈の剝離は約4cm程度の小範囲でよく，下大静脈壁の切除は行わず，切開のみにて連続縫合にて吻合する．

2 Clatworthy法

下大静脈を切断し，断端を上腸間膜静脈の後壁に吻合する．大きな吻合口が得られ，小児門脈圧亢進症などに対する術式として行われている．

C．選択的シャント手術

食道・胃静脈瘤に関与する静脈のみを選択的にドレナージする選択的シャント術がある．1967年にWarrenらが胃大彎を介する遠位脾腎静脈吻合術（distal splenorenal shunt：DSRS）や井口らが胃小彎を介する左胃静脈下大静脈吻合術（left gastric venocaval shunt：LGCS）を報告している．どちらも門脈圧を降下させることなく静脈瘤の選択的減圧を目指す手術である．

1 遠位脾腎静脈吻合術（Warren shunt）（図2）

DSRSは肝硬変や特発性門脈圧亢進症に対しよい適応であり，短胃静脈系側副血行路を介して食道静脈瘤の減圧を図る．しかし，脾臓から門脈本幹に流れ込む門脈血流が減るため，門脈圧が下がる場合があるものの，脾機能亢進は改善されず，むしろ脾臓への血液循環が活発化して脾臓がさらに腫大することがある．脾臓の部分切除を行い，脾機能亢進症を改善すると同時に，選択的脾腎静脈シャントにより門脈圧亢進症を低下させるという方法も報告されている．

膵下縁に沿って後腹膜を切離し，膵臓を遊離する．膵後面にて脾静脈を確認し，分枝を結紮しながら下腸間膜静脈分岐部遠位側を十分に剝離する．左腎静脈を剝離し，副腎静脈を結紮切離する．脾静脈を下腸間膜静脈分岐部近くで切断し，腎静脈と端側吻合する．最後に左胃静脈を結紮切離し血流の遮断を行う．

2 DSRS＋SPD（図3）

DSRS＋SPDはシャント選択性の喪失を防止する処置として，脾静脈を膵組織から完全に遊離する方法である．膵を介する側副血行路，いわゆるpancreatic siphonと呼ばれる現象にも対応できる方法として行われている．また，胃小彎側からの側副血行路の形成，門脈血流の脾静脈への流入による門脈血流低下の予防を目的として，胃大小彎側の血行郭清と胃漿膜筋層の切離再縫合を行うSPGD（splenopancreatic gastric

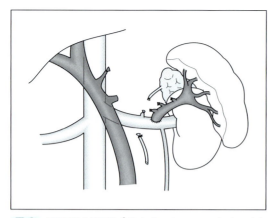

図3 DSRS＋SPD (distal splenorenal shunt＋splenopancreatic disconnection)

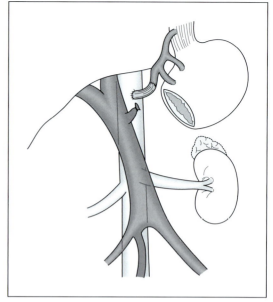

図4 左胃静脈下大静脈吻合術（井口シャント）

表1

手　技	長　所	短　所
Drapanas法	比較的手術が容易．比較的門脈血流の維持がしやすい．	SMVの剥離が困難．シャントの閉塞が起きやすい．門脈圧の低下が比較的少ない．
遠位脾腎静脈吻合術（Warren手術）	高いシャント開存率が得られる．門脈圧の低下が得られやすい．	側副血行路の発達による門脈血流の低下が起きやすい．脾機能亢進症の改善がない．
DSRS＋SPD	Warren手術の問題点であるpacreatic siphonを予防できる．	門脈血流の脾静脈への流入による門脈血流の低下が起きやすい．
左胃静脈下大静脈吻合術（井口シャント）	シャントの選択性が高い．脾摘による脾機能亢進症の治療も兼ねる．	左胃静脈の剥離が難しく，手技の難易度が高い．

disconnection) を行うこともある．

　手技について，DSRSとの違いは膵と脾静脈の分離を行う点である．下腸間膜静脈付近で切離した脾静脈をさらに脾臓に向かって膵への分枝を丁寧に結紮する．十分に分断した後に腎静脈と端側吻合する．最後に左胃静脈を結紮切離し血流の遮断を行う．

3 左胃静脈下大静脈吻合術（図4）

　井口シャントとも呼ばれ，井口らが1967年に報告した手術手技である．著明に拡張した左胃静脈を介する食道静脈瘤のみの減圧を図る合理的なシャント術である．さらに脾摘をすることで短胃静脈からの血流も遮断する．食道・胃静脈瘤に関与する静脈のみを選択的に血流変更を行う方法であるが，術後に門脈血栓や門脈血逆流など重篤な門脈循環異常がみられることがあ

る．また，長期的には脳症をきたすことが報告され，その後は改良術式による変法が行われている．

　手技として，拡張した左胃静脈を丁寧に剥離する．この際無理な剥離を行うと大出血につながる．Kocker授動にて下大静脈を露出し，頭側へ剥離を進めることにより，左胃静脈直下に下大静脈壁が露出する．大腿静脈あるいは大伏在静脈を摘出し，左胃静脈および下大静脈をそれぞれ吻合する．最後に脾摘および短胃静脈の血行郭清を行う．

　それぞれのシャント術の長所，短所を**表1**に示す．

《文　献

1) Clark W, et al：Surgical shunting versus transjug-

lar intrahepatic portasystemic shunting for bleeding varices resulting from portal hypertension and cirrhosis: a meta-analysis. Am Surg **76**: 857-864, 2010
2) Warren WD, et al: Selective transsplenic decompression of gastroesophageal varices by distal splenorenal shunt. Ann Surg **166**: 437-455, 1967
3) Warren WD, et al: Splenopancreatic disconnection. Improved selectivity of distal splenorenal shunt. Ann Surg **204**: 346-355, 1986
4) Drapanas T: Interposition mesocaval shunt for treatment of portal hypertension. Ann Surg **176**: 435-448, 1972
5) Inokuchi K: A selective portacaval shunt. Lancet **6**: 51-52, 1968
6) 加藤紘之ほか：門脈圧亢進症に対する超選択的遠位脾腎静脈吻合術 北大第二外科法．消外 **8**：246-256, 1985

C 外科的治療

3 腹腔鏡下脾臓摘出術

門脈圧亢進症患者においては，脾腫と脾機能亢進症に伴う門脈圧の上昇と血小板数の低下は，生命予後を左右する静脈瘤の出血において，大きな影響を与えている．また，症例によっては，脾摘を行うことにより劇的な門脈圧亢進症の改善を得ることができ，凝固能の改善を得ることができるため，門脈圧亢進症患者における脾臓摘出術の意義は大きいものと考えられる[1]．

従来は，脾腫，発達した側副血行路，凝固能の低下があるため，腹腔鏡下手術の難易度は高かったが，新しい手術機器の開発に伴い，以前より安全に施行可能となってきている．

A．手術の適応

門脈圧亢進症患者に対しての腹腔鏡手術の適応を以下に示す．
①脾機能亢進による血小板減少により血小板減少が著しい症例（＜3万／mm^3以下）
②内視鏡を繰り返しても再発する食道・胃静脈瘤で，脾腫により治療が難治性となっているもの，または胃静脈瘤でB-RTO（balloon-occluded retrograde transvenous obliteration）の可能な major shunt がない症例における脾摘兼胃上部血行遮断術として
③ウイルス性肝炎に対するインターフェロン治療のため（一般的に血小板7万／mm^3以下）

B．手術のポイント

脾臓は左上腹部の深いところにあるため，脾臓摘出術は腹腔鏡下手術による良好な視野，拡大視効果といった利点を享受しやすい手術術式である．しかしながら術式決定の際は，脾腫の程度，術前癒着，側副血行路の発達の程度により，用手補助下腹腔鏡下手術（hand-assisted laparoscopic surgery：HALS）も検討するべきである[2]．また，術後は門脈血栓や膵液漏など，脾臓摘出術に特有の合併症に留意した管理が求められる．

C．術前チェック

①機能亢進症に伴う汎血球減少，肝機能障害の程度などをチェックする．血小板減少を伴う場合は術直前に5万／mm^3以上になるように血小板輸血の準備を行う．
②造影CT検査にて脾臓のサイズ，脾動静脈の走行や径を把握する（図1）．脾腫を伴う場合は特に周囲の胃，膵臓，結腸との癒着の有

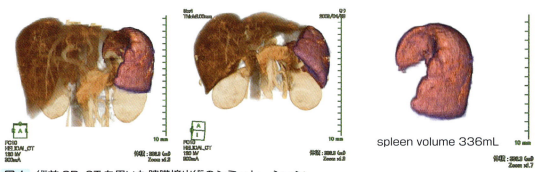

spleen volume 336mL

図1 術前3D-CTを用いた脾臓摘出術のシミュレーション
脾臓摘出術では門脈血行動態，すなわち門脈や脾静脈の径，側副血行路，脾容量（volumetry）をMDCTにて把握することができる．

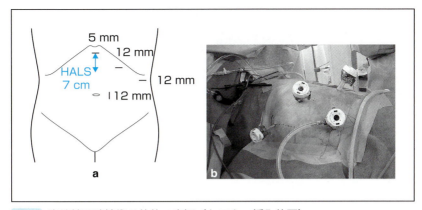

図2 腹腔鏡下脾摘術の体位，皮切（トロカー挿入位置）
体位は右側臥位あるいは右半側臥位とする．特に腹腔鏡下手術では，脾臓の自重による移動を活用して視野を展開するため，マジックベッドなどを併用して手術台のローテーションができるようにしておく．HALS（hand-assisted laparoscopic surgery）を行う際には，上腹部正中線上に約7cmの切開を行いラップディスクなどのハンドポートを挿入する．

無をチェックしておく．全身状態，肝予備能の評価を行い術式を決定する．腹腔鏡下手術が第1選択となるが，脾腫に対する腹腔鏡下手術はそのメリット，出血のリスクと術者の手技のレベルに応じて慎重に適応決定する．手術器具の準備では，剥離の際の出血を抑えるために超音波凝固切開装置（ultrasonically activated device：USAD），脈管シーリング装置（LigaSure，Enseal），自動縫合器（血管処理が可能なもの，Echeron60など）を準備しておく．

また，腹腔内から脾臓を取り出す際の回収袋（EndoCatch II）も用意しておく．

D. 手術手技

1 体位・皮切・トロカーの挿入

体位は右半側臥位とする（図2-a）．腹腔鏡下手術でのトロカー挿入位置は，臍左に12mmのHassonトロカーを第1トロカーとして，開腹法にて挿入し腹腔鏡ポートとする．操作用トロカーとして心窩部に5mm，左肋弓下鎖骨中線上に12mm，左肋骨弓下前腋窩線上に12mmのトロカーを挿入する（図2-b）．HALSを行う際には，上腹部正中線上に約6〜7cmの切開をおきラップディスクなどのハンドポートを挿入する．

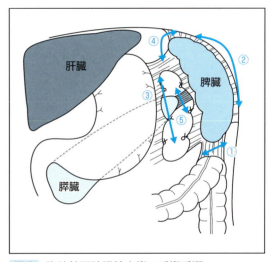

図3 腹腔鏡下脾臓摘出術の手術手順
①脾下極の剥離：脾結腸間膜の切離を行う．結腸の損傷に注意が必要である．
②後腹膜からの剥離：LigaSure AtlasまたはEnsealを使用する．
③胃脾間膜の切離：LigaSure AtlasまたはEnsealを使用する．
④十分な脾上極の剥離：左手で脾上極が十分に持ち上がり，左手が外側より確認できる程度に剥離する．
⑤脾門部の一括処理：Echelon60-2.5を使用する．なるべく1回で終わるように，脾門部を十分に剥離してから行う．

2 腹腔内操作（図3）

a）脾周囲後腹膜の剥離

最初に結腸脾彎曲部を切離する．脾結腸間膜の処理は，出血のリスクが高く，脾を受動して視野を展開可能な必要最小限にとどめる（図3-①）．次に，脾外側の後腹膜（脾腎ヒダ）を脾上

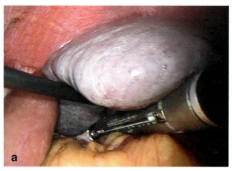 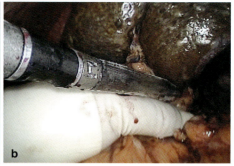

図4 HALS-splenectomy の利点
巨脾症例では脾門部一括処理の際の自動縫合器挿入は非常に危険な手技である．HALS では用手的に脾臓を挙上させて安全な処理が可能である．また，脾門部を把持して出血をコントロールすることもできる．

極へ向かって切離していく（**図3-②**）．脾臓が内側に受動できない場合は，胃脾間膜の切離を先行させる（**図3-④**）．

脾臓を外側に展開し，胃の前壁を把持して胃脾間膜を展開する（**図3-③**）．少なくとも内側より入れた鉗子が外側から観察できる程度に上極を剝離し，十分に上極を挙上させる．

b）脾門部の切離

脾上極が十分に持ち上がってから自動縫合器（血管処理用白カートリッジ）を用いて脾門部を脾臓ぎりぎりのラインで一括切離する（**図4-a**）．安全な脾門部の処理が行えないと判断した場合は，完全鏡視下にこだわらず HALS に移行する（**図4-b**）．

c）脾臓の体外への摘出

脾臓を組織回収袋（EndoCatch II など）に収納した後，被膜を破砕切開し，血液を吸引して摘出する．袋を破って脾細胞を腹腔内に落としたり創縁を汚染したりしないように注意する．モルセレーターがある場合には，モルセレーターを用いて脾臓を細片化して摘出する．

d）止血，ドレーン挿入，閉腹

脾切離断端，剝離面の止血を十分に確認する．フィブリン糊（ベリプラスト P，タココンブなど）は，門脈圧亢進症を伴う症例では有用である．閉鎖式ドレーンを左横隔膜下に留置する．トロカー挿入部位のうち 12 mm の切開を行った部位は腹壁全層を縫合閉鎖する．

e）手技のポイント：HALS-splenectomy

腹腔鏡下脾臓摘出術の開腹術への移行は，ほとんどは出血が原因である．このため，脾門部の側副血行路の発達が著明な場合，巨脾症例，部分的脾動脈塞栓術後の症例では，最初から万が一の出血に備えて開腹しやすく，用手的に出血のコントロールもしやすい HALS-splenectomy を選択する．また，腹腔鏡下手術から HALS への移行のタイミングと考えているのは，脾上極の剝離が困難な場合，脾門部が厚く自動縫合器で把持しにくい場合，脾周囲の高度の癒着がみられる場合である．出血してからでなく，出血する前に HALS へ切り替えることが重要である．

E. 術後合併症への対策と対処

脾臓摘出術は特有の術後合併症に留意した術後管理が必要である．出血のリスクのない症例では術後1日目に離床，経口摂取開始が可能である．

1 術後出血

出血傾向のある症例では術直後から術後2日目までは十分に注意してドレーンの性状，採血，腹部エコーを行う．ドレーンからの血性排液がなくても腹腔内血腫の発生，増大をみることがある．腹腔内出血が保存的にコントロールできないと判断した場合には積極的に再手術を行う．通常，腹腔鏡下に止血可能である．

2 膵液漏

術中，膵損傷をきたした場合はドレーンの性状，排液中のアミラーゼ値の測定を行い，軽度でも膵液漏が疑われる場合は絶食とする．このためドレーンは経口摂取を開始してから翌日以

降に抜去する．

3 門脈血栓

脾摘に伴う門脈血流停滞により血栓を生じることがある．摘出脾重量500gを超す症例では特に注意する．診断は造影CTが有用で，可能な限り術後1週間目には施行するべきである．遷延する発熱，血液凝固検査によるd-ダイマー，FDP高値が診断補助となる．腹部エコーも有用である．門脈血栓は早期診断により問題となることは少なく，出血のリスクに注意しながら抗凝固療法（低分子ヘパリン製剤やワルファリンカリウム）を開始する．脾静脈径が9mm以上ある場合には，予防的抗凝固療法を行うか，腹部エコーやCTによる厳重な門脈血栓の観察が必要である[3]．

4 OPSI（overwhelming postsplenectomy infection）

日本での報告例は少数であるが，小児では高率に発症し，成人でもまれに認められる．原因菌としては肺炎球菌が多く，肺炎球菌ワクチン，抗生物質の長期投与が有効とされる．ワクチンを投与して2週間以上あけて手術をするように欧米のガイドラインでは推奨されている．

F．門脈圧亢進症に伴う脾臓摘出術の利点

1 門脈圧への効果

胃上部血行遮断をしなくても，脾腫の程度に伴い，門脈圧は低下し，結果として食道・胃静脈瘤の再発・出血予防が期待できる．脾摘前後に行った肝静脈圧較差（hepatic vein pressure gradient）の測定では，平均して24％の減圧効果が得られた．

2 脾機能亢進症の改善

術後約2週間程度で血小板数はピークとなり，その後一定となる．

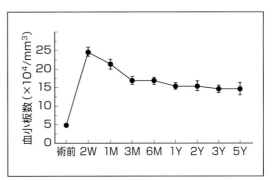

図5 脾摘後血小板数の長期経過
血小板数は2週目にて最高値となり，3ヵ月目頃に一定化する．その後，長期に血小板数は保たれる．

血小板数だけでなく白血球数も上昇する．上昇した血小板数は長期にわたり維持される（**図5**）．

3 脾摘先行インターフェロン治療

脾摘を行うことにより，通常，1ヵ月後から血小板減少によりインターフェロンの導入ができなかったC型肝炎症例に対して，インターフェロンによる抗ウイルス治療が可能である．PSE（partial splenic embolization）に比較して血小板数の維持が可能であり，長期投与や繰り返しの治療も可能となる[4]．

《文 献

1) Hashizume M, et al：Laparoscopic splenectomy for portal hypertension. Hepatogastroenterology **49**：847-852, 2002
2) Kawanaka H, et al：Technical standardization of laparoscopic splenectomy harmonized with hand-assisted laparoscopic surgery for patients with liver cirrhosis and hypersplenism. J Hepatobiliary Pancreat Surg **16**：749-757, 2009
3) Kinjo N, et al：Risk factors for portal venous thrombosis after splenectomy in patients with cirrhosis and portal hypertension. Br J Surg **97**：910-916, 2010
4) Akahoshi T, et al：Laparoscopic splenectomy with peginterferon and ribavirin therapy for patients with hepatitis C virus cirrhosis and hypersplenism. Surg Endosc **24**：680-685, 2010

第Ⅲ章

門脈圧亢進症のマネジメント・特殊な病態

1 マネジメント

a 薬物療法①：バソプレシン，β遮断薬など

食道静脈瘤の薬物療法とは，門脈圧を低下させる薬剤を用いて食道静脈瘤破裂の出血停止，あるいは，食道静脈瘤破裂の予防を図る治療法である．1980年代以降プロプラノロール塩酸塩が食道静脈瘤破裂の待期的治療に有用なことが示されてから，欧米では食道静脈瘤治療の第1選択として薬物療法が推奨されてきた．

A. 門脈圧亢進症の病態（図1）

肝硬変における門脈圧亢進は，肝内血管抵抗の上昇と門脈血流量の増加によって生じる．肝内血管抵抗上昇の要因には，組織的要因と動態的（血管緊張的）要因の2つがあり，近年その両者ともが薬剤により改善する可能性が示されている．

組織的要因とは，線維化による小葉改築，微小血栓，Disse腔のコラーゲン沈着などを指し，肝類洞レベルでの血管抵抗を増す．動態的要因とは，門脈終末枝血管平滑筋細胞の収縮や肝星細胞活性化による類洞の収縮を指し，血管緊張亢進から血管抵抗を増す．

一方，門脈圧亢進症が進むと全身血行動態にも著明な変化が生じる．内臓域においては内因性血管拡張性因子の増加により腹腔内の細動脈は拡張し，これによる腹部血管床の増加は，心拍出量増加と全身血管抵抗の減弱を生じ，いわゆる"hyperdynamic circulation"の状態を呈す．門脈域にプールされる血液量の増加は，肝へ流入する門脈血流量を増加させ，門脈圧がさらに上昇し，副血行路を形成していく．

B. 門脈圧降下薬

門脈圧亢進症をきたす2つの因子，すなわち，「肝内血管抵抗の上昇」あるいは「門脈血流量の増加」のそれぞれが薬物療法の標的となる．現在臨床的に用いられる門脈圧降下薬の多くは「門脈血流量の増加」を抑制する薬剤であり，一方，「肝血管抵抗の上昇」を改善させる薬剤

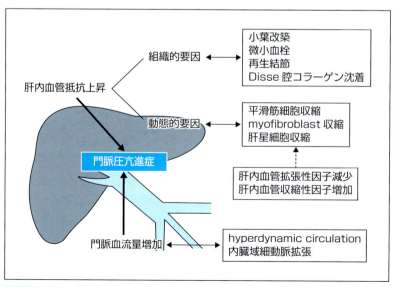

図1　門脈圧亢進症の病態

は食道静脈瘤治療薬として十分な臨床成績は得られていない．

1 肝内血管抵抗上昇を改善させる薬剤
a）インターフェロン製剤
C型肝硬変に対するインターフェロン治療により，一部の患者において線維化が改善し，中には肝硬変とはいえない状態まで改善する例が報告されている．また，持続的ウイルス陰性化（SVR）が得られていない場合においても，肝星細胞への直接作用により門脈圧が低下することも示されている．

b）アンジオテンシンⅡ受容体拮抗薬（ARB）
障害肝においてアンジオテンシンⅡは肝星細胞活性化により肝血管抵抗を上昇させるのみならず，細胞外マトリックス蛋白を増加させ肝線維化を促進する．また，アンジオテンシンⅡはコラーゲン分解に働くマトリックスメタロプロテアーゼ-1の活性を低下させ，線維化促進に働く．ARBはATⅡ受容体に作用し，こうしたアンジオテンシンⅡの作用を阻害する．

c）亜硝酸製剤
亜硝酸製剤は，肝内で一酸化窒素を増加させる．isosorbide 5-mononitrate（ISMN）は肝血流量の減少なく門脈圧を低下する．亜硝酸製剤の門脈圧低下率は軽度なため単独で使用することはなく，血管収縮薬との併用薬として用いられる．すなわち，バソプレシンとニトログリセリンの併用，心臓非選択性 β 遮断薬（NSBB）とISMNの併用は，両者の欠点を補い，より大きな肝静脈圧較差（HVPG）の低下が得られることから標準的使用法とされている．

d）プラゾシン塩酸塩
α_1 受容体遮断薬であるプラゾシン塩酸塩は，肝硬変患者において肝血流量を増加しつつHVPGを低下させる．このことはプラゾシン塩酸塩により肝内血管抵抗が減弱していることを示している．

2 門脈血流量増加を改善する薬剤
a）バソプレシン
バソプレシンは血管平滑筋の V_1 受容体に結合し強力な血管収縮を生じる．内臓域の細動脈収縮により門脈血流量は減少し門脈圧は低下する．代償期肝硬変例では，毎分0.2単位のバソプレシン投与によりHVPGは40％低下する．バソプレシンには心筋虚血，冠動脈虚血，腸管虚血，不整脈などの副作用があり，その使用時にはニトログリセリンを併用することが推奨されている．また，バソプレシンとニトログリセリンの併用はバソプレシン単独使用時より大きなHVPG低下が得られる．バソプレシンとニトログリセリン併用による食道静脈瘤破裂の止血率は62％であり，食道静脈瘤破裂の自然止血率49％を上回る．

b）NSBB（プロプラノロール塩酸塩，ナドロール）
心臓非選択性の β 遮断薬であるプロプラノロール塩酸塩やナドロールは，主に β_1 受容体遮断による α 作用および β_2 受容体遮断作用により門脈圧を低下させ食道静脈瘤の初回出血および再出血の予防に有用である．ナドロールはプロプラノロール塩酸塩に比べ半減期が長いこと，血液脳関門を通過しにくいこと，腎血流量を減少しないことなどの特徴がある．欧米ではmeta-analysisの成績から，NSBBとISMNの併用療法は，初回出血の予防および再出血の予防において内視鏡的静脈瘤結紮術（EVL）と同等の成績とされている．問題点としては，十分なNSBBを投与してもHVPGが低下しないnon-responder，あるいは，β 遮断薬の禁忌例・不耐例が1/3に存在することが挙げられる．

c）オクトレオチド酢酸塩
ソマトスタチンのアナログであるオクトレオチド酢酸塩は，内臓血管拡張作用を持つグルカゴンを抑制し，腸間膜静脈血流量を減少させる．オクトレオチド酢酸塩の食道静脈瘤破裂止血率は60％でありバソプレシンと同等である．安全性が高く，主に米国において食道静脈瘤破裂時に用いられているが，わが国では保険適用はなく，高価なためその使用は現実的でない．

3 肝内血管抵抗上昇と門脈血流量増加の両者を改善する薬剤
a）カルベジロール
カルベジロールは心臓非選択性の β 遮断作用および α 受容体遮断による血管拡張作用を有するため，NSBBにISMNを併用した際と同様の作用を示す．

表1 わが国で実施可能な食道静脈瘤の薬物療法

	使用薬剤	使用法
緊急止血	①ピトレシン＋フランドルテープ	ピトレシン：0.2〜0.3 単位/分で持続点滴 フランドルテープ：1日1枚（40 mg）
	②サンドスタチン	始めに50 μg静注，引き続き25から50 μg/時間で持続点滴
予防・待期	①ナディック＋アイトロール	ナディック：1日30 mgより開始．安静時心拍数20〜25%低下，あるいは，55/分となるまで増量 アイトロール：1日40 mg
	②インデラル＋アイトロール	インデラル：1日30 mgより開始．安静時心拍数20〜25%低下，あるいは，55/分となるまで増量 アイトロール：1日40 mg

ピトレシン：バソプレシン，フランドルテープ：硝酸イソソルビド，サンドスタチン：オクトレオチド酢酸塩，
ナディック：ナドロール，アイトロール：一硝酸イソソルビド，インデラル：プロプラノロール塩酸塩．

C. わが国で実施可能な食道静脈瘤の薬物療法（表1）

1 破裂時の治療

食道静脈瘤破裂時には全身状態の安定化，感染予防を図るとともに，出血停止を目的としてバソプレシンを投与する．バソプレシンは，毎分0.2〜0.3単位を持続点滴し，ニトログリセリンのテープ剤を併用する．吐・下血例が搬送され臨床的に食道静脈瘤破裂が疑われた場合には，内視鏡検査による確認を待たずに薬物療法を開始してもよい．緊急内視鏡検査において食道静脈瘤破裂が確認されたならば，引き続きEVLを行う．内視鏡治療後も12時間ほど投与を持続することにより再出血が抑制される．

2 予防的治療

食道静脈瘤の自然史において出血を生じる例は約1/3とされている[1]．このため予防的治療はハイリスク例（F2以上，RC sign陽性，肝機能不良）に対し行われる．欧米のガイドライン[2]では薬物療法（NSBB＋ISMN）とEVLは効果同等とされ，医療環境に応じてどちらを選択してもよいとされている．薬剤不耐例，薬剤禁忌例についてはEVLが行われる．投与法はNSBB（プロプラノロール塩酸塩あるいはナドロール）1日30 mgとISMN 1日40 mgから開始し，安静時心拍数が20〜25%低下あるいは安静時心拍数55/分以下となるまでNSBBを増量する（ISMN投与量は固定）．筆者らの経験では，安静時心拍数を20〜25%低下させるための1日必要量は，プロプラノロール塩酸塩で76 mg，ナドロールで62 mgであった．NSBBによる治療のよい適応は，内視鏡的にハイリスクであり，かつ，肝機能が良好な症例である．治療効果の判定には内視鏡検査でのフォローアップを行う．薬物治療にもかかわらず内視鏡像が悪化した場合には内視鏡治療に変更する．ただし，プロプラノロール塩酸塩，ナドロール，ISMNのいずれもわが国では食道静脈瘤への使用に保険適用はない．

3 待期的治療

わが国においては，破裂時の内視鏡治療に引き続き待期的治療として内視鏡治療が行われる．一方欧米では，食道静脈瘤破裂止血後の待期的治療としては，EVLとNSBBの併用が推奨されている．

D. 重度の肝硬変におけるNSBBの使用

最近，難治性腹水あるいは特発性細菌性腹膜炎を有する例など，重度の肝硬変例におけるNSBB使用は，患者の予後を不良とすることが明らかにされた[3]．このことは，重度な肝硬変例では，初期肝硬変例に比べ全身血行動態に変化が生じており，このような患者へのNSBB投与は低血圧，腎障害などを生じやすいことを示唆している．したがって，食道静脈瘤へのNSBB投与は肝硬変の初期から中期の段階に制限すべきと思われる．

文献

1) Bosch J and Abraldes JG：Variceal bleeding：pharmacological therapy. Dig Dis **23**：18-29, 2005
2) Garcia-Tsao G, et al：Prevention and management of gastroesophageal varices and variceal hemorrhage in cirrhosis. Hepatology **46**：922-938, 2007
3) Ge PS and Runyon BA：The changing role of beta-blocker therapy in patients with cirrhosis. J Hepatol **60**：643-653, 2014

1 マネジメント

b 薬物療法②：PPI，ARB など

　欧米における門脈圧亢進症に対する第1選択薬は非選択的β遮断薬（NSBB）であり，初回静脈瘤発生予防こそ否定されたものの[1,2]，初回静脈瘤出血予防および再発静脈瘤出血予防におけるエビデンスは確立されている．一方でわが国においては内視鏡的治療が一般に広く浸透しており，門脈降圧に関する定義付けがされてこなかったが，2013年5月に刊行された門脈圧亢進症取扱い規約（第3版）[3]においてHVPG（hepatic venous pressure gradient）を12 mmHg以下にすることが食道静脈の出血を回避させるとの定義にいたった．本項においては，門脈圧亢進症における最大の合併症である食道・胃静脈瘤に対する薬物療法を，とりわけ最近話題になっているプロトンポンプ阻害薬（PPI）とアンジオテンシンⅡ受容体拮抗薬（ARB）について，すでに報告されている論文と筆者らの臨床データに基づいて述べることとする．

A. 胃酸分泌抑制と食道静脈瘤

　欧米のガイドラインにおいても食道静脈瘤結紮術（EVL）治療後の潰瘍からの出血は2～4%程度存在するとされる[1]．Shaheenら[4]は，pantoprazole 40 mg（2015年8月現在，日本未発売）を用いたEVL治療後の食道潰瘍の治癒率を無作為投与により比較した試験において，潰瘍の大きさは投与群において有意に改善したものの，潰瘍の数と自覚症状に改善はみられなかった．一方で小原らは[5]内視鏡的食道静脈瘤硬化療法（EIS）期間中およびEIS後の胃病変の合併が高いことを報告し酸分泌抑制の必要性を講じた．Snady[6]らはEIS後の18ヵ月のH_2受容体拮抗薬の投与が酸分泌亢進による粘膜障害を抑えることから，食道狭窄と嚥下障害を抑制することを示している．このような状況を踏まえ，筆者らはEVLにより完全治療（complete eradication）が得られた症例に対し，ラベプラゾールナトリウム10 mg投与群と非投与群の非盲検無作為比較試験を施行した．平均観察期間18.7ヵ月において7例（投与群1例，非投与群6例）が出血し，非出血率において両群間に有意差（p = 0.042）を認めた（**図1**）．投与2例，非投与1例が患者の希望により脱落．薬剤投与による合併症はないが，EVL後の狭窄により拡張を行ったものを2例（非投与群）認めた．さらに興味深い結果として，両群における静脈瘤の再発率（F2以上またはRC陽性）にはまったく差がなかった[7]（**図2**）．このような結果から，筆者らは酸分泌抑制薬も食道静脈瘤の出血予防に重要な要素を担っていると考えている．

B. ARBの門脈圧亢進症に対する作用（今までに得られているエビデンスより）

　続いてARBの門脈圧亢進症に対する効果を示す．肝硬変ではレニン-アンジオテンシン系が亢進することによって，星細胞が収縮し類洞圧が上昇する[8]．さらに$TGF-\beta_1$の産生が増加することにより肝の線維化を促進する[9]．1999年にSchniderら[10]が，ロサルタンカリウムを用いたプラセボとの比較試験において最初にその有効性を示した．この報告ではsevere patients（HVPG 20 mmHg以上）の群においてHVPGが$-46.8 \pm 15.5\%$の低下を示したにもかかわらず，平均血圧は-3.1 ± 5.0 mmHgの低下を認めるのみという画期的なものであった．しかしながら2001年にGonzález-Abraldesら[11]がGastroenterologyに報告したロサルタンカリウムとNSBBとの比較試験では，ロサルタンカリウム投与群のHVPGが$-2 \pm 12\%$とあまり低下しなかったのに対して，平均血圧は$-8 \pm 10\%$と有意に低下した．一方NSBB投与群では，HVPGが$-10 \pm 11\%$低下したのに対して平均血圧は変化を認めなかったことより，ロサルタンカリウムの門脈降圧効果に否定的な見解を示し，さらにSchepkeら[12]が発表したイルベサルタンとプラセボとの比較試験におい

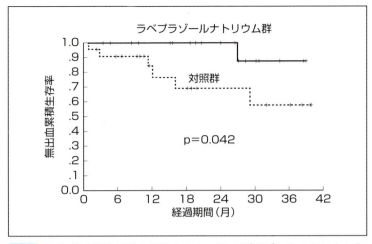

図1 EVL後の出血予防を目的とした，ラベプラゾールナトリウムを用いた無作為投与比較試験の無出血生存曲線

［文献7より引用］

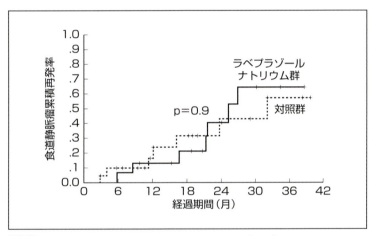

図2 EVL後の出血予防を目的とした，ラベプラゾールナトリウムを用いた無作為投与比較試験の食道静脈瘤再発率
両群間には差はまったく認められなかった．

［文献7より引用］

て，HVPGは-12.2 ± 6.6％と有意に低下したものの，22例中の4例において過度の血圧低下を起こし，肝硬変症例におけるARBの使用は勧められないとしている．その後，Deら[13]がロサルタンカリウムとNSBBとの比較試験において，再びロサルタンカリウムの門脈降圧の有用性を報告しており，いまだ議論の分かれるところである．しかし最近Tandonら[14]が，レニン-アンジオテンシン-アルドステロン拮抗薬の門脈降圧効果について総説にまとめており，この中で肝硬変症例におけるARB使用のコンセンサス事項としては，①肝予備能の極端に低下した症例（Child-Pugh C）へは使用しない，②平均血圧低下症例では過度に血圧低下を起こす，および③腎機能が悪化している症例では，過度の血圧低下および電解質の異常が起こる可能性を示唆している．

C. ARBの筆者らの検討（オルメサルタンメドキソミルを用いた門脈降圧効果）

筆者らは肝硬変症患者にARBを用いる際のコンセンサスに留意し，食道・胃静脈瘤出血に対し内視鏡的に一時止血後，血圧の安定したChild-Pugh AまたはBの18例を対象にオルメサルタンメドキソミルの短期投与試験を行っ

た[15]．肝静脈楔入圧測定の検討において，投与群の投与前と投与2週間後の肝静脈楔入圧測定の比較では，投与前26.7±4.3 mmHgに比べ投与後23.2±6.3 mmHgと有意（p=0.02）に低下し，HVPGは，投与前20.3±3.4 mmHgに比べ投与後17.3±5.0 mmHgと有意（p=0.03）に低下し，6症例（33％）で20％以上の降圧を認めた．一方対照群においては，前後の肝静脈楔入圧測定では，投与前27.1±7.9 mmHgに比べ投与後26.2±6.6 mmHgと変化なく，HVPGは，投与前19.8±7.4 mmHgに比べ2週間後21.2±7.8 mmHgと変化がなかった．本試験中に，過度の血圧低下や静脈瘤からの出血などの合併症は認められなかった．本試験の検討における有効群（HVPGの前値に対する20％以上の低下）と有効群以外の比較検討では，有効群においてChild-Pugh A症例の占める割合が有意に高かった．

D. ARBの肝硬変に対する長期成績の検討（線維化に対する効果も含めて）

Debernardi-Venonらは，ARBのカンデサルタンシレキセチルを用いた無作為比較試験[16]において，投与群に有意な肝線維化抑制効果と，平均で8.4％のHVPGの低下（20％以上のHVPGの低下を被験者の25％）認めている．筆者らもオルメサルタンメドキソミル投与と非投与を無作為に選別し，1年後の線維化マーカーの値の評価を行う試験を施行した．オルメサルタンメドキソミルの平均最終投与量は20 mgである．1年後にHVPGは平均で－12.9％（p=0.035）と有意に低下し，TGF-β_1も登録時に比べ投与群において有意な低下を認めた（投与群6.9±8.2 vs 3.3±1.6 ng/mL：p=0.04，非投与群6.3±8.8 vs 4.5±4.3 ng/mL：ns）．本検討において線維化マーカーはすべての項目において，有意な改善を認めなかったが，TGF-β_1は薬剤投与量依存的に低下することが示され（図3），さらにTGF-β_1が低下している症例においては，ヒアルロン酸も低下傾向を示した[17]．

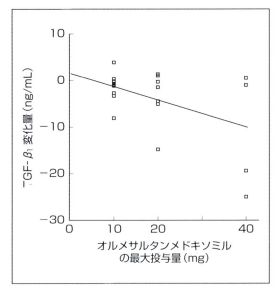

図3 オルメサルタンメドキソミル投与群における1日あたりの最終投与量とTGF-β_1の変化

相関係数（r=－0.48，p=0.044）であった．

［文献17より引用］

E. おわりに

わが国においては，食道静脈瘤に対する内視鏡治療が安全かつ有効であったため，長らく酸分泌抑制や門脈圧を考慮した治療が顧みられることが少なかった．しかしながら今後は，さらにエビデンスを積み重ね，食道静脈瘤に対する治療ガイドラインが作られていくものと考える．

文献

1) Garcia-Tsao G, et al：Portal hypertension and variceal bleeding--unresolved issues. Summary of an American Association for the study of liver diseases and European Association for the study of the liver single-topic conference. Hepatology **47**：1764-1772, 2008
2) Groszmann RJ, et al：Beta-blockers to prevent gastroesophageal varices in patients with cirrhosis. N Engl J Med **353**：2254-2261, 2005
3) 日本門脈圧亢進症学会（編）：門脈圧亢進症取扱い規約，第3版，金原出版，東京，2013
4) Shaheen NJ, et al：Pantoprazol reduces the size of postbanding ulcers after variceal band ligation：a randomized, controlled trial. Hepatology **41**：588-594, 2005
5) 小原勝敏ほか：胃病変（胃潰瘍，出血性胃炎）．日本臨牀 **48**：816-819，1990
6) Snady H and Korsten MA：Prevention of dyspha-

gia and stricture formation after endoscopic variceal sclerotherapy. Gastroenterology 86 : 1258, 1984
7) Hidaka H, et al : Long-term administration of PPI reduces treatment failures after esophageal variceal band ligation : a randomized, controlled trial. J Gastroenterol 47 : 118-126, 2012
8) Bataller R, et al : Angiotensin II induced contraction and proliferation of human hepatic stellate cells. Gastroenterology 118 : 1149-1156, 2000
9) Kurikawa N, et al : An angiotensin II type 1 receptor antagonist, olmesartan medoxomil, improves experimental liver fibrosis by suppression of proliferation and collagen synthesis in activated hepatic stellate cells. Br J Pharmacol 139 : 1085-1094, 2003
10) Schneider AW, et al : Effect of losartan, an angiotensin II receptor antagonist, on portal pressure in cirrhosis. Hepatology 29 : 334-339, 1999
11) González-Abraldes J, et al : Randomized comparison of long-term losartan versus propranolol in lowering portal pressure in cirrhosis. Gastroenterology 121 : 382-388, 2001
12) Schepke M, et al : Hemodynamic effects of the angiotensin II receptor antagonist irbesaltan in patients with cirrhosis and portal hypertension. Gastroenterology 121 : 389-395, 2001
13) De BK, et al : Portal pressure response to losartan compared with propranolol in patient with cirrhosis. Am J Gastroenterol 98 : 1371-1376, 2003
14) Tandon P, et al : Renin-angiotensin-aldosterone inhibitors in the reduction of portal pressure : a systematic review and meta-analysis. J Hepatol 53 : 273-282, 2010
15) Hidaka H, et al : New angiotensin II type 1 receptor blocker olmesartan improves portal hypertension in patients with cirrhosis. Hepatology Research 37 : 1011-1017, 2007
16) Debernardi-Venon W, et al : AT1 receptor antagonist Candesartan in selected cirrhotic patients : effect on portal pressure and liver fibrosis markers. J Hepatol 46 : 1026-1033, 2007
17) Hidaka H, et al : One-year administration of olmesartan on portal pressure and TGF-beta1 in selected patients with cirrhosis : a randomized controlled trial. J Gastroenterol 46 : 1316-1323, 2011

1 マネジメント

c バルーンタンポナーデ法（S-Bチューブなど）

A. バルーンタンポナーデ法の適応と禁忌

バルーンタンポナーデ法は食道・胃静脈瘤の止血方法として開発された．その後，外科手術が確立し，外科手術までの一時止血法として使用されていた．現在までに広く使用されているバルーンチューブは，1950年にSengstakenとBlakemoreが発表した，食道バルーンと胃バルーンからなるSengstaken-Blakemore（S-B）tubeである[1]．また胃バルーンのみのLinton-Nachlas（L-N）tubeは1955年にNachlasらによって発表されている[2]．

バルーンタンポナーデ法の食道・胃静脈瘤出血に対する止血効果のエビデンスは確立しているものの，食道静脈瘤出血に対する無作為化比較試験で，内視鏡的治療にその止血効果などで劣る結果であった[3]．したがって，バルーンタンポナーデ法の適応は，内視鏡的治療により止血困難な食道・胃静脈瘤出血例である．特に静脈瘤出血で内視鏡下に視野確保が困難な場合がよい適応となる．そのため，現在その使用機会は少ないものの，使用する場合には一刻を争うことが多く，臨床家はその使用法に日頃から十分に習熟しておく必要がある．また，禁忌は食道狭窄などの食道の解剖学的異常がある場合であり，内視鏡的硬化療法の既往がある症例ではその使用に十分な注意が必要である．

B. わが国のバルーンタンポナーデ法の器具

わが国ではバルーンタンポナーデ法の器具として，住友ベークライト社，トップ社ならびにクリエートメディック社の3社の製品が主に販売されている（**表1**）[4]．いずれの会社からもS-Bチューブ（**図1**）とL-Nチューブのタイプがあり，また胃バルーンの容量が300～400 mLのものと700～800 mLのものがあり，用途に応じて使い分ける必要がある．3社のS-Bチューブタイプについてはほぼ同様の仕様になっており，トップ社のS-BチューブタイプL型を除き，胃バルーンの容量についても大差はない．ただし，穹窿部（Lg-f）の胃静脈瘤出血の場合には胃バルーン容量の大きいものが有利と一般に考えられている．したがって，胃バルーン容量300～400 mLのS-Bチューブと容量700～800 mLのL-Nチューブの計2本か，胃バルーン容量800 mLのS-Bチューブを用意しておくと十分であると考えられる．いずれにしてもその準備購入にあたっては胃バルーンの容量について十分に確認しておく必要がある．また小児のバルーンチューブについては住友ベークライト社からS-Bチューブタイプが販売されていたが，近年販売中止となっている．トップ社のL型の大容量（800 mL）胃バルーンやクリエートメディック社の52型，53型の固定用バルーンには，添付文書上，水注入の記載があり，緊急時混乱を招く可能性がある．胃バルーンへの空気と水の混合注入の有効性を示唆する文献もあるものの，すべてのバルーンには水を注入すべきではないと考えられる．

C. S-Bチューブの使用方法

食道と胃の圧測定用（マノメーター）接続コネクターを閉鎖した後に，それぞれのバルーンに空気を入れ，漏れのないことを確認し，その後バルーンから空気を完全に抜く．また住友ベークライト社以外のスタイレットワイヤーがあるS-Bチューブでは，スタイレットワイヤーがチューブ先端に収まっていることを確認する．

挿入に際しては吐血による誤嚥を少しでも回避するため，必ず口腔内吸引の準備を行い，原則側臥位で挿入する[5]．側臥位での挿入が難しければ，誤嚥に注意し仰臥位や半座位で行う．チューブ全体にキシロカインゼリーを塗布し，患者の鼻孔や咽頭後部にキシロカインスプレー

1．マネジメント／c．バルーンタンポナーデ法（S-B チューブなど）

表1 わが国において販売されている食道・胃静脈瘤用のバルーンチューブ

会社名	名　称	タイプ	チューブ径	胃バルーンの最大容量と内容物
住友ベークライト社	TSB チューブ	A タイプ（S-B チューブ）	16, 18, 20 Fr	300 mL, 空気
		単バルーン（L-N チューブ）	18 Fr	700 mL, 空気
トップ社	バリオキャスバルーン	S-B チューブタイプ	16, 18 Fr	350 mL, 空気
		S-B チューブタイプ L 型	16 Fr	800 mL, 空気
				（胃底部静脈瘤の場合のみ，胃バルーンに空気と水の混合の記載あり）
		ストマックバルーンチューブタイプ	16 Fr	350 mL, 空気
		ストマックバルーンチューブタイプ L 型	16 Fr	800 mL, 空気
				（胃底部静脈瘤の場合のみ，胃バルーンに空気と水の混合の記載あり）
		リントンチューブ	16 Fr	350 mL, 空気
クリエートメディック社	EV チューブ	42 型（S-B チューブ）	16, 18, 20 Fr	300 mL, 空気
		53 型（S-B チューブ）	18 Fr	400 mL, 空気
				（先端に 60 mL の固定用バルーンあり，滅菌蒸留水注入の記載あり）
		52 型（L-N チューブ）	18 Fr	400 mL, 空気
				（先端に 60 mL の固定用バルーンあり，滅菌蒸留水注入の記載あり）

［文献 4 より引用改変］

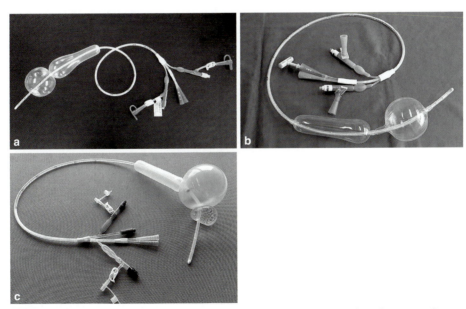

図1 わが国において販売されている Sengataken-Blakemore（S-B）チューブ
a：住友ベークライト社の TSB チューブ A タイプ．
b：トップ社のバリオキャスバルーン S-B チューブタイプ L 型．
c：クリエートメディック社の EV チューブ 53 型．

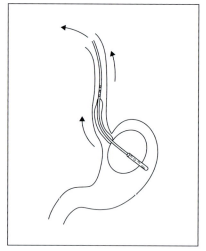

図2　S-Bチューブ装着時の模式図
胃バルーンに200～300 mLの空気を注入し，チューブをゆっくりと引き戻し，胃バルーンに適度な圧をかけて牽引し食道胃接合部を圧迫する．

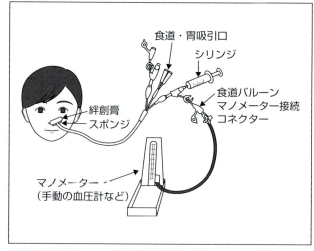

図3　S-Bチューブの固定と食道バルーンへの空気注入
適当な圧をかけてスポンジを鼻腔に押しつけ，スポンジとチューブを絆創膏で固定する．チューブ固定後に，食道バルーンのマノメーター接続コネクターにマノメーターを接続し，食道バルーン圧が30～40 mmHgになるまで空気を注入する．

を噴霧する．チューブを鼻孔からゆっくりと挿入し，チューブが前鼻孔から50 cm以上挿入されたことを確認後，スタイレットワイヤーを抜去する．胃吸引口（胃バルーン注入口と混同しないこと）から空気を20 mL程度注入し聴診器で聞き，胃バルーンが胃内にあることを確認する．またX線透視を使用すればより確実に確認可能である．

胃バルーン注入口から胃バルーンに200～300 mLの空気をゆっくりと注入後，チューブをゆっくりと引き戻し，胃バルーンを食道胃接合部に十分に密着させる（図2）．チューブを軽く牽引した状態でスポンジを鼻腔に押しつけ，スポンジとチューブを絆創膏でずれないように固定する（図3）．牽引力の目安は500 g程度である．点滴台と滑車を使用してチューブを500 mLの点滴バックで直接牽引する方法も行われている．鼻翼壊死の原因になるため，鼻上方向に固定してはいけない．

食道バルーンのマノメーター接続コネクターに三方活栓を使用してマノメーター（手動の血圧計など）を接続する．食道バルーン圧が30～40 mmHgになるまで，食道バルーン注入口から食道バルーンに空気をゆっくりと注入する（図3）．食道バルーン注入量は50～100 mLが目安となる．

操作中には患者の誤嚥防止のため，食道吸引口，胃吸引口それぞれから間欠的に吸引を繰り返し行う．操作終了後，腹部単純X線写真を撮影しチューブの位置の確認を必ず行う．

D．使用上の注意と合併症

バイタルサインの変化の確認や胃吸引口から胃洗浄を行い，止血を確認する．連続使用は添付文書上12～48時間と記載されているが，食道粘膜壊死が起こるため，12時間以内にすべきという意見が多い．全身状態の改善が得られ準備が整えば，内視鏡的治療やIVRなどの追加治療を行う．

また他院から搬送症例の抜去時の注意点として，クリエートメディック社の52型，53型には固定用バルーンがあり，滅菌蒸留水が60 mL程度注入されている可能性がある．この水を抜かずにチューブの抜去を試みると鼻腔や咽頭に損傷を及ぼすので，注意が必要である．

バルーンタンポナーデ法の合併症は10％程度に誤嚥性肺炎が認められ，肝性脳症との関連が指摘されている[6]．その他，食道潰瘍，食道破裂，気道閉塞，鼻翼壊死などの重篤な合併症が報告されている．

《文　献》

1) Sengstaken RW and Blakemore AH：Balloon tamponade for the control of hemorrhage from esophageal varices. Ann Surg **131**：781-789, 1950
2) Nachlas MM：A new triple lumen tube for the diagnosis and treatment of upper gastrointestinal hemorrhage. N Engl J Med **252**：720-721, 1955
3) Moreto M, et al：A randomized trial of tamponade or sclerotherapy as immediate treatment for bleeding esophageal varices. Surg Gynecol Obstet **167**：331-334, 1988
4) 太田正之ほか：バルーンタンポナーデ法．食道・胃静脈瘤，村島直哉ほか（編），改訂第3版，日本メディカルセンター，東京，p184-188, 2012
5) 村島直哉，熊田博光：緊急出血時の対応．消化管出血内視鏡ハンドブック，西元寺克禮（編），中外医学社，東京，p59-64, 1997
6) Panes J, et al：Efficacy of balloon tamponade in treatment of bleeding gastric and esophageal varices. Results in 151 consecutive episodes. Dig Dis Sci **33**：454-459, 1988

1 マネジメント

d 栄養療法

門脈圧亢進症の治療として内視鏡治療やinterventional radiology（IVR）治療が広く行われ，より低侵襲な治療が可能になったが，周術期には栄養状態の悪化や肝機能不全に基づく肝性脳症や腹水の増悪をしばしば経験する．また，肝硬変に合併した食道・胃静脈瘤は再発を繰り返す例が多く，治療継続の可否は肝の予備能に左右される．したがって，治療にあたっては静脈瘤に対する治療と並行して，肝機能不全に基づく病態を念頭においた適切な栄養管理を行うことがきわめて重要である．

本項では，肝硬変の栄養代謝の特徴について概説するとともに，門脈圧亢進症治療時における栄養療法の実際について解説する．

A. 肝硬変における栄養療法の意義

肝硬変患者では，蛋白-エネルギー低栄養状態（protein-energy malnutrition：PEM）が高率に認められ，著しい低栄養状態にある患者は合併症や死亡率が高率である[1,2]．

近年，肝硬変に対する経腸栄養は肝機能や栄養状態を改善するとともに合併症の発現を阻止し，生存率を改善させることが明らかになっている．さらに，PEMの是正を目的とした分岐鎖アミノ酸（branched-chain amino acids：BCAA）製剤の経口投与が患者の生存期間を延長させることから，栄養療法の医学的妥当性が示されている[2,3]．

B. 肝硬変の栄養代謝異常の特徴

1 エネルギー消費量

肝硬変患者では安静時エネルギー消費量（resting energy expenditure：REE）が亢進している．REEの亢進は重症度の進行に従い増加し，特に腹水や特発性細菌性腹膜炎，肝癌合併例，食道・胃静脈瘤破裂などに伴う循環動態不安定例では顕著である．エネルギー消費量が亢進する機序として，呼吸・循環系がhyperdynamic stateにあることや，代謝亢進に関与するホルモンやサイトカインなどの関与が考えられている．

2 基質利用

肝硬変ではREEが亢進しているにもかかわらず，グリコーゲン貯蔵量が十分ではなく，筋蛋白を分解してアミノ酸から糖新生するために骨格筋量が減少するなど，負の窒素平衡の状態にある．また，早朝空腹時の基質利用は健常者の3日間の絶食状態に相当するといわれ，呼吸商が有意に低下し，健常者に比べて内因性脂質の利用が上昇していることが特徴である．その程度は肝の重症度を反映し，呼吸商が0.85未満の低値例は予後が不良であることが知られている．基質利用の変化に関与する要因として，肝臓内のグリコーゲン貯蔵量の減少や耐糖能異常（インスリン抵抗性や糖利用の低下）が考えられている．

3 蛋白・アミノ酸代謝異常

肝硬変における蛋白代謝異常は低アルブミン血症として現れ，血清アルブミン値が3.5g/dL未満の患者は生存率が有意に低率である．また，骨格筋におけるアンモニア処理や糖新生のエネルギー基質としてのBCAAの利用が亢進していることから血漿中のBCAAは低下し，肝臓で代謝される芳香族アミノ酸（aromatic amino acids：AAA）やメチオニンは肝硬変の重症度が進行するにしたがって上昇するため，フィッシャー比（BCAA/チロシン＋フェニルアラニン）やBTR（BCAA/チロシン比：blanched-chain amino acids/tyrosine ratio）の低下が特徴的である．BCAAの低下はAAAの脳内移行を促進して偽性神経伝達物質の増加をもたらし，肝性脳症の発症要因となる．

表1 慢性肝不全における肝性脳症の分類

門脈-大循環短絡路（portosystemic shunt）を有するもので，以下の2病型に分類する．
- I型：狭義の慢性型（続発性，外因性，シャント型）
  肝細胞機能障害は軽度（多くは血清総ビリルビンが5 mg/dL以下）．門脈大循環性脳症（porto-systemic encephalopathy）がその典型である．
- II型：肝細胞障害型
  多くは血清総ビリルビンが5 mg/dL以上でプロトロンビン時間60%以下．肝硬変末期昏睡型とacute-on-chronicタイプはこれに入る．

[Sherlock S：Adv Intern Med 38：245-267, 1993 より引用改変，和訳]

表2 肝硬変における栄養療法の基本方針

1. 栄養食事療法を始める前にすべきこと
   ① 主観的包括的評価（SGA）とともに身体計測を行う
   ② 臨床病期（代償性，非代償性），肝の重症度（Child-Pugh分類）を評価する
   ③ 門脈-大循環短絡路（側副血行路）の有無を確認する
   ④ インスリン抵抗性や食後高血糖を含めて耐糖能異常を評価する
   ⑤ 酸化ストレス状態を評価する
   ⑥ 食事摂取調査を行う
   ⑦ その他：間接熱量測定，亜鉛を含む微量元素測定などを行う
2. 栄養食事療法の実際
   ① エネルギー必要量
     食事摂取基準（2010年度版，生活活動強度別栄養所要量）を目安にして25〜35 kcal/kg（標準体重）/日
     ただし，耐糖能異常のある場合は25 kcal/kg（標準体重）/日とする
   ② 蛋白必要量
     蛋白不耐症がない場合：1.0〜1.5 g/kg/day（リーバクト顆粒を含む）
     蛋白不耐症がある場合：0.5〜0.7 g/kg/day＋肝不全用経腸栄養剤
   ③ 脂質必要量：脂質エネルギー比20〜25%
   ④ 食塩：6 g/日以下，腹水・浮腫がある場合には5 g/日以下
   ⑤ 鉄分：血清フェリチン値が基準値以上の場合には7 mg/day以下
   ⑥ その他：亜鉛の補充，ビタミンおよび食物繊維（野菜，果実，芋類）の適量摂取
   ⑦ 分割食（1日4回）としての就眠前補食（late evening snack：LES）（200 kcal相当）

[Suzuki K, et al：Hepatol Res 42：621-626, 2012 より引用改変，和訳]

4 肝性脳症合併例の特徴

肝性脳症は重篤な肝障害が原因で生じる意識障害を中心とする精神神経症状であり，指南力の低下や異常行動などの軽度のものから刺激を加えてもまったく反応しない深昏睡まで広く包含される．肝硬変にみられる脳症は門脈-大循環短絡路の要因が強いタイプ（慢性再発型）と肝細胞障害の要因が強いタイプ（末期型）に分けられる（表1）．治療効果や予後は肝機能不全の程度に左右されることから，肝の重症度判定が重要である．腸管内で発生するアンモニアなどの中毒物質は食事蛋白に由来することが多いことから，門脈-大循環短絡路を有する肝硬変では蛋白の過剰摂取により容易に肝性脳症を発症する病態（蛋白不耐症）にある．

C. 栄養療法

1 基本方針

栄養状態の主観的包括的評価（subjective global assessment：SGA）や生化学的パラメーター，臨床病期（代償性あるいは非代償性），肝性脳症の有無や昏睡度，糖尿病合併の有無などを判定して栄養治療計画を立てる（表2）[4]．

高度の腹水貯留や浮腫を伴う患者の病態は治療に伴い刻々と変化するため，経時的に栄養アセスメントを行うことが大切である．食道静脈瘤がある場合の栄養投与ルートは個々の症例に応じた柔軟な対応が必要である[2,5]．

2 エネルギー代謝異常に対する対策

夜間飢餓に似た状態にある肝硬変患者に対して夕食から翌朝までのエネルギー供給を補うた

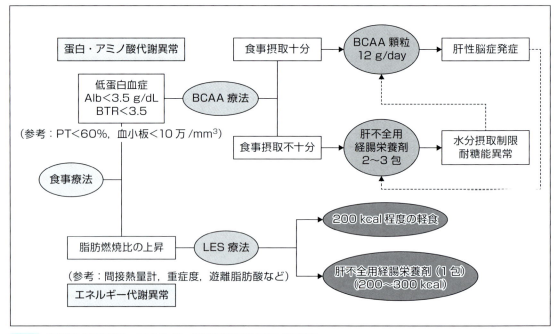

図1 肝硬変の蛋白質・エネルギー代謝異常に対する栄養法
LES：late evening snack（就寝前の軽食摂取）

めに，目標とする総カロリーより200 kcal程度を分割し，軽食として就寝前に摂取する就寝前補食療法（late evening snack：LES）がわが国ならびに欧米の診療ガイドラインにおいて推奨されており[1-4]，日本消化器病学会では非蛋白呼吸商（non-protein respiratory quotient：npRQ）<0.85の例をLESの適応としている．

簡単な軽食や一般の経腸栄養剤でもよいが，BCAAを多く含む肝不全用経腸栄養剤（アミノレバンEN：210 kcal，ヘパンED：310 kcal）を用いることにより血清アルブミン濃度の増加とともに栄養素の燃焼比率の改善が得られることから，本製剤をLESとして長期に併用することで窒素出納の維持，エネルギー代謝異常や耐糖能異常の改善が期待される[3,4]．なお，LESを行う場合には，今までの食事に単純に上乗せすると肥満や耐糖能異常の悪化を招くことがあることから，あくまでも総エネルギーの中から分割することが大切である．

3 蛋白・アミノ酸代謝異常に対する対策

BCAAの補充療法を中心とした食事療法がアミノ酸インバランスや負の窒素平衡の是正，アルブミンの合成促進効果を目的とした栄養治療の中心的な位置を占め，わが国および欧米の診療ガイドラインでも推奨されている[2-4]．

経口BCAA製剤にはBCAA顆粒（リーバクト）と肝不全用経腸栄養剤（アミノレバンEN散，ヘパンED散）があり，エネルギー低栄養状態や肝性脳症の有無により選択する（**図1**）．前者は食事摂取が十分にもかかわらず低アルブミン血症（3.5 g/dL以下）を呈する症例に，後者は肝性脳症の覚醒後や，既往があり蛋白不耐症を伴う慢性肝不全例に適応がある．脳症の既往があってもバランスのとれた食事が十分摂取され，アンモニアのコントロールがなされている場合にも顆粒製剤は投与可能であり，逆に脳症の既往がなくとも食事摂取が不十分な場合には経腸栄養剤を選択することも栄養代謝改善の面からは有用である．したがって，経口BCAA製剤の選択にあたっては，食事調査により摂取量の減少や栄養バランスの偏りの有無について十分把握することが大切である．

D．食道・胃静脈瘤治療における栄養管理

1 緊急止血時の栄養管理

a）栄養投与ルートと基本輸液

食道・胃静脈瘤出血時には循環血漿量の低下

により肝不全が進行することから，循環動態の安定化に努める．基本輸液として細胞外液補充液である重炭酸リンゲル液（例：ビカーボン輸液，ビカネイト輸液）やブドウ糖加酢酸リンゲル液（例：ヴィーンD輸液）などを末梢静脈より投与し，止血後はブドウ糖を中心とした糖加維持輸液（アミノ酸非含有）に切り替えて全身管理を行う．循環動態が安定して比較的早期（1〜2週間以内）に経口摂取が見込まれる患者に対しては，ある程度のカロリー不足を承知の上で末梢静脈栄養（peripheral parenteral nutrition：PPN）を選択することが多く，なるべく早期に経口摂取を開始するよう努める．完全静脈栄養（total parenteral nutrition：TPN）の適応は水分制限が必要な心・腎疾患合併例や長期間の絶食を必要とする症例などに限定される．

b）肝性脳症治療のストラテジー

消化管出血時には腸管内に貯留した血液が分解され，細菌性ウレアーゼによりアンモニアが産生されるために，高アンモニア血症を生じることが多い．治療の基本は，アンモニアを中心とした中毒物質の除去とアミノ酸をはじめとする代謝異常の是正であり，薬物治療や輸液は誘因除去や全身管理などと並行して行う．患者の病態により異なるが，顕性脳症（II度以上）出現時や高アンモニア血症を改善する目的で，合成二糖類（ラクツロースシロップ）の注腸投与（保険適用外）やBCAA高含有アミノ酸輸液製剤（アミノレバン点滴静注，モリヘパミン点滴静注）の投与を行う[5]．

BCAA輸液製剤は，患者の窒素処理能力を考え，通常は200〜500mL/日の範囲内で点滴静注する．経口摂取が困難な昏睡極期では絶食を継続し，本剤とグルコースを基本とした輸液により意識覚醒の程度や血液アンモニア値をモニタリングする．BCAA輸液を用いることにより，慢性再発型では早期に覚醒効果が得られるが，肝予備能が低下した末期型では逆に高アンモニア血症や脳症の悪化をきたす可能性もあることから過剰投与は避ける必要がある．また，投与後に低血糖をきたすことがあるため，ブドウ糖溶液を併用（もしくは混注）しながら血糖値のモニタリングを行うことも大切である．

脳症が覚醒して経口摂取が可能になったら，早期に肝不全用経腸栄養剤1〜2包/日に切り替え，徐々に低蛋白食を上乗せする[2]．ただし，不必要な蛋白制限は窒素平衡を負に傾け，PEMをさらに助長することに注意する．総エネルギーを25〜35kcal/kg標準体重/日という範囲で栄養療法を開始し，低蛋白食（0.5〜0.7g/kg標準体重/日）と肝不全用経腸栄養剤（アミノレバンEN散またはヘパンED散1〜2包/日）を併用しながら体構成成分を維持するようにモニタリング・修正する[4]．

2 予防的・待期的治療時の栄養管理

予防的・待期的内視鏡的治療施行時は，術前に可能な限り栄養状態の改善を図り，腹水や肝性脳症のコントロール，血糖や電解質などの補正を行っておく．

治療周術期は絶食を余儀なくされることが多く，PEMの一層の増悪をきたすことが懸念されるため，治療後はなるべく早期に経口摂取を開始し，食事形態を段階的に上げていく．この際，栄養不良例や肝性脳症の既往がある症例では流動食開始時から肝不全用経腸栄養剤（1〜2包）をLESとして併用することも呼吸商や窒素バランス改善，血清アルブミン値の維持において有用である．

文　献

1) ASPEN Board of Disorders and the Clinical Guidelines Task Force：Guidelines for the use of parenteral and enteral nutrition in adult and pediatric patients. JPEN J Parenter Enteral Nutr 26：65SA-68SA, 2002
2) Plauth M, et al：ESPEN guidelines on enteral nutrition：liver disease. Clin Nutrition 25：285-294, 2006
3) 肝硬変診療ガイドライン委員会：栄養療法．肝硬変診療ガイドライン，日本消化器病学会（編），南江堂，東京，p22-33, 2010
4) Suzuki K, et al：Guidelines on nutritional management in Japanese patients with liver cirrhosis from the perspective of preventing hepatocellular carcinoma. Hepatol Res 42：621-626, 2012
5) Plauth M, et al：ESPEN guidelines on parenteral nutrition：hepatology. Clin Nutrition 28：436-444, 2009

2 特殊な病態

a 門脈圧亢進症性胃腸症

　肝硬変などの門脈圧亢進症患者では，食道・胃静脈瘤のみならず全消化管にわたり門脈圧亢進症性胃腸症（portal hypertensive gastroenteropathy：PHGE）の発生がみられ，急性，慢性の消化管出血の原因となるため臨床上重要である[1]．PHGE は門脈圧亢進症性胃症と門脈圧亢進症性腸症に大別される．本項では PHGE の概要，診断と治療について解説する．

A. 門脈圧亢進症性胃症

1 疾患概念

　門脈圧亢進症性胃症（portal hypertensive gastropathy：PHG）は，門脈圧の上昇を基礎として発生する胃粘膜のうっ血を主体とする変化であり，組織学的に粘膜の血管拡張と浮腫を主徴とする非炎症性疾患である．その頻度は肝硬変患者の 20～80％ と報告されている．PHG は胃炎とは異なり，胃酸やアルコール，*Helicobacter pylori* との関連はなく，その名が示すとおり門脈圧の亢進が主たる病因であり，門脈圧亢進の程度や肝疾患の重症度との関連が多く報告されている．また食道静脈瘤に対する内視鏡治療時に一時的な PHG の増悪をもたらすとされる．しかしこれらに反する報告もあり，病因に関しては一致した見解となっていない．また一酸化窒素（NO），エンドセリン，TNF-α などの関与も報告されている．自覚症状に乏しいものの慢性出血や貧血の原因となり，まれに急性出血も引き起こすため注意が必要である[2]．出血頻度についての報告は 2.5～30％ とばらつきがあるが，特に重症例においてその頻度は増加するとされる．PHG と同様に毛細血管の拡張を伴う胃前庭部毛細血管拡張症（gastric antral vascular ectasia：GAVE）もまた，肝硬変患者の急性，慢性出血の原因となり内視鏡所見も類似しているため鑑別が必要である．

表 1　McCormack 分類

mild gastropathy	fine pink speckling
	superficial reddening
	snake skin appearance (mosaic pattern)
severe gastropathy	cherry red spots
	diffuse hemorrhage

表 2　豊永分類

grade1	erythematous flecks or maculae（点・斑状発赤）
grade2	red spots, diffuse redness（びまん性発赤）
grade3	intramucosal or luminal hemorrhage（出血）

＊ snake skin appearance (mosaic pattern) はいずれの grade にも背景粘膜として存在する．

2 診断と内視鏡分類

　PHG は内視鏡検査によって診断される疾患であるが，その内視鏡分類は 1975 年 Taor らにより初めて報告され，現在では 1985 年に McCormack らにより発表された分類[3]が広く用いられている．この分類では 5 つの所見を軽症（mild）と重症（severe）に分類しており，①軽度の発赤斑（fine pink speckling），②表層性発赤（特に粘膜ヒダ上のストライプ様発赤）（superficial reddening：SR），③細い白色の網目状ラインによる発赤浮腫状粘膜の区画（snake skin appearance：SSA＝mosaic pattern）の 3 つを軽症，④高度の発赤斑（cherry red spots：CRS），⑤びまん性出血（diffuse hemorrhage：DH）の 2 つを重症としている（表1）．この中で臨床的に最も頻繁に遭遇する代表的な所見は SSA であり，豊永らによる分類では，この SSA をいずれの grade にも存在する背景粘膜として，発赤所見により grade1～3 に分類している（表2）．また欧州では 1992 年に New Italian Endoscopic Club（NIEC）による診断指

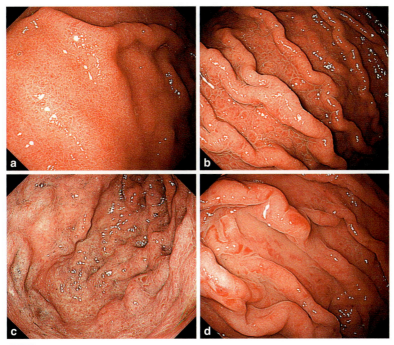

図1 PHGの内視鏡所見
a:superficial reddening.
b:snake skin appearance.
c:cherry red spots.
d:diffuse hemorrhage.

表3 PHGとGAVE

	PHG	GAVE
門脈圧の関与	あり	なし
病変部位	穹隆部・体部	前庭部
内視鏡所見	SR, SSA, CRS, DH	スイカの皮様発赤 びまん性発赤・出血
病理学的所見	粘膜層・粘膜下層の浮腫，毛細血管・細静脈の拡張．血栓・炎症細胞浸潤なし	粘膜層・粘膜下層のフィブリン栓，線維筋過形成を伴う毛細血管の拡張．紡錘細胞の増殖
治療法	薬物治療（非選択的β遮断薬，バソプレシン，somatostatin） TIPS，シャント手術	内視鏡治療（APC，ヒータープローブ）

針が発表され，2000年に改訂されており（Baveno III consensus workshop）広く利用されている．わが国の「門脈圧亢進症取扱い規約 第3版」（金原出版）ではMcCormack分類と豊永分類が掲載されている（**図1**）．

前述のようにPHGの類似疾患としてGAVEがあり，典型的にはPHGは穹隆部から体部，GAVEは前庭部を病変部位とするが，びまん性のGAVEは体上部から穹隆部まで病変が広がり，内視鏡所見上でPHGとの鑑別が困難な症例も存在する．その際には病理学的診断が有用である[4]．

3 病理学的所見

PHGの病理学的所見は粘膜層および粘膜下層の毛細血管，集合細静脈，細静脈の拡張および浮腫であり，炎症細胞の浸潤がない非炎症性疾患である．一方GAVEは粘膜層，粘膜下層内での毛細血管，集合細静脈の拡張はPHGと同様であるが，PHGではみられないフィブリン栓，線維筋過形成および紡錘細胞の増殖を特徴とする（**表3**）．

4 PHGの治療

PHGの治療とは，急性または慢性出血への対処を意味する．根本的には門脈圧を低下させることが求められ，内視鏡治療よりも薬物療法が推奨されている．門脈圧の降下は食道・胃静脈瘤の治療に準じ，hepatic venous pressure gradient（HVPG）を12 mmHg以下もしくは20％低下を目標とする．またPHGに対するH$_2$受容体拮抗薬やプロトンポンプ阻害薬の有効性は確認されていないが，肝硬変患者の胃は防御因子低下状態にあるため，潰瘍予防としての意義はある．

PHGの治療は現時点において，出血例に対する再出血予防としての効果は確立されているが，無症状例における予防治療についてはいまだ明確なエビデンスはない[5]．

a）慢性出血

第1選択は非選択的β遮断薬のプロプラノロール塩酸塩であり，現在最も広く使用されている．その作用機序は，β受容体遮断による心拍出量と肝動脈血流量の減少，門脈へ環流する器官の血管抵抗性上昇による門脈血流量の低下と考えられている．投与量は，経静脈的に0.15 mg/kg，経口では1日投与量40〜320 mgで，安静時心拍数を55〜60/分または25％低下を目標とする．しかし上部消化管出血の保険適用にはなっていないことに注意が必要である．また難治症例においては門脈大循環吻合手術（portosystemic shunt surgery）や経頸静脈的肝内門脈大循環短絡術（transjugular intrahepatic portosystemic shunt：TIPS）も考慮する．慢性出血例は鉄欠乏性貧血を伴っていることが多く，その場合には鉄剤投与も忘れてはならない．

b）急性出血

急性出血においても前述のプロプラノロール塩酸塩は効果的であるとされるが，心拍数への影響や有効血中濃度への到達時間が遅いなどの問題もあり，循環動態が不安定な急性出血例では，より即効性があり心拍数へも影響しないバソプレシンおよびバソプレシンアナログ（terlipressin），somatostatinおよびsomatostatinアナログ（オクトレオチド酢酸塩）が有用とされる[6]．

バソプレシンは，約50年前にSherlockらによって，門脈圧を下げ食道静脈瘤からの出血への対処法として有用であることが紹介されて以来，長年にわたって内科的治療の中心的な位置を占めているが，全身の循環動態に影響を与えるなどの副作用も持つ．これに対しsomatostatinは消化器系臓器への選択性が高く，その心配が少ないが，血中半減期が2〜3分と短いことが欠点であった．somatostatinアナログであるオクトレオチド酢酸塩ではその欠点が解消され，持続的な効果が得られるためその効果が注目されている．現在バソプレシン以外は上部消化管出血に対しての保険適用はなく，わが国では薬物療法は行いにくい現状がある．慢性出血例と同様に難治症例においては門脈大循環吻合手術やTIPSを考慮する．

c）内視鏡治療

以前よりPHGに対する内視鏡治療は効果が低いと考えられてきたが，近年アルゴンプラズマ凝固装置（argon plasma coagulator：APC）を中心に有効性を示唆する報告がみられる．食道・胃静脈瘤における治療において伝統的に薬物療法を中心とする欧米に対し，内視鏡治療を広く推進してきたわが国において，また前述のように薬物療法には保険適用の制限がある現状においては，APCによるPHGの治療は現実的な選択肢である．PHGと同様に毛細血管の拡張を伴うGAVEに対するAPCの効果は確立されており，PHGに対する治療効果も期待される．出血点が明らかな場合には出血部位を中心に焼灼を行うが，基本的には繰り返しのセッションで可及的に拡張血管すべてを焼灼することを目標とする．

C. 門脈圧亢進症性腸症

門脈圧亢進症性腸症は，PHGに比べ知見の集積がまだ十分ではなく，内視鏡分類も確立されていない．前述の「門脈圧亢進症取扱い規約第3版」（金原出版）では，門脈圧亢進症性腸症を門脈圧亢進症性十二指腸症（portal hypertensive duodenopathy：PHD），門脈圧亢進症性小腸症（portal hypertensive enteropathy：PHE），門脈圧亢進症性大腸症（portal hypertensive colonopathy：PHC）に細分しているが，十二指腸を含む小腸までをportal hypertensive enteropathyとしている報告も多くみら

れる．PHE は肝硬変患者の 8.4〜67.7％，PHC は 50〜84％に発生するとされている．内視鏡所見は点状発赤，血管拡張症，静脈瘤などの血管所見と浮腫，紅斑，顆粒状変化，SSA などの粘膜所見が報告されている．治療は出血例に対する治療が中心で予防的治療は確立されておらず，出血時には内視鏡治療や外科切除，TIPS による門脈圧減圧が試みられている．病態的には PHG と同じく薬物による門脈圧の降下が有効と思われ，治療法の確立が期待される．

文献

1) Massimo P, et al：Natural history of portal hypertensive gastropathy in patients with liver cirrhosis. Gastroenterology 119：181-187, 2000
2) 豊永　純ほか：門脈圧亢進症（門脈圧亢進症性胃腸症）．肝臓 43：63-69, 2002
3) McCormack TT, et al：Gastric lesion in portal hypertension：inflammatory gastritis or congestive gastropathy? Gut 26：1226-1232, 1985
4) Cristina R and Guadalupe G：The management of portal hypertensive gastropathy and gastric antral vascular ectasia. Dig Liver Dis 43：345-351, 2011
5) 西崎泰弘ほか：門脈圧亢進症性胃症．日門脈圧亢進症会誌 16：58-68, 2010
6) Cubillas R and Rockey DC：Portal hypertensive gastropathy：a review. Liver int 30：1094-1102, 2010

2 特殊な病態

b 門脈血栓症

　門脈血栓症は種々の要因により門脈系に血栓形成をきたす疾患である．無症候で偶然発見されるものから，門脈圧亢進症の増悪を示すもの，腸管壊死，ショック，肝不全にいたるものまで，背景の基礎疾患や発症時期などによりさまざまな病態を呈する．したがって，その治療選択，管理においては基礎疾患や発症様式をよく考慮することが重要である．

A. 門脈血栓症の成因，頻度

　門脈血栓は，血栓形成の成因として提唱されたVirchowの三原則（Virchow's triad）にもとづき，門脈血管壁の障害，門脈血流の異常，血液凝固系の異常の3因子により発生する．原因疾患としては局所の炎症波及，癌の進展，腹部手術後，肝硬変，血液凝固遺伝子異常，骨髄増殖性疾患などがあり，また日本人では認められないが，欧米では第V因子Leiden変異やプロトロンビン20210遺伝子変異などの遺伝的要因も関与している．成人では肝硬変に合併したものが最も多いとされ，特に肝硬変における発生頻度については肝硬変の重症度と関連し，代償性では1%未満であるのに対し移植待期例では8～25%に及ぶと報告されている[1]．701例の入院肝硬変患者の検討では，門脈血栓合併例は79例（11.2%），そのうち無症候性34例（43%），症候性45例（57%）で，症候性のうち31例が消化管出血で発見され，18例が食道・胃静脈瘤破裂，13例が門脈圧亢進症性胃症であったと報告されている[2]．

B. 門脈血栓症の診断

　近年の画像診断技術の進歩により，門脈血栓の診断はさほど難しくはない．腹部超音波検査では門脈内に低あるいは高エコーな構造物として描出され，新鮮血栓は低エコーに，陳旧性血栓は器質化とフィブリン塊形成によって高エコーに描出される．腹部造影CT検査では，血栓は血管内の低吸収域として描出され，血栓の広がりや，同時に食道・胃静脈瘤を含めた側副血行路の血行動態を把握できる．血栓が新しい場合には単純CT検査にて高吸収域として描出されることもある．血液検査ではD-ダイマーが有用であり，異常高値は急性の血栓形成を示唆する．ただし，腹水貯留例では高値を示すことがあり，その解釈には注意する必要がある．また，ひとたび門脈血栓症と診断された場合は，原因となる血液凝固異常がないか検索することも必要である．

C. 門脈血栓症の治療

　門脈血栓症の治療は，症候性の急性血栓かあるいは無症候性の慢性血栓かに区別し，さらに基礎疾患が肝硬変であるか否かによって分けて考える必要がある．治療法としてはヘパリン，ワルファリンカリウムといった抗凝固療法やウロキナーゼや組織プラスミノゲン活性化因子（t-PA）を用いた血栓溶解療法が一般的である．

1 非肝硬変例

　非肝硬変における急性門脈血栓症ではすみやかな抗凝固療法やカテーテルを用いた血栓溶解などが行われる．側副血行路が発達した慢性門脈血栓症，いわゆる肝外門脈閉塞症に対しては，併存する食道・胃静脈瘤が存在すればまず通常の食道・胃静脈瘤の治療適応に沿った治療を考慮していく．慢性門脈血栓に対する長期的な抗凝固療法は，基礎に恒常的な血液凝固異常を認め，かつ肝硬変でない場合に考慮すべきとされ，またその際も食道・胃静脈瘤が併存する場合は必ず食道・胃静脈瘤破裂に対する十分な予防治療を行った後に開始すべきとされている[3]．急性門脈血栓症に対し経頸静脈的肝内門脈大循環短絡術（TIPS）ルートを用いた血栓除去，溶解にて加療した1例を示す（図1）．

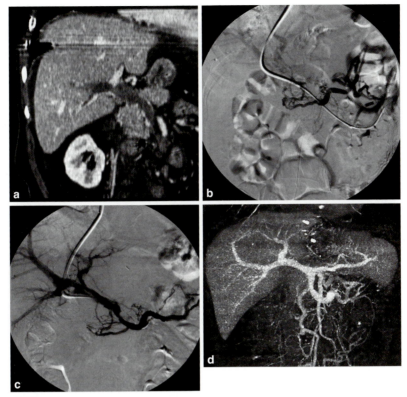

図1 急性門脈血栓症，非肝硬変例
a：治療前腹部 CT 所見．
b：TIPS ルート下血栓溶解除去前血管造影所見．
c：TIPS ルート下血栓溶解除去後血管造影所見．
d：治療後腹部 CT 所見．

2 肝硬変例

一方，肝硬変例における門脈血栓症では急性，慢性とも，治療法や治療開始時期，その適応に関して確立したものは現状ない．その理由として，肝硬変例では血小板や凝固因子の減少による出血傾向に加え，出血危険度の高い食道・胃静脈瘤や門脈圧亢進症性胃腸症を有することが多く，抗凝固治療により逆に出血を惹起する可能性が懸念されることが挙げられる．また，門脈血栓が自然消失する例や無症候で経過する例もあり，その出現がどれだけ門脈圧亢進を助長するのか，あるいは肝予備能を低下させるのか，そして予後への影響など不明な点が多いためである[3]．しかしながら門脈血栓により門脈圧亢進症の増悪や肝予備能の低下を招く症例も多数存在するのも事実である．現状，肝硬変症における門脈血栓症の治療適応として，筆者らは既知の門脈血栓の増悪や新たな門脈血栓の出現により食道・胃静脈瘤の急性増悪や破裂あるいは腹水の急激な増加など，門脈圧亢進症の増悪を認める症例に対し抗凝固療法を考慮している．また，無症候性の壁在血栓を認める肝硬変例では慎重に経過観察を行い，血栓の進展とともに門脈圧亢進の増悪を認める場合は治療を検討している．

治療法としてはヘパリン，ワルファリンカリウムによる抗凝固療法が一般的であるが，いずれも出血性合併症に注意を要する．特に食道・胃静脈瘤合併例では適切な予防処置を講じておく必要がある．低分子ヘパリンは出血性合併症やヘパリン起因性血小板減少症などの有害事象が少ないとされ，近年肝硬変例における門脈血栓症に対し低分子ヘパリンでの抗凝固療法での有効性，安全性が報告されている[4]．わが国では，肝硬変に伴う門脈血栓症に対し，しばしばアンチトロンビンⅢ（AT-Ⅲ）の低下を伴い，それが過凝固状態の一因となっているという観点から，抗血栓療法として AT-Ⅲ 補充療法が

表1 門脈血栓症に対するAT-Ⅲ，ダナパロイドナトリウムの効果

治療	n	消失	縮小	不変	有害事象
AT-Ⅲ	20	8	7	5	0
AT-Ⅲ＋ダナパロイドナトリウム	28	11	14	3	0
計	48	19 (39.5%)	21 (43.8%)	8 (16.7%)	0

行われてきた[5]．AT-Ⅲは単独でも抗血栓作用が報告されており，また出血性合併症を危惧する必要がないことから食道・胃静脈瘤を有する門脈血栓症に対しては使用しやすい．さらに近年では出血リスクの少ないダナパロイドナトリウムの有用性が報告されている[6,7]．ダナパロイドナトリウムはブタ小腸粘膜由来のヘパラン硫酸を主体とした低分子ヘパリノイドで，ヘパリンや低分子ヘパリンに比較し高い抗Xa因子活性を有し出血を惹起しにくいとされている．門脈血栓に対しAT-Ⅲ，ダナパロイドナトリウムによる加療を行い，治療前後での評価が可能であった48例の自検例の検討では血栓消失，縮小を合わせた有効率は83.3％で，出血性有害事象は認められなかった（**表1**）．まだまだ少数例の検討であり，今後もさらなる症例の集積と安全性，有効性に関するprospective studyが必要である．

D．おわりに

門脈血栓症は，特に肝硬変例では，その治療適応や治療薬選択，開始時期，治療期間など，いまだエビデンスに乏しく未解決な部分が大半である．今後のさらなる研究が望まれる．

文献

1) Tsochatzis EA, et al：Systematic review：portal vein thrombosis in cirrhosis. Aliment Pharmacol Ther **31**：336-374, 2010
2) Amitrano L, et al：Risk factors and clinical presentation of portal vein thrombosis in patients with liver cirrhosis. J Hepatol **40**：736-741, 2004
3) DeLeve LD, et al：Vascular disorders of the liver. Hepatology **49**：1729-1764, 2009
4) Amitrano L, et al：Safety and efficacy of anticoagulation therapy with low molecular weight heparin for portal vein thrombosis in patients with liver cirrhosis. J Clin Gastroenterol **44**：448-451, 2012
5) 高田雅博，國分茂博：門脈圧亢進症の病態と治療．治療 **81**：235-242，1999
6) 松谷正一ほか：門脈圧亢進症に対する薬物療法 門脈血栓症の薬物治療．臨消内科 **27**：233-238, 2012
7) 國分茂博：門脈圧亢進症の病態と最新治療．日消誌 **105**：1588-1596，2008

2 特殊な病態

C 難治性腹水，特発性細菌性腹膜炎（SBP）

A. 門脈圧亢進症に伴う腹水

　門脈圧亢進は腹水出現の重要な因子であるが，門脈圧の高さと腹水の程度には相関はなく，肝リンパ生成亢進，門脈末梢枝の透過性亢進，低アルブミン血症での血漿膠質浸透圧低下などが関与している[1,2]．さらに増強因子として，有効循環血液量の低下，交感神経系やレニン-アンジオテンシン系，抗利尿ホルモンを介した腎血流量低下，尿細管でのNaと水の再吸収亢進などが存在している．門脈圧亢進症での腹水は漏出性であり，試験穿刺にて正しく診断する．診断法として血清アルブミン値（g/dL）と腹水アルブミン値（g/dL）の濃度較差を調べる方法が信頼性が高い[2]．すなわち，血清-腹水アルブミン濃度較差（serum-ascites albumin gradient：SAAG）が1.1 g/dL以上であれば漏出性であり，較差が1.1未満であれば滲出性と診断できる[3]．一般的腹水の治療法は，禁酒，安静，塩分制限，水制限，アルブミン投与，利尿薬投与であり，肝硬変での利尿薬はスピロノラクトンが第1選択であり，利尿薬投与と同時にアルブミン投与が推奨され，その有効性も示されている[2,4]．

B. 難治性腹水（refractory ascites）

　難治性腹水は，利尿薬による治療の効果に乏しく早期に再発する腹水で，利尿薬抵抗性と利尿薬不耐性に分けられる．欧米では最大量としてスピロノラクトン400 mgに加えてフロセミド160 mgでコントロールできないものが抵抗性で，何らかの副作用にてこの利尿薬が投与できないものが不耐性とされている[5,6]．しかし，日本人では副作用なしにこの最大量投与は難しいことより，わが国の難治性腹水の大半は利尿薬不耐性と考えられる[2,7]．難治性腹水を有する肝硬変患者の生命予後は不良で，特に血清Naが135 mEq/L以下では60％が6ヵ月以内と報告されている[8]．新しい利尿薬として登場

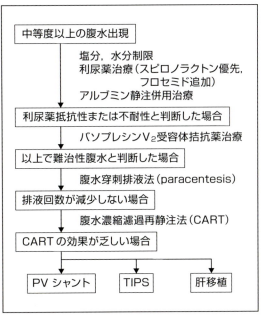

図1　肝硬変に伴う難治性腹水の治療手順
PVシャント：腹腔-静脈シャント術
TIPS：経頸静脈的肝内門脈大循環短絡術

したバソプレシンV_2受容体拮抗薬（トルバプタン）は，希釈性低Na血症により従来は利尿薬不耐性とされてきた腹水治療での効果が示されている[9]．長期的効果は不明であるが，今後はトルバプタン抵抗性の腹水が難治性腹水ということになろう．

C. 難治性腹水の治療法（図1）

1 腹水穿刺排液法（paracentesis）

　腹水の穿刺排液法は手技的に簡単であり，利尿薬治療に抵抗する場合はまず試みる有効な方法である[2]．排液量に関しては，連日5 L排液もしくは全量排液が推奨されており，腹水を消失させる効果には両者に差がない[6]．これにより入院期間が短縮でき，腹腔・胸腔内圧の改善，右心房圧と肺動脈圧は低下し門脈圧も緩和される．しかし，大量排液は急激な循環動態の変化でhypovolemia状態を数時間から日単位

で発生させ，進行肝硬変では肝性脳症を誘発するので厳重な管理下で施行する必要がある．最初は症例ごとに1回排液量を慎重に検討すべきである[2]．

繰り返しの腹水排液を避けるためには利尿薬の併用が有効であるが，合併症出現や尿中Na排泄量が30 mmol/day以下になったら利尿薬を中止する．反復して5Lを排液する場合は，アルブミンを投与したほうが腎障害や低Na血漿など合併症が軽減される．最良のアルブミン投与量は8g/腹水Lであると報告されている[6]．他の血漿代用薬でも副作用対策には有用である．この腹水穿刺排液法は，あくまでも難治性腹水に対する対症療法であり，患者の生命予後の改善にはつながらない．

2 腹水濃縮濾過再静注法（cell free and concentrated ascites reinfusion therapy：CART）

ベッドサイドで専用の採液バッグに腹水を採取し，濃縮・濾過カラムを用いて蛋白成分を回収し，再利用する方法である．基本的に採液量を10倍濃縮して末梢静脈より静注する．理論的には腹水中アルブミンも10倍濃縮されるはずであるが，細胞成分やフィブリンなどの影響で予測値には達しないことが多い．安全性に優れ，効果は腹水全量排液アルブミン静注法と同等で腹水再発率や予後にも差がない[10]．細菌や細胞成分は除去されるが，エンドトキシン，ビリルビン，遊離ヘモグロビンなどは一緒に濃縮されるので患者の状況によって適否を判断する．播種性血管内凝固症（DIC）や特発性細菌性腹膜炎（SBP）には禁忌である．濃縮・濾過処理で細胞成分が破壊されて再静注投与時に発熱をみることがある．このため濃縮・濾過速度は1～2L/時間程度で行い，再静注速度も初期には緩徐にするほうが安全性が高い[11]．

3 腹腔-静脈シャント術（peritoneo-venous shunt：PVシャント）

腹腔内と中心静脈とを逆流防止の一方向弁付きシリコンカテーテルで短絡し，呼吸に伴った胸腔内圧と腹腔内圧の差を利用して自動的に腹水を右心房に還流させる方法である．QOLの改善が主目的であり，短期間で腹水を減少させることに優れているが長期生命予後の改善は難しい[12]．本法は腹水を原液のまま大循環に還流させるため術後合併症のリスクが高く，肝予備能があまりに悪化していない時期に施行することが推奨される[13]．禁忌は，感染性腹水，進行した心不全・腎不全，活動性の消化管出血，DIC，未治療の食道静脈瘤，血清T-bil 5 mg/dL以上の患者である．門脈圧は術直後は一時的に上昇するが，数週間で緩徐に低下してくる[13]．汎用されるDenver PVシャントは一式がキットとなっており，保険収載であるため内科医でも習熟可能である．本法は手技的にIVRであるが，手術室にて行われるべき治療法である．

4 経頸静脈肝内門脈大循環短絡術（transjugular intrahepatic portosystemic shunt：TIPS）

頸静脈から挿入したガイドワイヤーによって中肝静脈と肝内門脈を短絡させ，この部にステントを留置して門脈血を下大静脈に直接誘導し門脈圧を低下させる方法である．門脈圧亢進に対する直接的な減圧方法で，腹水も速やかに減少し，Naの尿中排泄量は増加する[14]．一方，術後合併症ではステント閉塞，肝性脳症，肝不全進行，心不全発現が問題であり，適切な利尿薬投与やステントサイズ調節対応が必要となる．禁忌は，肝性脳症，心肺疾患，腎不全（クレアチニン3.3 mg/dL以上），肝不全（T-bil 5.8 mg/dL以上），敗血症，門脈血栓症，70歳以上，Child-Pughスコア12点以上で，心機能に関してはejection fraction 55％以上が目安とされている[6]．

腹水治療奏効率では，短期ではPVシャントが勝るが，長期効果と生存期間に関してはTIPSが勝っている[12]．paracentesisとの比較では，1年までTIPSが腹水コントロール良好であるが2年生存率では優位性はない[6]．本法の手技はIVRで行われるが，今のところ保険収載にはなっていない．

5 肝移植

難治性腹水が肝硬変の終末期症状とみなせば，いずれかの時点で肝移植を視野に入れた治療法を検討すべきである．肝移植においては難治性

表1 難治性腹水の治療方法選択での参考要因

	CART	PVシャント	TIPS	肝移植
非代償性肝硬変				
門脈圧亢進状態	○	△	○	○
門脈塞栓	○	○	×	○
多発肝細胞癌	○	○	×	△
簡便性	容易	習熟	習熟	高度
年齢規制	無	無	有	有
費用	低	低	中	高
保険適用	○	○	×	○
ドナー要否	×	×	×	要

○：適応，△：考慮を要す，×：不適，不要．
CART：腹水濃縮濾過再静注法
PVシャント：腹腔-静脈シャント術
TIPS：経頸静脈的肝内門脈大循環短絡術

腹水は禁忌にはならず，むしろ肝移植は難治性腹水を含めた非代償性肝硬変の生命予後を改善する最良の方法といえる．脳死肝移植候補者の難治性腹水に対しPVシャントやTIPSが有効との報告もあるが，わが国の生体肝移植では候補者の待期時間が短く，これらの橋渡し治療の意義は少ないと考えられる．

以上の難治性腹水の治療法は，患者の病態・病勢，適応禁忌，年齢，費用対効果などを参考として，各々の症例に見合った治療法が選択されるべきであろう（表1）．

D. 特発性細菌性腹膜炎（spontaneous bacterial peritonitis：SBP）

SBPは，腹水を有する非代償性肝硬変患者に発生する予後不良の合併症で，腹腔内に消化管穿孔など明らかな感染原因がないにもかかわらず細菌感染症を生じる病態である．発生機序として腸管免疫低下，腸内細菌叢変化，腸管透過性亢進でのbacterial translocationが想定されている．起炎菌は，*Escherichia coli*（40％）が最も頻度が高く*Klebsiella pneumoniae*（25％），*Streptococcus pneumoniae*，*Enterococcus faecalis*の順で，まれな菌として*Listera monocytogenes*，*Posteurella multocida*，*Streptococcus bovis*が知られている．自他覚症状は，腹膜炎症のため発熱，腹痛，圧痛が典型であるが，筋性防御や腹痛など顕性所見を欠くものも少なくないので注意を要する[15]．

診断は，腹水中の多核白血球数が250/mm³以上であること，細菌培養で起炎菌を証明することである．細菌同定にはベッドサイドで腹水を血液培養用ボトルに直接採取するのがよい．ただ細菌培養検査は，結果判明までに時間を要するため，治療開始の遅れが致命的となり得る．そのため，臨床的にSBPと診断できる場合は，早期に抗生物質治療を開始することが推奨される[15]．最近では起炎菌の迅速診断のため，腹水中および血中の細菌DNAを検出する方法が試みられている．

治療は，第3世代のセフェム系抗菌薬の静注投与が第1選択であるが，脳症や腎障害を伴っていない場合は，経口のニューキノロン系抗菌薬で治療できる．SBPの回復期にはノルフロキサシンを予防投与して再発を防止する[2]．腸管内の細菌に対する直接的な腸管滅菌に関しては予後を改善するというエビデンスはない．本症の約30％に肝腎症候群を併発し最大の予後不良因子となる．腎機能障害を有するSBPに対してはアルブミン輸注が推奨されており，特にクレアチニン上昇例で有用である．投与法は診断後6時間以内にアルブミン1.5 g/kg体重，3日目に1 g/kg体重の静注が推奨される[2]．

《文献

1) 日本門脈圧亢進症学会（編）：門脈圧亢進症の治療 B 腹水．門脈圧亢進症取扱い規約，第3版，金原出版，東京，p67-69, 2013
2) 日本消化器病学会（編）：肝硬変合併症の診断・治療 2章 腹水．肝硬変治療ガイドライン，南江堂，東京，p116-149, 2010

3) Gupta R, et al：Diagnosis ascites：value of ascites fluid total protein, albumin, cholesterol, their ratios, serum-ascites albumin and cholesterol gradient. J Gastroenterol Hepatol **10**：295-299, 1995
4) Gentilini P, et al：Albumin improves the response to diuretics in patient with cirrosis and ascites：results of a rangomized, controlled trial. J Hepatol **30**：639-645, 1999
5) Arroyo V, et al：Definition and diagnostic criteria of refractory ascites and hepatorenal syndrome in cirrhosis. International Ascites Club. Hepatology **23**：164-176, 1996
6) Moore KP, et al：The management of ascites in cirrhosis：Report on the consensus conference of the internatinal ascites club. Hepatology **38**：258-266, 2003
7) 福井　博：難治性腹水の病態と治療．日消誌 **105**：1597-1604，2008
8) Heuman DM, et al：Persistent ascites and low sodium identify patients with cirrhosis and low MELD scores who are at high risk for early death. Hepatology **40**：802-810, 2004
9) GerbesAL, et al：Therapy of hyponatremia in cirrhosis with a vasopressin receptor antagonist：a randomized double-blind multiventer trial. Gastroenterology **124**：933-939, 2003
10) Graziotto A, et al：Reinfusion of concentrated ascites fluid versus total paracentesis：a randomized trial. Dig Dis Sci **42**：1708-1714, 1997
11) 高松正剛ほか．難治性腹水に対する腹水濃縮濾過再静注法（CART）の現況—特に副作用としての発熱に影響する臨床的因子の解析．肝・胆・膵 **46**：1054-1059，2003
12) Rosemurgy AS, et al：TIPS versus peritoneovenous shunt in the treatment of medically intractable ascites：a prospective randomized trial. Ann Surg **239**：883-889, 2004
13) 野口和典：非代償性肝硬変の難治性腹水に対するデンバー腹腔-静脈シャントの適応と効果．日門脈圧亢進症会誌 **19**：19-24，2013
14) Gerbes AL, et al：Renal effects of transjugular intrahepatic portosystemic shunt in cirrhosis：comparison of patients with ascites, with refractory ascites, or without ascites. Hepatology **28**：683-688, 1998
15) Rynyon BA：Management of adult patients with ascites due to cirrhosis：an update. Hepatology **49**：2087-2107, 2009

2 特殊な病態

d 肝移植

　生体肝移植は部分肝移植という特性から，脳死肝移植（全肝移植）と比較してより門脈圧亢進症の影響を受けやすいと考えられる．生体肝移植をより安全なものとするために，術前の門脈圧亢進症の詳細な病態把握は必須であり，術中・術後も生体肝移植特有の門脈圧亢進症対策が必要である．本項では高度の門脈圧亢進症を伴うことが多い慢性肝不全患者の門脈圧亢進症について，肝移植手術の術前・術中・術後における留意点ならびにその対策を中心に述べる．

A. 門脈圧亢進症の移植術前診断

　移植対象となる末期肝硬変患者において，門脈圧亢進症の重症度とその病態は各々の症例でさまざまである．経静脈的肝静脈圧勾配（hepatic venous pressure gradient：HVPG）は一般的に 5 mmHg を超えると門脈圧亢進症が存在するとされ，症候性の門脈圧亢進症あるいは食道静脈瘤の発達は HVPG が 10 mmHg 以上でみられる．また Ripoll らの報告では，HVPG が 10 mmHg 以下の患者は 4 年の間フォローしても 90％の確率で肝硬変の代償化を免れることができるのに対し，HVPG が 10 mmHg を超える患者は同一期間で約 6 倍の HCC（hepatocellular carcinoma）発生率を有するとされる[1]．HVPG は経頸静脈アプローチであるため安全性も高く，今後肝硬変患者の門脈圧亢進を客観的かつ経時的に把握できる診断ツールとして有力となるであろう．

　移植手術に際して最も重要な情報は側副血行路の発達形式と，門脈本幹・脾静脈の血行動態である．側副血行路が食道静脈瘤ないし門脈左枝-傍臍静脈を経由する上行経路か，脾-腎シャントを経由する下行経路かは非常に重要である[2]．また，図1 に示すように門脈本幹血流が順行性，逆行性あるいは閉塞のどのパターンをとるか，また，脾静脈が順行性・逆行性のいずれをとるかはシャント路が上行性か下行性かを判断する間接的所見となる．腹部超音波検査は門脈本幹ならびに脾静脈の血行動態を把握する上で，非侵襲的かつ簡便な方法であるが，肥満や鼓腸で脾静脈血流の描出が困難な場合も多い．これに対し3次元ダイナミック（3D）CT は，

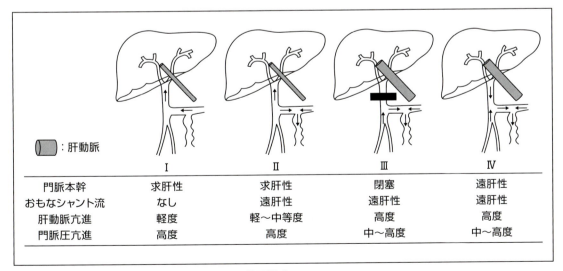

図1 肝動脈緩衝減少からみた側副血行路の進展様式

[八木孝仁，橋本雅明：食道・胃静脈瘤，小原勝敏ほか（監），改訂第3版，日本メディカルセンター，東京，2012 より転載]

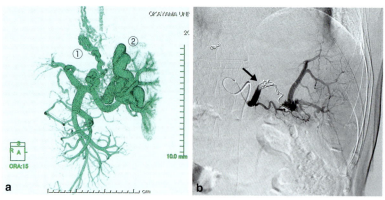

図2 肝移植前の門脈圧亢進症に対する処置
a：肝移植術前患者の発達した遠肝性側副血行路．①：傍食道静脈，②：脾-腎シャント．
b：選択的近位脾動脈塞栓術．移植前日に脾動脈近位部をコイルで塞栓する（矢印）．

立体的に門脈系そのものと側副血行路を描出できる有力な術前情報であるが，血流方向を判断しづらいことと，腎機能低下患者には使用できない欠点もある．さらに3D-CTは総肝動脈と脾動脈の形態的比較により，移植後の脾動脈盗血症候群の発生を予測する根拠ともなるので，移植時の脾摘の判断に重要である．また，腎機能に余裕がある患者で，門脈本幹血流を評価しづらい場合や，シャント路の走行をより詳細に把握したい場合には血管造影を行う場合もある．なお，後述するように腹部血管造影時に非手術的に門脈圧を低下させ，また，脾動脈盗血症候群を防ぐ目的で近位脾動脈をコイル塞栓する場合もある（図2）．

B. 門脈圧亢進症に対する術前処置

1 選択的近位脾動脈塞栓術

選択的近位脾動脈塞栓術（selective proximal splenic artery embolization：SPSE）は，あらかじめ非侵襲的に門脈圧を低下させ，術後のsmall for size syndromeの症状を軽減する上で有効な方法である[3]．本法の利点は，術前に施行可能な点である．術前SPSEによって開腹時にはすでに門脈圧をある程度低下させておくことができ，門脈圧亢進の強い症例で新たに剝離面を作ることなく術中出血を軽減できる．これらの点を考慮して門脈圧亢進の強い症例や巨脾症例では積極的に術前SPSEが行われる．当初感染性の合併症が危惧されても，移植前日に近位塞栓を行うことにより脾臓は凝固壊死に陥るのみで感染性合併症は起こさない．

2 経皮的肝内門脈静脈短絡術

門脈圧亢進症の唯一の根治療法は肝移植であるが，その根治療法である移植が迅速性に優れる生体肝移植か，待期期間の予測がつかない脳死肝移植であるかによって，移植術前の食道静脈瘤に対する内視鏡的治療やIVR治療に対して要求される再破裂抑制効果は異なる．生体肝移植は待期手術が可能であるので，成人生体肝移植症例で術前に食道・胃静脈瘤の非移植治療が行われる症例は多くない．移植前静脈瘤治療として代表的なものは静脈瘤結紮・硬化術による内視鏡治療と経頸静脈的肝内門脈大循環短絡術（transjugular intrahepatic portosystemic shunt：TIPS）によるIVR治療であるが，わが国では移植待期患者に対して直接的門脈減圧であるTIPSが行われることは少ない（図3）．出血中の静脈瘤の止血はもちろん内視鏡治療が第1選択である．しかし，反復性の出血患者に対しては，内視鏡治療の後の再出血率は46.6％であり，TIPSのそれ（18.9％）に及ばない[4]．しかし長期にみると両者の死亡率に差がなく，これはTIPS後の脳症の発生頻度が有意に高いことが原因とみられている（施術後脳症：内視鏡的治療群18.7％対TIPS群34.0％）．内視鏡治療が門脈圧を低下させることはないので，浮腫・腹水などの静脈瘤破裂以外の門脈圧亢進症状に対してはTIPSが有利である．

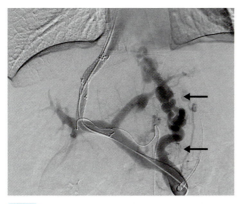

図3 原発性胆汁性肝硬変患者に施行された TIPS
反復性破裂を繰り返した食道静脈瘤（矢印：傍食道静脈）を減圧する目的で門脈前区域枝と中肝静脈間にステントを留置した．

3 薬物治療

術前に門脈圧を低下させる有力な薬剤としてβ遮断薬がある．非選択的β遮断薬は心拍出量を減らすとともに，腹部臓器血管を収縮させることによって，門脈流入量と奇静脈血流量ならびに静脈瘤の流量と圧の両方を低下させる．非選択的β遮断薬の効果が立証され，食道静脈瘤破裂の患者に対して有効との評価が報告されているが，門脈圧亢進症由来の腹水に対してはその効果は認められない．

C. 門脈圧亢進症に対する術中処置

1 passive port-caval shunt の適応

門脈圧亢進症の強い症例において，開腹時ならびに手術中の腹壁側副血行路からの出血は甚大であり，また腹腔内の剝離操作時の出血は門脈減圧なしには完遂が困難な症例も少なくない．したがって，開腹後いかに素早く門脈減圧を行うかが出血量を減らし，後の手術操作を円滑に行う秘訣である．

簡便な門脈減圧手段としての passive port-caval shunt は，以後の手術操作を容易にし，術中出血量を減らす方法として有力である．ヘパリンコーティングされた体外循環用チューブを用いて回結腸静脈あるいは下腸間膜静脈から脱血し，右大伏在静脈に返血する．5 mm のアンスロンバイパスチューブを使用すれば，最大750 mL/分の門脈血を大循環（主として大伏在静脈，ときに腋窩静脈）に逃がすことができる．門脈本幹の血流が求肝性でかつシャント路が左主門脈枝から傍臍静脈を抜けて大循環に環流している場合は，とくに大出血の危険があり注意を要する．なぜなら，開腹に際して最も主要なシャント路が移植手術のごく早期に遮断され，一気に門脈圧が上昇するからである．このような事例では，開腹時に肝臓側の傍臍静脈からアンスロンチューブで脱血し，腋窩返血を行って手術操作を進める．その後，無肝期では脱血側端のアンスロンチューブの挿入部位を傍臍静脈から門脈本幹に変更して，全肝摘出から再還流までの操作を行う．また劇症肝炎などの急性肝不全症例では側副路の形成が期待できないため，一時的に右門脈枝と下大静脈を吻合し減圧を図ることもある．

2 active veno-venous bypass の適応

passive shunt をおいても，肝上部や肝部下大静脈に heavy side clamp を長時間かける必要が生じる場合や，同部に cross clamp をかける必要がある場合，さらには Budd-Chiari 症候群のように術前から上下半身の血液不均等分布の存在が予想される場合などに，active veno-venous bypass が用いられる．右大伏在静脈から，腎下部下大静脈内に大循環脱血管を，門脈本幹に門脈脱血管をそれぞれ挿入し，体外の遠心ポンプを介して腋窩送血管から左鎖骨下静脈に送血する．成人で2〜3.5 L/分程度の流量が確保できる．active veno-venous bypass の圧倒的利点は，肝循環と下大静脈を完全に遮断できるばかりでなく，門脈圧亢進を含めた下半身うっ血と上半身の hypovolemia を解消できることにある．また体外循環回路を通じての急速輸血も可能であり，失血時の急速輸血システムとしても作動させることができる．一方欠点は，手技が少々煩雑で麻酔科との事前の打合わせならびに移植チームの習熟が必要であることと，あくまで補助循環（代償循環ではない）であるためポンプ流量が血圧や心拍出量に影響を受けやすいことである．

3 脾摘の適応

移植時に脾摘を併施する場合の適応は，①巨脾のため門脈圧亢進症や脾機能亢進症が進んで

移植後の治療に対して障害になると判断される場合，②脾腫があり，かつ脾動脈が総肝動脈に比較して明らかに太く，将来的に脾動脈盗血症候群の発生が危惧される場合，③レシピエントがC型肝硬変患者であり，術後のインターフェロン治療に備えて予防的に行う場合，④ABO不適合レシピエントであり，リツキシマブなどとともにaccommodation導入治療の一環として行われる場合などがある．門脈圧亢進症が激しい場合，脾摘手術に際しては後腹膜の剝離面から出血させないように，また脾-腎シャントを傷つけないように細心の注意が必要である．また，脾摘を行ったからには遺残した脾静脈内の血栓形成は覚悟しておかねばならない．したがって，術後の超音波検査は特に念入りに行い，脾静脈内血栓が門脈本幹からその末梢に飛散し移植肝の血流障害を起こさないかどうかを慎重にチェックする．異常があればただちに3D-CTを撮り，移植肝門脈に血栓が確認されれば開腹して門脈血栓除去のための再手術を行う．また脾摘は新たな感染性合併症発生の原因ともなり得る．池上らは門脈圧20 mmHg以上の症例に対して積極的脾摘を行い，脾摘群で良好なグラフト生着を得たが，膵瘻や脾摘後敗血症を含む脾摘に由来する合併症を10％に認めたと報告している．

D. 門脈圧亢進症とsmall for size syndrome 発生のメカニズムと対策

肝切除や部分肝移植により肝臓に流入する過剰な門脈血流は，患者の回復を著しく阻害することが知られている．移植の場において，過小グラフトを移植されたレシピエントは，黄疸の遷延，大量腹水，凝固障害の持続，腎機能低下などの非代償性肝硬変に類似した状態が持続し，成人レシピエントの罹患率と死亡率が低下した．この現象はsmall for size syndromeと呼ばれ，生体肝移植の場において深刻な問題となった．当初はグラフト・レシピエント体重比（a graft versus recipient weight ratio：GRWR）＜0.8もしくは標準肝重量の35％未満が過小グラフト症候群発生の危険因子と報告されてきた[5]．

Sainz-Barriaらは部分肝と全肝で肝動脈血流量に有意な差はあるが，グラフトの単位体積あたりの動脈血流量では差がないと報告している．しかし同時に門脈流量の肝動脈流量に対する比が6.6から15.4に増加したと報告しており，過剰な門脈環流血が肝動脈緩衝反応による肝動脈血流の相対的低下を招来し，small for size syndromeの原因となるのではないかと推測されている．

その後，過小グラフトに対しての門脈圧上昇を避けるため，摘脾やport-caval shunt，あるいはSPSEなどの方法がとられ，いわゆるportal modulationによってsmall for size syndromeの症状の緩和に有効であった，あるいは生体肝移植の予後が改善されたという報告は多くみられる．総じて予後を左右する術中門脈圧の実測値境界は15〜20 mmHgあたりに存在し，これを超える場合には摘脾やport-caval shuntなどのportal modulationを行うという趣旨であるが，コンセンサスは得られていない．外科技術の発達と臨床経験の蓄積によって，現在ではGRWRの安全域の下限は0.6であるという認識が定着しつつある[6]．

small for size syndromeに対しての予防的門脈-大循環シャントの処理についても評価は分かれている．シャント処理をせずに門脈圧を低く保つことも1つの方法である．しかし，門脈本幹の圧上昇をきたした場合（たとえば強い拒絶などの場合）に，門脈血のシャント路への盗血が加速され，肝内外の門脈血栓症をきたし，グラフトロス，さらにはレシピエントの死亡にいたった報告もある．このような症例では，術前もしくは術中にSPSEや脾摘を行い，可能な限りシャント路の閉鎖を心がける必要がある．

E. 症 例

45歳女性，2004年肝機能異常にて原発性胆汁性肝硬変と診断された．2008年肝生検にてSheuer Ⅳ．以後頻回に吐血を繰り返し内視鏡的治療を行っていたが肝予備能が低下し，T-bilも16 mg/dLに上昇した．2012年11月TIPSを施行したところ，門脈圧は36 mmHgから29 mmHgに低下し，内視鏡的改善は著明で以後吐血はみられなかった（図3，図4）．脳死肝移植待機中であったが，胸腹水と浮腫が制御で

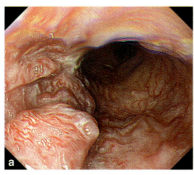
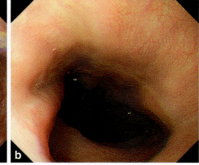

図4 内視鏡的に確認された TIPS の門脈減圧効果（図3と同一症例）
a：TIPS 前の食道内視鏡像．EVL 後の潰瘍が散見される．その合間を縫うように RC sign が著明に発達している．
b：TIPS 後の食道内視鏡像．静脈瘤としては認識できない程度にまで改善している．

きなくなり，2014年4月生体肝移植手術を受け経過良好である．

文献

1) Ripoll C, et al, and the Portal Hypertension Collaborative Group：Hepatic venous pressure gradient predicts clinical decompensation in patients with compensated cirrhosis. Gastroenterology **133**：481-488, 2007
2) 八木孝仁，橋本雅明：肝移植と側副血行路．食道・胃静脈瘤，改訂第3版，小原勝敏ほか（監），日本メディカルセンター，東京，p327-333, 2012
3) Umeda Y, et al：Effects of prophylactic splenic artery modulation on portal overperfusion and liver regeneration in small-for-size graft. Transplantation **86**：673-680, 2008
4) Boyer TD and Haskal ZJ：American Association for the Study of Liver Diseases Practice Guidelines：the role of transjugular intrahepatic portosystemic shunt creation in the management of portal hypertension. J Vasc Interv Radiol **16**：615-629, 2005
5) Kiuchi T, et al：Impact of graft size mismatching on graft prognosis in liver transplantation from living donors. Transplantation **67**：321-327, 1999
6) Selzner M, et al：A graft to body weight ratio less than 0.8 does not exclude adult-to-adult right-lobe living donor liver transplantation. Liver Transpl **15**：1776-1782, 2009

付　録

付録1：IPH, EHO, Budd-Chiari 症候群の診断ガイドライン

特発性門脈圧亢進症診断のガイドライン

Ⅰ．概念と症候
　特発性門脈圧亢進症とは，肝内末梢門脈枝の閉塞，狭窄により門脈圧亢進症にいたる症候群をいう．重症度に応じ易出血性食道・胃静脈瘤，異所性静脈瘤，門脈圧亢進症性胃症，腹水，肝性脳症，出血傾向，脾腫，貧血，肝機能障害などの症候を示す．通常，肝硬変にいたることはなく，肝細胞癌の母地にはならない．本症の病因は未だ不明であるが，肝内末梢門脈血栓説，脾原説，自己免疫異常説などがいわれている．

Ⅱ．疫　学
　2004年の年間受療患者数は640～1,070人と推定され，男女比は約1：2.7と女性に多い．確定診断時の年齢は，40～50歳代にピークを認め，確定診断時の平均年齢は49歳である．（2005年全国疫学調査）

Ⅲ．検査所見
1. 一般検査所見
    1) 血液検査：1つ以上の血球成分の減少を示す．
    2) 肝機能検査：軽度異常にとどまることが多い．
    3) 内視鏡検査：しばしば上部消化管の静脈瘤を認める．門脈圧亢進症性胃症や十二指腸，胆管周囲，下部消化管などにいわゆる異所性静脈瘤を認めることがある．
2. 画像検査所見
    1) 超音波，CT，MRI，腹腔鏡検査
        (a) しばしば巨脾を認める．
        (b) 肝臓は病期の進行とともに萎縮する．
        (c) 肝臓の表面は平滑なことが多いが，大きな隆起と陥凹を示し全体に波打ち状を呈する例もある．
        (d) 肝内結節を認めることがある．
        (e) 著明な脾動静脈の拡張を認める．
        (f) 超音波ドプラ検査で著しい門脈血流量，脾静脈血流量の増加を認める．
        (g) 二次的に肝内，肝外門脈に血栓を認めることがある．
    2) 上腸間膜動脈造影門脈相ないし経皮経肝門脈造影
        　肝内末梢門脈枝の走行異常，分岐異常を認め，その造影性は不良である．ときに肝内大型門脈枝に血栓形成を認めることがある．
    3) 肝静脈造影および圧測定
        　しばしば肝静脈枝相互間吻合と"しだれ柳様"所見を認める．閉塞肝静脈圧は正常または軽度上昇している．
3. 病理検査所見
    1) 肝臓の肉眼所見：肝萎縮のあるもの，ないものがある．肝表面では平滑なもの，波打ち状や凹凸不正を示すもの，さらには肝の変形を示すものがある．肝割面では，肝被膜下の肝実質の脱落をしばしば認める．肝内大型門脈枝あるいは門脈本幹は開存しているが，二次性の閉塞性血栓を認める例がある．また，過形成結節を呈する症例がある．肝硬変の所見はない．

2）肝臓の組織所見：肝内末梢門脈枝の潰れ・狭小化や肝内門脈枝の硬化症，および異常血行路を呈する例が多い．門脈域の緻密な線維化を認め，しばしば円形の線維性拡大を呈する．肝細胞の過形成像がみられるが，周囲に線維化はなく，肝硬変の再生結節とは異なる．

Ⅳ．診　断

本症は症候群として認識され，また病期により病態が異なることから一般検査所見，画像検査所見，病理検査所見によって総合的に診断されるべきである．確定診断は肝臓の病理組織学的所見に裏付けされることが望ましい．診断に際して除外すべき疾患は肝硬変症，肝外門脈閉塞症，Budd-Chiari症候群，血液疾患，寄生虫疾患，肉芽腫性肝疾患，先天性肝線維症，慢性ウイルス性肝炎，非硬変期の原発性胆汁性肝硬変などである．

肝外門脈閉塞症診断のガイドライン

Ⅰ．概念と症候

肝外門脈閉塞症とは，肝門部を含めた肝外門脈の閉塞により門脈圧亢進症にいたる症候群をいう．重症度に応じ易出血性食道・胃静脈瘤，異所性静脈瘤，門脈圧亢進症性胃症，腹水，肝性脳症，出血傾向，脾腫，貧血，肝機能障害などの症候を示す．分類として，原発性肝外門脈閉塞症と続発性肝外門脈閉塞症とがある．原発性肝外門脈閉塞症の病因は未だ不明であるが，血管形成異常，血液凝固異常，骨髄増殖性疾患の関与がいわれている．続発性肝外門脈閉塞症をきたすものとしては，新生児臍炎，腫瘍，肝硬変や特発性門脈圧亢進症に伴う肝外門脈血栓，胆嚢胆管炎，膵炎，腹腔内手術などがある．

Ⅱ．疫　学

2004年の年間受療患者数は340～560人と推定され，男女比は約1：0.6とやや男性に多い．確定診断時の年齢は，20歳未満が一番多く，次に40～50歳代が続き，2峰性のピークを認める．確定診断時の平均年齢は33歳である．（2005年全国疫学調査）

Ⅲ．検査所見

1. 一般検査所見
    1）血液検査：1つ以上の血球成分の減少を示す．
    2）肝機能検査：軽度異常にとどまることが多い．
    3）内視鏡検査：しばしば上部消化管の静脈瘤を認める．門脈圧亢進症性胃症や十二指腸，胆管周囲，下部消化管などにいわゆる異所性静脈瘤を認めることがある．
2. 画像検査所見
    1）超音波，CT，MRI，腹腔鏡検査
        (a) 肝門部を含めた肝外門脈が閉塞し著明な求肝性側副血行路の発達を認める．
        (b) 脾臓の腫大を認める．
        (c) 肝臓表面は正常で肝臓の萎縮は目立たないことが多い．
    2）上腸間膜動脈造影門脈相ないし経皮経肝門脈造影
        肝外門脈の閉塞を認める．肝門部における求肝性側副血行路の発達が著明で，いわゆる"海綿状血管増生"を認める．
3. 病理検査所見
    1）肝臓の肉眼所見：肝門部に門脈本幹の閉塞，海綿状変化を認める．肝表面はおおむね平滑である．
    2）肝臓の組織所見：肝の小葉構造はほぼ正常に保持され，肝内門脈枝は開存している．門脈

域には軽度の炎症細胞浸潤，軽度の線維化を認めることがある．肝硬変の所見はない．

IV．診 断
主に画像検査所見を参考に確定診断を得る．

Budd-Chiari症候群診断のガイドライン

I．概念と症候
Budd-Chiari 症候群とは，肝静脈の主幹あるいは肝部下大静脈の閉塞や狭窄により門脈圧亢進症にいたる症候群をいう．本邦では両者を合併している病態が多い．重症度に応じ易出血性食道・胃静脈瘤，異所性静脈瘤，門脈圧亢進症性胃症，腹水，肝性脳症，出血傾向，脾腫，貧血，肝機能障害，下腿浮腫，下肢静脈瘤，胸腹壁の上行性皮下静脈怒張などの症候を示す．多くは慢性の経過をとるが，急性閉塞や狭窄も起こり得る．分類として，原発性 Budd-Chiari 症候群と続発性 Budd-Chiari 症候群とがある．原発性 Budd-Chiari 症候群の病因は未だ不明であるが，血管形成異常，血液凝固異常，骨髄増殖性疾患の関与がいわれている．続発性 Budd-Chiari 症候群をきたすものとしては肝腫瘍などがある．

II．疫 学
2004年の年間受療患者数は190～360人と推定され，男女比は約1：0.7 とやや男性に多い．確定診断時の年齢は，20～30歳代にピークを認め，確定診断時の平均年齢は42歳である．（2005年全国疫学調査）

III．検査所見
1. 一般検査所見
    1) 血液検査：1つ以上の血球成分の減少を示す．
    2) 肝機能検査：正常から高度異常まで重症になるにしたがい障害度が変化する．
    3) 内視鏡検査：しばしば上部消化管の静脈瘤を認める．門脈圧亢進症性胃症や十二指腸，胆管周囲，下部消化管などにいわゆる異所性静脈瘤を認めることがある．
2. 画像検査所見
    1) 超音波，CT，MRI，腹腔鏡検査
        (a) 肝静脈主幹あるいは肝部下大静脈の閉塞や狭窄が認められる．超音波ドプラ検査では肝静脈主幹や肝部下大静脈の逆流ないし乱流がみられることがあり，また肝静脈血流波形は平坦化あるいは欠如することがある．
        (b) 脾臓の腫大を認める．
        (d) 肝臓のうっ血性腫大を認める．特に尾状葉の腫大が著しい．肝硬変にいたれば，肝萎縮となることもある．
    2) 下大静脈，肝静脈造影および圧測定
        肝静脈主幹あるいは肝部下大静脈の閉塞や狭窄を認める．肝部下大静脈閉塞の形態は膜様閉塞から広範な閉塞まで各種存在する．また同時に上行腰静脈，奇静脈，半奇静脈などの側副血行路が造影されることが多い．著明な肝静脈枝相互間吻合を認める．肝部下大静脈圧は上昇し，肝静脈圧や閉塞肝静脈圧も上昇する．
3. 病理検査所見
    1) 肝臓の肉眼所見：うっ血肝腫大，慢性うっ血に伴う肝線維化，さらに進行するとうっ血性肝硬変となる．
    2) 肝臓の組織所見：急性のうっ血では，肝小葉中心帯の類洞の拡張がみられ，うっ血が高度

の場合には中心帯に壊死が生じる．うっ血が持続すると，肝小葉の逆転像（門脈域が中央に位置し肝細胞集団がうっ血帯で囲まれた像）の形成や中心帯領域に線維化が生じ，慢性うっ血性変化が見られる．さらに線維化が進行すると，主に中心帯を連結する架橋性線維化がみられ，線維性隔壁を形成し肝硬変の所見を呈する．

Ⅳ．診　断

主に画像検査所見を参考に確定診断を得る．

付 録

付録2：日本門脈圧亢進症学会の技術認定と技術認定制度

　これまで典型的なパターナリズムであった医療界にあって，昨今の自己決定権の重要性の周知などに伴い，医療の標準化や客観性が問われつつある．医学会として，医師の評価を認定医や専門医を認定することにより行ってきたが，これもギルドのようなもので十分世間から評価されているとはいえない．さらに，医学会の法人化とともに認定医や専門医認定における外形基準などで，厚生労働省，医師会などと多種多様な各学会の考え方などに差がある中で，医学会内部から技術に特化したpure reviewとして医師の技術認定という考え方が生じてきている．日本門脈圧亢進症学会では，2010年理事会の承認のもと技術認定委員会が発足し，その目的や認定方法の議論の後2014年に初めての認定がなされた．本項ではその概要を示す．

Ⅰ．本学会の技術認定の目的

　日本門脈圧亢進症学会の対象とする疾患や病態は比較的狭い専門領域ではあるが，一方で疾患としては非常に重篤な病態を扱い，対応により予後が大きく左右されることが予想されることから，技術認定制度にあたり制度設定の目的を明確に示している．技術認定制度第1条[1]に「門脈圧亢進症の食道・胃静脈瘤，脾腫・脾機能亢進症，腹水貯留，肝性昏睡などさまざまであり，その治療には血行動態などの専門的知識が必要とされ，また治療法は内視鏡的治療，IVR，手術療法など多岐にわたる．この日本門脈圧亢進症学会技術認定制度は，各学会の定める専門医制度と異なり，門脈圧亢進症の治療に携わる医師の技術を高い基準にしたがって評価し，後進を指導するに足る所定の基準を満たした者を認定するものであり，これにより本邦における門脈圧亢進症に対する治療の健全な普及と進歩を促し，延いては国民の福祉に貢献することを目的とする」と明確に示している．
　ここで評価し，認定する技術レベルは，術者として独力で安全に，食道・胃静脈瘤や脾腫・脾機能亢進症などの門脈圧亢進症に対する治療を遂行できるレベルを考えているとされているので，前述のように本疾患の特性から技術の評価とともにさまざまな知識も要求されることになる．

Ⅱ．技術認定制度委員会と審査委員会

　技術の認定は技術認定委員会により行われ，理事会の承認となるが，個々の技術審査は技術認定審査委員会で行われる．技術審査は各領域ごとに行われることからそれぞれに技術審査委員会が設置される．審査委員は2年ごとに更新されるが，その条件は下記に一部重複して示すが，一般の資格認定を十分クリアする条件で選考されている．

Ⅲ．資格認定の条件

　2015年現在日本門脈圧亢進症学会員は1,200名弱で，うち52名が第1回の認定者である．技術認定は内視鏡的治療，IVR，手術療法の3領域での申請が可能であるが，本学会の会員であると同時に，消化器内視鏡学会専門医あるいは指導医，日本消化器病学会専門医，日本消化器外科学会専門医，日本医学放射線学会専門医（診断）もしくは日本IVR学会専門医であることが必要である．応募は日本門脈圧亢進症学会技術認定応募の手引き[2]を参考にし，書類は日本門脈圧亢進症のホームページ（http://www.jsph.gr.jp/）（2015年8月確認）からダウンロードできるが，応募書（書式1—ホームページ参照），履歴書（書式2），のほか地区代表世話人や施設長の推薦書（書式5），本学会のセミナーの受講の参加証明書（書式3）や門脈圧亢進症に関する論文や学会発表などの業績（書式9）が必要である．申請にあたって，領域は1つしか選択できず，それぞれにおいて治療経験数は一定数必要である（書式4）．それぞれベースとなる基本的な領域の専門の上に成り立つ技術認定であるため，ベースとなる学会の専門医であることを科すなど，さらに何重もの条件が必要とした．以上のほか必要な書式はビデオ審査添付書（書式6），ビデオ症例の参考画像（書式7）（手術で申請

する場合は必要ない），患者からの承諾書（書式8），ホームページにて申請人の氏名を公開することなどに関する同意書（書式10），さらに応募書類確認書（書式11）（**図1**）などである．なお，患者からの同意があるにせよ，画像上に患者氏名が特定できないような処理をしなければならないことは当然である．

Ⅳ．資格認定の方法

　資格認定は申請条件をクリアした上で，さらに十分評価できるビデオにより評価される．出血と隣り合わせの本疾患では十分評価できるビデオ提出は容易ではないが，技量が十分判断できるような未編集ビデオの提出が求められる．さらに各申請領域によって，静止画像やダイジェスト版などの提出が求められており，その日本門脈圧亢進症学会技術認定応募の手引きに沿って提出しないと評価されない．

　申請者の技量は，繰り返しになるが，提出されたビデオをもとに審査委員会が審査する．この技術審査に関しては，評価委員間で達成度などに関して常にばらつきがあることが指摘されているが，各領域それぞれにあらかじめチェックする項目を定め，それぞれの項目について点数化して評価する方式をとっている．こうすることで委員間の評価の平準化を図っている．

　各領域で共通の評価の中で最も重要なことは，不適切な手技や危険な手技がないかということであり，これらが認定されるとただちに不合格となる．同様に，手術療法では視野不良も危険な手技と扱われる場合があるので，ビデオの撮影には注意が必要である．時間に関しては安全に操作されていれば多くの場合問題はない．評価点数では70点が合格ラインとされる．

　審査委員としての条件に関しては，初期に相互の技術チェックを行い，その後は施行細則に詳細に規定されているように一般の認定条件よりは厳しく設定された．

Ⅴ．資格認定の時期と公表

　学会の評議員会にて表彰を行うため，各年度は9月の学会に合わせ，4月末が締め切りとなる．取得者は学会ホームページに日本門脈圧亢進症学会技術認定（各領域）として認定され公表される．

Ⅵ．資格更新に関して

　資格は5年ごとの更新が必要とされる．実際の診療に従事し，教育セミナーに参加し情報を更新しておくことが重要である．

Ⅶ．おわりに

　申請に関しての疑問点は学会ホームページの技術認定応募に関するQ&Aを参考にされたいが，その他に本学会の事務局のメール（jsph@mynavi.jp）を利用することができる．

　専門医制度が全面的に変更され，学会主導から，世間の人に分かりやすくなるように各学会横断的に共通化される方向で決定された．以前にも三者協議会で，似た概念で共通の専門医制度が発足したが道半ばで途絶えてしまっている．医師のあり方の中で，専門をどの程度，どのように評価するか，国がなすべき仕事であるが，実際は専門領域の医師が相互評価する必要性がある．学会としての社会的意義としてもある程度基準のはっきりしたpure reviewが必要である．門脈圧亢進症は疾病とそれに対する人体の適応の中に生じている複雑な病態とともにある．その診断と治療に関して的確な技術を得るため本書があるものだと思う．本項は，具体的な技術認定に関する最近の情報を述べたが，これらも参考に研鑽を積んでいただきたい．また一方で，それぞれの努力が客観的に評価されるように学会としても行動していかねばならないことを付け加える．

付録

日本門脈圧亢進症学会技術認定制度

| 応募書類確認書 | 書式11 |

チェック欄が未記載の場合は書類審査時に書類不備とみなされ再提出対象となります

- ☐ （書式1）技術認定応募書
- ☐ （書式2）履歴書
- ☐ 専門医（指導医）認定証（写）
- ☐ （書式3）本学会の教育セミナー参加証明書類（書類のコピー）
- ☐ （書式4）治療症例一覧表
- ☐ （書式5）地区代表世話人ならびに所属長の推薦書
- ☐ 術者として行った門脈圧亢進症に対する治療の未編集ビデオ（コピー3部）
- ☐ 領域で必要とされる副ビデオ（コピー3部）
- ☐ （書式6）症例・治療経過説明のビデオ審査添付書
- ☐ （書式7）ビデオ症例の参考画像（手術療法は不要）
- ☐ （書式8-①）承諾確認書（承諾書は施設にて保管）
- ☐ （書式9）門脈圧亢進症関連業績一覧
- ☐ （書式10）同意書
- ☐ 書式1～10ならびにDVDは3部作成（書式7の参考画像については単なるフォトコピーではなく、副本にもオリジナルと同等のものを添付する）
- ☐ 申請料金10,000円の払込受領書のコピー（書式11にホッチキスで添付）

日本門脈圧亢進症学会技術認定制度の技術認定を取得致したく、以上の書類、ビデオを漏れなく提出致します。
また、これら書類、ビデオの記述、内容には一切偽りはありません。

2015年　　月　　日

施　設　名（　　　　　　　　　　　）

申請者氏名　　　　　　　　　　　印

図1　技術認定応募申請における応募書類申請書

［日本門脈圧亢進症学会ホームページより引用］

《文　献
1）日本門脈圧亢進症学会技術認定制度規則．日門脈圧亢進症会誌 **21**：86-88，2015
2）日本門脈圧亢進症学会技術認定応募の手引き．日門脈圧亢進症会誌 **21**：89-104，2015

索 引

欧 文

A

active veno-venous bypass 159
AdV 98
ARB 131, 134
argon plasma coagulation (APC) 69, 72
aromatic amino acids (AAA) 142
AS 法 68
α-CA 81
α-cyanoacrylate monomer 81

B

backward flow mechanism 3
bacterial translocation 155
branched-chain amino acids (BCAA) 142
――顆粒 144
――輸液製剤 145
B-RTO 6, 27, 52, 97, 108
B-RTV 98
Budd-Chiari 症候群 3
――診断のガイドライン 166
β 遮断薬 130

C

CA-EIS 81
CA・EO 併用法 52, 81
cardia plexus 37
Ca-VO$_2$ 47
CA・リピオドール混合液 83
cell free and concentrated ascites reinfusion therapy (CART) 154
cherry red spot (CRS) 11, 146
CI 47
Clatworthy 法 121
coronary circulated vein (CCV) 37
coronary vein 37
CV 98
cyanoacrylate 81

D

Denver tube 108
DIC 109
Disse 腔 3
distal splenorenal shunt with splenopancreatic and gastric disconnection (DSRS+SPGD) 120
distal splenorenal shunt with splenopancreatic disconnection (DSRS+SPD) 120, 121
downgrading テクニック 99
downhill varices 5
Drapanas 法 120
dual B-RTO 99
dual balloon occlusion embolotherapy (DBOE) 108
dual shot 法 31

E

Echeron60 125
EISL 40
EndoCatch II 125
Endo GIA 117
endoscopic injection sclerotherapy (EIS) 6, 69, 81, 93
endoscopic ultrasonography (EUS) 14, 60
endoscopic variceal ligation (EVL) 6, 59, 69, 72, 93
――デバイス 59
――・EIS 併用法 68
Enseal 125
EO・AS 併用法 63
EO・ET・CA 併用法 81
EO 法 63
erosion theory 19
ethanol 81
ethanolamine oleate 81
EVIS 15, 35
explosion theory 19
extrahepatic portal obstruction (EHO) 87

F

fine network pattern 36
forward flow mechanism 3
fundic plexus 37

G

gastric antral vascular ectasia (GAVE) 146
GRWR 160

H

H_2 受容体拮抗薬 134
hand-assisted laparoscopic surgery (HALS) 124
―― splenectomy 126
Hassab 手術 79, 115
Heineke-Mikulicz 法 117
Helicobacter pylori 19
hepatic vein pressure gradient (HVPG) 20, 46, 157
hepatocellular carcinoma (HCC) 157
hyperdynamic circulation 3, 27
hyperdynamic state 3

I

IC 55, 97
INJ-HA 27
intra EIS 69
IPH 30
IpV 98
ISMN 131
isosorbide 5-mononitrate 131

L

LaPlace の法則 20
late evening snack (LES) 144
left gastric venocaval shunt 121
LGA 36
Lg-cf 81
LGCS 121
Lg-f 81
LigaSure 125
Linton-Nachlas tube 138

173

M

magnetic resonance angiography（MRA） 93
MDCT 62
micro flow imaging（MFI） 29
MIP法 32
mosaic pattern 146
MPR法 32

N

n-butyl-2-cyanoacrylate（nbCA） 81
NSAIDs 19
NSBB 131, 134

O

Ohmの法則 2
overwhelming postsplenectomy infection（OPSI） 127

P

palisade vein 37
pancreatic siphon 120
pantoprazole 134
paracentesis 153
para EIS 69
Para-v 16, 17
partial splenic embolization（PSE） 43, 112
passive port-caval shunt 159
PEIT 110
perforating vein（Pv） 15, 17
Peri-v 16, 17
pipeline varix 4, 65
point of no return 7
portal hypertensive colonopathy（PHC） 148
portal hypertensive duodenopathy（PHD） 148
portal hypertensive enteropathy（PHE） 148
portal hypertensive gastroenteropathy（PHGE） 146
portal hypertensive gastropathy（PHG） 146
portosystemic shunt 3
──── shunt syndrome 6
PPI 134

PPVA 33, 36
protein-energy malnutrition（PEM） 142
PTO 42, 102, 108
PTP 35
PV-HV 27
PVシャント 154

R

red color sign（RC sign） 19, 50
refractory ascites 153
resting energy expenditure（REE） 142
RGV 98

S

selective proximal splenic artery embolization（SPSE） 158
Sengstaken-Blakemore tube 51, 56, 102, 138
SGA 143
SGV 98
shear wave elastography 30
shunt occluded EIS 82
small for size syndrome 160
snake skin appearance（SSA） 146
SO-EIS 82
somatostatin 148
SPGD 121
spleno-renal shunt 5
spontaneous bacterial peritonitis（SBP） 153, 155
stepwise注入 99
strain elastography 30
subjective global assessment 143
sudare like vein 37
supplemental treatment 114
SVRI 47

T

TAE 110
telangiectasia 9
TIO 102
TIPS 102, 105, 154, 158
to and fro 3
t-PA 150
transjugular intrahepatic portosystemic shunt（TIPS） 102, 105, 154, 158

U

ultrasonically activated device（USAD） 125
UMP 14

V

varicealography 35
Virchowの三原則 150
VR法 32

W

Warren shunt 121
Warren手術 120
WHVP 46

数　字

3D-CT 31

和　文

あ

アイトロール 132
亜硝酸製剤 131
アタラックス-P 112
アミノレバンEN 144
アルゴンプラズマ凝固法 60, 72
アンジオテンシンⅡ受容体拮抗薬 131, 134
アンスロンバイパスチューブ 159
安静時エネルギー消費量 142
暗青色静脈瘤 9

い

胃-腎シャント 97
胃冠状静脈 37
胃穹窿部静脈瘤 76
胃上部切除術 115
胃静脈瘤 18, 50, 106
　　──径 82
　　──の治療戦略 52
異所性静脈瘤 53, 87, 93, 97
　　──出血例の治療戦略 53
胃前庭部毛細血管拡張症 146
一酸化窒素 3
一硝酸イソソルビド 132

あ

井口シャント　120
胃壁外血管　17
胃壁貫通静脈　17
イルベサルタン　134
インターフェロン製剤　131
インデラル　132
インフォームド・コンセント　55, 97

う

右胃静脈　39
ウロキナーゼ　150

え

栄養療法　142
エネルギー代謝異常　143
遠位脾腎静脈吻合術　120, 121
遠肝性血流　26
塩酸ペンタゾシン　112
エンドトキシン血症　7

お

オクトレオチド酢酸塩　131, 148
オーバーチューブ　59
オルダミン　97
オルメサルタンメドキソミル　135
オレイン酸モノエタノールアミン　97

か

潰瘍　12
下横隔膜静脈　98
カテーテルロングシース　102
カルベジロール　131
肝移植　154, 157
肝外門脈閉塞症　23, 87
　　──診断のガイドライン　165
肝硬変　23
肝後性門脈圧亢進症　3
肝細胞癌　21
肝静脈圧較差　20, 46
肝静脈造影　44
肝性脳症　97, 143, 145
肝前性門脈圧亢進症　3
貫通静脈　16, 18, 36
カンデサルタンシレキセチル　136
肝内性門脈圧亢進症　3
肝不全用経腸栄養剤　144, 145
肝予備能　21

き

記載方法　13
技術認定　168
キシロカイン　138
逆行性静脈造影　43
穹窿部静脈叢　37
供血路　38
巨木型食道静脈瘤　65
緊急 EIS　56

く

グルカゴン　3

け

経回結腸静脈的塞栓術　102
経頸静脈的肝内門脈大循環短絡術　102, 105, 154, 158
経静脈的肝静脈圧勾配　157
形態　8
経動脈性門脈造影　42
経皮経肝的塞栓術　42, 102, 108
経皮経肝門脈造影　35, 42
経皮的エタノール注入術　110
経脾的門脈造影　46
外科的治療　115
血管造影　42
血行動態　14, 87

こ

後胃静脈　5, 38, 98
孤立性胃穹窿部静脈瘤　5, 6
孤立性胃静脈瘤　81

さ

細径超音波プローブ　14
左胃静脈　5, 25, 38, 98
　　──下大静脈吻合術　120, 122
　　──血管径　26
左胃大網静脈　39
左胃動脈造影　36
左副腎静脈　98
サンドスタチン　132

し

地固め療法　68, 69, 72
色調　8
シャント手術　120
就寝前補食療法　144
十二指腸静脈瘤　87

主観的包括的評価　143
出血所見　8
術中直接造影　46
消化管静脈瘤　50
硝酸イソソルビド　132
上腸間膜静脈下大静脈シャント術　120
静脈瘤圧　20
食道・胃静脈瘤内視鏡所見記載基準　9
食道環状静脈瘤　36
食道静脈瘤　16, 50, 62, 106
　　──の供血路　5
　　──の治療戦略　51
食道壁外血管　16
食道壁外シャント　16, 65
食道壁貫通静脈　15
食道離断術　115
心係数　47
滲出性出血　11
心臓非選択性β遮断薬　131

す

すだれ様静脈　4, 37
ストレス　22
スーパーシース　102
スピロノラクトン　153

せ

正常門脈圧　2
青色静脈瘤　8
赤色栓　11
セフェム系抗菌薬　155
ゼルフォーム　94, 103, 113
占居部位　8
全身血管抵抗係数　47
選択的EVL・EO併用法　67
選択的近位脾動脈塞栓術　158
選択的シャント手術　120
先天性門脈閉塞症　55

そ

造影超音波　27
側副血行路　2
組織接着剤　51
組織プラスミノゲン活性化因子　150
ソナゾイド　27

た

体外式超音波　23
大量飲酒　22
タココンブ　126
ダナパロイドナトリウム　152
短胃静脈　5, 39, 98
蛋白・アミノ酸代謝異常　144
蛋白-エネルギー低栄養状態　142
蛋白不耐症　143

ち

血マメ　11
超音波エコーガイド下穿刺　102
超音波エラストグラフィー　30
超音波凝固切開装置　125
超音波内視鏡　14, 60, 62
直達手術　115, 120
直腸静脈瘤　93
治療シミュレーション　82

て

低アルブミン血症　153

と

動静脈血酸素含量較差　47
動脈塞栓術　110
特発性細菌性腹膜炎　153, 155
特発性門脈圧亢進症　23, 30, 55
　　――診断のガイドライン　164
トルバプタン　153
トレーシング機能　32

な

内視鏡的硬化療法　6, 81, 93
内視鏡的静脈瘤結紮術
　6, 59, 72, 93
内視鏡的静脈瘤造影　15, 46
内視鏡的治療　88
ナディック　132
ナドロール　131
難治性腹水　108, 153

に

ニトログリセリン　131
ニューキノロン系抗菌薬　155
ニューモ・アクティベイトデバイス
　96

ね

粘膜所見　8

の

ノルフロキサシン　155

は

白色静脈瘤　8
白色栓　11
播種性血管内凝固症候群　109
バソプレシン　130, 131, 148
　　――V_2 受容体拮抗薬　153
ハプトグロビン　97
パモ酸ヒドロキシジン　112
バルーンタンポナーデ法　138
バルーン閉塞下逆行性経静脈的塞
　栓術　6, 52, 97, 108
バルーン閉塞下逆行性静脈造影
　98
瘢痕　12
反復性肝性脳症　6

ひ

非静脈瘤短絡路　26
ヒストアクリル　76
非選択的 β 遮断薬　134
脾臓摘出手術　79
非代償性肝硬変　155
脾摘　159
脾動脈瘤　24
ピトレシン　132
ヒドロコルチゾン　113
びらん　12

ふ

フィッシャー比　142
フォーム B-RTO　100
腹腔鏡下脾臓摘出術　124
腹腔-静脈シャント術　154
副左胃静脈　39
腹水　153
　　――穿刺排液法　153
　　――貯留　21
　　――濃縮濾過再静注法　154
部分的脾動脈塞栓術　43, 112
プラゾシン塩酸塩　131
フランドル　132
プロスタグランジン　3
フロセミド　153

プロトンポンプ阻害薬　134
プロプラノロール塩酸塩　130, 131
分岐鎖アミノ酸　142
噴出性出血　11
噴門静脈叢　37

へ

並走傍胃静脈　17, 18
並走傍食道静脈　16, 17
閉塞肝静脈圧　2, 46
壁在傍胃静脈　17, 18
壁在傍食道静脈　16
ヘパリン　150
ヘパン ED　144
ベリプラスト P　126
ペンタジン　112

ほ

芳香族アミノ酸　142
傍臍静脈　25
傍食道静脈　36
補助療法　114
発赤所見　8, 19
ポリドカスクレロール　97
ポリドカノール　97

ま

マノメーター　138, 140
慢性肝性脳症　25

み

三宿方式　32
ミミズ腫れ　9

も

門脈-肺静脈吻合　33, 36, 65
門脈圧　20
　　――降下薬　130
　　――亢進症　2
　　――亢進症性胃症　146
　　――亢進症性胃腸症　146
　　――亢進症性十二指腸症　148
　　――亢進症性小腸症　148
　　――亢進症性大腸症　148
　　――亢進症性腸症　146, 148
門脈血管径　23
門脈血行動態　50
門脈血行マップ　46
門脈血栓症　150
門脈血流速度　23

門脈血流量　24
門脈盗流　2

や
薬物療法　130, 134

ゆ
湧出性出血　11
幽門形成術　117

よ
用手補助下腹腔鏡下手術　124

ら
ラジフォーカスガイドワイヤー　102
ラベプラゾールナトリウム　135

り
リーバクト　144
リピオドール　76

る
類洞圧　3

れ
レーザー　70
レニン-アンジオテンシン-アルドステロン拮抗薬　135
レニン-アンジオテンシン系　134
レボビスト　27

ろ
ロサルタンカリウム　134

わ
ワルファリンカリウム　150

門脈圧亢進症診療マニュアル—食道・胃静脈瘤の診かたと治療—

2015年11月20日 発行	編集者 日本門脈圧亢進症学会
	発行者 小立 鉦彦
	発行所 株式会社 南江堂
	〒113-8410 東京都文京区本郷三丁目42番6号
	☎(出版)03-3811-7236 (営業)03-3811-7239
	ホームページ http://www.nankodo.co.jp/
	印刷・製本 真興社
	装丁 BSL

Clinical Manual of Portal Hypertension : diagnosis and treatment of esophageal and gastric varices
©Nankodo Co., Ltd., 2015

定価はカバーに表示してあります．
落丁・乱丁の場合はお取り替えいたします．

Printed and Bound in Japan
ISBN978-4-524-25706-5

本書の無断複写を禁じます．

JCOPY 〈(社)出版者著作権管理機構 委託出版物〉
本書の無断複写は，著作権法上での例外を除き，禁じられています．複写される場合は，そのつど事前に，
(社)出版者著作権管理機構(TEL 03-3513-6969，FAX 03-3513-6979，e-mail: info@jcopy.or.jp)の
許諾を得てください．

本書をスキャン，デジタルデータ化するなどの複製を無許諾で行う行為は，著作権法上での限られた例外
(「私的使用のための複製」など)を除き禁じられています．大学，病院，企業などにおいて，内部的に業
務上使用する目的で上記の行為を行うことは私的使用には該当せず違法です．また私的使用のためであっ
ても，代行業者等の第三者に依頼して上記の行為を行うことは違法です．